Xue Ling Qi Gu Du Zheng Er Tong Zong He Gan Yu

学龄期孤独症儿童综合干预

顾　问：鲁佳萍
主　编：汪　鸿　龚正涛
副主编：吴梅荣　李轶琛　李小鸥　赵职卫　张　玄　刘美杉

编　委（按姓氏笔画排序）

马卓颖（湖北省妇幼保健院）	吴梅荣（湖北省妇幼保健院）
王　月（湖北省妇幼保健院）	何　艳（湖北省妇幼保健院）
王　陈（湖北省妇幼保健院）	汪　鸿（湖北省妇幼保健院）
龙荪瀚（湖北省妇幼保健院）	张　玄（湖北省妇幼保健院）
代素洁（湖北省妇幼保健院）	陆　融（武汉市精神卫生中心）
朱方琪（湖北省妇幼保健院）	陈春姣（湖北省残疾人康复中心）
刘　杰（武汉市精神卫生中心）	陈秋子（湖北省妇幼保健院）
刘美杉（湖北省残疾人康复中心）	周艳梅（武汉大学人民医院）
李　娟（湖北省妇幼保健院）	赵职卫（湖北省妇幼保健院）
李小鸥（武汉大学人民医院）	胡云扬（湖北省妇幼保健院）
李轶琛（武汉市精神卫生中心）	袁　利（湖北省妇幼保健院）
连文静（武汉大学人民医院）	夏　慧（湖北省妇幼保健院）
吴西静（湖北省妇幼保健院）	黄　静（湖北省妇幼保健院）
吴胜娟（湖北省妇幼保健院）	黄颖媛（湖北省妇幼保健院）
	龚正涛（湖北省妇幼保健院）

华中科技大学出版社
http://press.hust.edu.cn
中国·武汉

内 容 简 介

本书共分为十章,内容包括孤独症概况、学龄期孤独症儿童评估、孤独症儿童训练综合设计、循证治疗、情绪和行为问题解决、阿斯伯格综合征、家庭系统康复、社会支持、孤独症的预后以及学龄期孤独症儿童训练常见问题。

本书内容全面,从生物-心理-社会医学模式的角度,介绍了儿童孤独症的诊断、治疗、家庭干预及社会支持现状,并指出综合干预模式对孤独症儿童治疗的重要性和必要性,旨在能够帮助更多的孤独症儿童远离负性情绪的困扰,为其营造一个阳光的成长环境。

图书在版编目(CIP)数据

学龄期孤独症儿童综合干预/汪鸿,龚正涛主编. —武汉:华中科技大学出版社,2023.6
ISBN 978-7-5680-9805-2

Ⅰ.①学… Ⅱ.①汪… ②龚… Ⅲ.①小儿疾病-孤独症-康复训练 Ⅳ.①R749.940.9

中国国家版本馆CIP数据核字(2023)第141170号

学龄期孤独症儿童综合干预
Xuelingqi Guduzheng Ertong Zonghe Ganyu

汪　鸿　龚正涛　主编

策划编辑:居　颖
责任编辑:李　佩
封面设计:廖亚萍
责任校对:刘　竣
责任监印:周治超

出版发行:华中科技大学出版社(中国·武汉)　　电话:(027)81321913
　　　　　武汉市东湖新技术开发区华工科技园　　邮编:430223
录　　排:华中科技大学惠友文印中心
印　　刷:武汉市洪林印务有限公司
开　　本:787mm×1092mm　1/16
印　　张:15.5
字　　数:401千字
版　　次:2023年6月第1版第1次印刷
定　　价:88.00元

本书若有印装质量问题,请向出版社营销中心调换
全国免费服务热线:400-6679-118　竭诚为您服务
版权所有　侵权必究

前言

孤独症又称自闭症，是一类发生于儿童早期的神经发育障碍性疾病，病因尚未明确，一般起病于3岁前，主要表现为社交沟通障碍和刻板重复行为等，严重影响患儿的社会功能和生活质量，给家庭和社会带来了沉重的负担。调查结果显示，我国儿童孤独症的患病率约为1‰。《中国自闭症教育康复行业发展状况报告》的数据显示，中国有超过200万的孤独症儿童。全世界每160名儿童就有1名孤独症儿童。根据我国人口出生率，保守估计，我国孤独症儿童每年以10万～20万人的数量递增。

儿童孤独症缺乏有效的治疗药物，目前主要的治疗途径是康复训练，最佳治疗期为6岁前，若能在早期进行科学、系统的综合干预，可不同程度地改善患儿的症状和预后。2022年8月，国家卫生健康委员会颁布的《0～6岁儿童孤独症筛查干预服务规范（试行）》指出要提高儿童家长孤独症科普知识知晓率，增强家长接受筛查、诊断和干预服务的主动性和积极性，规范儿童孤独症筛查、诊断、干预康复服务，提升干预效果，减少精神残疾发生，促进儿童健康。

随着全社会对儿童孤独症的日益关注和国家各项健康保障措施的积极实施，我国孤独症康复行业取得了极大的进步和长足的发展，通过早期积极干预，部分患儿的预后在很大程度上得到改善。但是随着年龄的增长，许多孤独症儿童又面临着学龄期的挑战。如何帮助患儿自理、自立等诸多问题已成为困扰临床医疗机构、康复机构、特殊教育机构及许多家庭的难题。在这样的背景下，湖北省妇幼保健院（湖北省妇女儿童医院）联合武汉市精神卫生中心、武汉大学人民医院湖北省残疾人康复中心组织儿童保健科、儿科、精神科专家共同撰写了本书，以期为学龄期儿童孤独症的干预指明方向，共同探讨学龄期孤独症儿童的康复之路。本书从生物-心理-社会医学模式的角度，介绍儿童孤独症的诊断、治疗、家庭干预及社会支持现状，并指出综合干预模式（comprehensive treatment model，CTM）对于年龄较大的孤独症儿童治疗的重要性和必要性。本书是一本理论性与实践性相结合的论著，详细说明了CTM的内涵和外延，并结合国内外循证医学和特殊教育学等领域的进展以及三甲医院治疗有效的案例总结了科学的CTM体系，包括医学和教育学评估、发展能区目标设定、课程设计、序贯的家长培训、医疗保障和政府救助等内容。本书面向孤独症诊断及干预从业人员、患儿家长及社会大众,传播权威的孤独症诊断及干预知识,分享有效实用的康复训练技巧和方法。让我们共同助力学龄期孤独症儿童的学习、成长,贡献一份自己的力量!

  本书的编写得到湖北省残疾人联合会、湖北省残疾人康复中心的科研项目(课题编号 CL2022007,学龄期孤独症儿童干预方式及效果研究)的资助及湖北省残疾人联合会各级领导的关心和指导,在此表示衷心的感谢!谨以此书向多年来为儿童孤独症康复工作做出贡献的人士致以最崇高的敬意!

编 者

目录

第一章　孤独症概况　/1
- 第一节　认识孤独症　/1
- 第二节　孤独症的早期筛查　/2
- 第三节　孤独症的诊断　/6
- 第四节　孤独症的综合治疗　/14
- 第五节　孤独症的防治进展　/16

第二章　学龄期孤独症儿童评估　/20
- 第一节　感知觉　/22
- 第二节　运动领域　/29
- 第三节　情绪管理　/45
- 第四节　执行能力　/47
- 第五节　兴趣行为　/48
- 第六节　社会交往　/50
- 第七节　言语沟通　/52
- 第八节　认知和学业　/53

第三章　孤独症儿童训练综合设计　/59
- 第一节　核心目标　/59
- 第二节　视觉能力　/62
- 第三节　感觉统合　/63
- 第四节　生活自理　/66
- 第五节　言语构音　/69
- 第六节　交流技能训练　/73
- 第七节　学习障碍处理　/75

第四章　循证治疗　　　　　　　　　　　　　　　　　　　　　　　　　/79
   第一节　应用行为分析疗法　　　　　　　　　　　　　　　　　　　/80
   第二节　关键反应训练法　　　　　　　　　　　　　　　　　　　　/87
   第三节　结构化教学法　　　　　　　　　　　　　　　　　　　　　/90
   第四节　自然发展行为干预疗法　　　　　　　　　　　　　　　　　/91
   第五节　人际关系发展干预疗法　　　　　　　　　　　　　　　　　/93
   第六节　物理治疗　　　　　　　　　　　　　　　　　　　　　　　/94
   第七节　药物治疗　　　　　　　　　　　　　　　　　　　　　　　/94
   第八节　肠菌移植　　　　　　　　　　　　　　　　　　　　　　　/102
   第九节　中医药治疗　　　　　　　　　　　　　　　　　　　　　　/104

第五章　情绪和行为问题解决　　　　　　　　　　　　　　　　　　　　/145
   第一节　焦虑　　　　　　　　　　　　　　　　　　　　　　　　　/145
   第二节　抑郁　　　　　　　　　　　　　　　　　　　　　　　　　/149
   第三节　易怒　　　　　　　　　　　　　　　　　　　　　　　　　/153
   第四节　双相障碍　　　　　　　　　　　　　　　　　　　　　　　/155
   第五节　自伤及伤人　　　　　　　　　　　　　　　　　　　　　　/160
   第六节　典型案例　　　　　　　　　　　　　　　　　　　　　　　/164

第六章　阿斯伯格综合征　　　　　　　　　　　　　　　　　　　　　　/170
   第一节　概述　　　　　　　　　　　　　　　　　　　　　　　　　/170
   第二节　临床表现　　　　　　　　　　　　　　　　　　　　　　　/171
   第三节　诊断及鉴别诊断　　　　　　　　　　　　　　　　　　　　/173
   第四节　治疗　　　　　　　　　　　　　　　　　　　　　　　　　/176

第七章　家庭系统康复　　　　　　　　　　　　　　　　　　　　　　　/188
   第一节　心理调整　　　　　　　　　　　　　　　　　　　　　　　/188
   第二节　家庭训练　　　　　　　　　　　　　　　　　　　　　　　/189

第八章　社会支持　　　　　　　　　　　　　　　　　　　　　　　　　/201
   第一节　孤独症儿童的生存困境　　　　　　　　　　　　　　　　　/201
   第二节　医疗保障　　　　　　　　　　　　　　　　　　　　　　　/202
   第三节　教育保障　　　　　　　　　　　　　　　　　　　　　　　/204
   第四节　就业保障　　　　　　　　　　　　　　　　　　　　　　　/205
   第五节　社区融合　　　　　　　　　　　　　　　　　　　　　　　/207

第九章　孤独症的预后　　　　　　　　　　　　　　　　　　　　　　　/211
   第一节　青春期问题　　　　　　　　　　　　　　　　　　　　　　/212

第二节　孤独症儿童的发展目标　　　　　　　　　　　　/217
第三节　孤独症预后的影响因素　　　　　　　　　　　　/222
第四节　孤独症的改善结局　　　　　　　　　　　　　　/223

第十章　学龄期孤独症儿童训练常见问题　　　　　　　　　/225
第一节　如何正确解读学龄期孤独症儿童康复？　　　　/225
第二节　造成孤独症的因素有哪些？　　　　　　　　　　/226
第三节　孤独症儿童是性格孤僻吗？　　　　　　　　　　/228
第四节　孤独症会遗传吗？　　　　　　　　　　　　　　/229
第五节　孤独症儿童长大后能否成家立业？　　　　　　/230
第六节　孤独症儿童多动怎么办？　　　　　　　　　　　/231
第七节　孤独症儿童的睡眠障碍怎么解决？　　　　　　/232
第八节　孤独症儿童挑食怎么办？　　　　　　　　　　　/233
第九节　孤独症能治好吗？　　　　　　　　　　　　　　/234
第十节　孤独症儿童是不是天才？　　　　　　　　　　　/236
第十一节　孤独症是精神病吗？　　　　　　　　　　　　/236

第一章
孤独症概况

第一节 认识孤独症

孤独症，又称自闭症，是一类发生在婴幼儿期，以社交沟通障碍、兴趣狭隘、刻板重复行为为核心症状的一种广泛性发育障碍。自1943年儿童精神病学家Leo Kanner首次描述了孤独症的病例，关于孤独症及其相关障碍的名称和诊断标准不断在变化。1980年，美国的《精神障碍诊断与统计手册（第三版）》（DSM-3）首次将孤独症确立为一类独立的疾病，明确了孤独症与精神分裂症是完全不同的两种疾病，孤独症有了正式定义。1994年，DSM-4将孤独症与阿斯伯格综合征、雷特综合征、童年瓦解性精神障碍和广泛性发育障碍性疾病一并归为广泛性发育障碍。2013年，DSM-5中孤独症最新的诊断标准取消了传统关于孤独症的亚型分类，将所有亚型统称为孤独症谱系障碍（autism spectrum disorder, ASD）。

"谱系"指按顺序排列形成的"范围"，孤独症谱系障碍指不同的孤独症儿童的表现由轻到重呈连续分布，而不是单一的表现。孤独症儿童的社交沟通障碍、兴趣狭隘和刻板重复行为、感知觉异常以及智力水平异常等核心症状表现为从轻到重、从低到高的连续谱系分布。同样被诊断为孤独症的不同患儿核心症状的严重程度不同，智力水平高低不等，表现出"千人千面"的特征。但只要患儿的表现符合核心症状的共同特征，并由此导致社会适应和学习交往方面的障碍，就可以被诊断为孤独症。

孤独症病因尚未明确，缺乏临床诊断的生物学标志物，临床上主要通过对孤独症儿童的病史采集和特征行为的观察进行诊断，因此诊断存在一定程度的主观性。目前尚无有效的药物治疗手段，但是神经生物学研究证实年幼的大脑具有可塑性，因此，通过早期、科学、系统的综合干预治疗，孤独症儿童的症状和预后可以得到不同程度的改善。

第二节 孤独症的早期筛查

一、掌握孤独症的早期信号，给家长做好科普宣传

儿童发展心理学研究表明，12月龄以内的婴儿已具备社交行为。孤独症早期的表现往往不是异常行为的出现，而是正常发展行为（尤其是早期社交行为）的缺失，所以医生及家长应该了解正常儿童在不同的年龄阶段应该出现的标志性能力，这些标志性能力称为"发育里程碑"。例如在运动能力方面，7月龄的婴儿会直腰坐，12月龄左右的婴儿会独走，这些可能是家长比较熟悉的"发育里程碑"，但对于婴儿在社交方面的"发育里程碑"，家长普遍认知不足。"发育里程碑"有助于家长和医生观察孩子的行为和发展。当然，每个孩子的成长轨迹存在个体差异，例如有些孩子11月龄走路，有些到15月龄才能独走；有些孩子12月龄会说话，有些到15月龄才开口说话，但这些差异属于儿童成长发育的正常波动范围。如果落后太多或能力出现倒退，就预示着可能存在发育迟缓或异常，如15月龄幼儿不会走路预示着可能存在运动发育迟缓；24月龄幼儿词汇量少于15个，不能听从日常的一些指令，说明可能存在语言发育迟缓；12月龄以上的幼儿如果总是不能与家长对视、呼唤其名字没有反应、不能用手指指物，说明可能存在社交发育迟缓，而对于正常发育儿童，上述社交能力在更小年龄就已经出现了，所以为了能尽早发现孤独症，医生应给家长做好科普，让他们了解孩子是否达到了这些"里程碑"，从而及时识别孤独症，并开展早期干预。

（一）孤独症的信号

孤独症儿童社交缺陷和刻板行为在婴幼儿期即已出现。五种早期识别孤独症的行为（简称"五不"行为）是强有力的筛查依据。

(1) 不（少）看：指目光接触异常，孤独症儿童早期即开始表现出对有意义的社交刺激的视觉注视减少或缺乏，对人尤其是眼部的注视减少。有研究表明，孤独症儿童在24月龄时对人眼部的注视时间仅为正常发育儿童的1/2。有些孤独症儿童即使可以对话，但与人对视仍然不正常。

(2) 不（少）应：包括呼名反应不敏感和共同注意缺陷。幼儿对家长的呼名充耳不闻，这通常是家长较早发现的孤独症表现之一。也有证据表明对呼名反应不敏感不仅可以用于鉴别正常儿童和孤独症儿童，还可较好地区分孤独症与其他发育行为问题。共同注意是幼儿早期社会认知发展中的一种协调性注意能力，是指个体借助手指指向、眼神等与他人共同关注二者之外的某一物体或者事件，共同注意缺陷也属于"不应"的范畴。前瞻性研究发现，孤独症儿童在14~15月龄即表现出与共同注意相关的沟通能力下降。

(3) 不（少）指：即缺乏恰当的肢体动作，无法对感兴趣的东西提出要求。孤独症儿童可能早在12月龄时就表现出使用肢体动作的频率下降，如不会用手指有目地指人或物，不会通过点头/摇头表示需要/不要等。

(4) 不（少）语：孤独症儿童多存在语言发育迟缓，家长关注最多的往往也是孩子的语言

问题。尽管在最新的诊断标准 DSM-5 中语言迟缓或障碍不再是孤独症诊断的必要条件，其他发育行为障碍也可表现出语言发育迟缓，但对于语言发育迟缓儿童仍要高度警惕孤独症可能。

(5) 不当：指物品的不当使用及相关的感知觉异常。孤独症儿童从 12 月龄起可能会出现物品的不当使用，包括排列、旋转以及对物品持续的视觉探索。不当的语言也应引起重视，多表现为无意义的、重复的、难以听懂的语言等。

(二) 孤独症儿童社交沟通行为发育轨迹的异常

除了关注儿童特定时间点的发育情况外，还应关注其整个发育过程的轨迹。早期发育轨迹的异常可能是孤独症的危险信号。有研究表明，部分孤独症儿童在 6 月龄前与正常儿童发育轨迹基本一致，但此后社交能力的发展呈下降趋势，涉及目光注视、社交反应性微笑、发声频率等。也有报道称孤独症儿童在 12 月龄前语言及非语言发育技能正常，但此后发育出现异常，学习新技能的能力下降。另外，部分儿童在 24 月龄以内发育轨迹正常，但随后出现已获得技能的丧失，涉及社交、语言、运动等多个领域，称为"发育倒退"。孤独症儿童中约有 30% 存在发育倒退的情况，平均发生年龄为 19～21 月龄。因此，发育迟缓和发育倒退均需引起重视。

上述孤独症的早期行为识别标志仅能作为参考，尚不能用于孤独症的明确诊断，儿科医生可根据以上信号疑诊孤独症，应给予家长初步的干预指导，同时进行全面的观察和评估或将儿童转诊至有条件的医院进行进一步的孤独症诊断与评估。

二、孤独症的筛查应成为儿童保健门诊的常规

鉴于孤独症不断攀升的患病率，各级医院儿科医生在进行 0～6 岁儿童常规健康体检的同时，应开展孤独症早期筛查。研究表明，24 月龄以内的孤独症儿童行为问题尚不突出，强化行为治疗和教育可显著提高他们的社交、认知、语言以及适应能力。还有研究显示，孤独症早期筛查的成本效益显著优于无筛查的全面诊断与评估。以下介绍孤独症早期筛查的基本流程及相关筛查工具。

(一) 初筛

承担基本公共卫生服务的医疗卫生机构提供初筛服务。结合国家基本公共卫生服务中 0～6 岁儿童健康管理的服务时间和频次，通过使用儿童心理行为发育问题预警征象筛查表等，为儿童提供心理行为发育初筛服务。

1. 初筛时间　1 岁以内婴儿期 4 次，分别在 3 月龄、6 月龄、8 月龄、12 月龄时；1 至 3 岁幼儿期 4 次，分别在 18 月龄、24 月龄、30 月龄、36 月龄时；学龄前期 3 次，分别在 4 岁、5 岁、6 岁时。

2. 初筛工具　儿童心理行为发育问题预警征象筛查表(表 1-1)。

3. 初筛方法及内容　使用儿童心理行为发育问题预警征象筛查表筛查 0～6 岁儿童的发育状况，检查有无相应年龄段的预警症状。为保证筛查的可靠性，应向家长询问儿童平时的表现，了解是否有语言障碍、社交障碍或发育倒退。例如，无目光对视、无法用语言表达、刻板重复行为，或以前有目光对视、以前可以用语言表达，但现在无目光对视、现在无法用语言表达等。

表 1-1　儿童心理行为发育问题预警征象筛查表

年龄	预警征象		年龄	预警征象	
3月龄	1.对很大的声音没有反应	□	30月龄	1.不会说2~3个字的短语	□
	2.逗引时不发声或不会微笑	□		2.兴趣单一、刻板	□
	3.不注视人脸,不追视移动的人或物品	□		3.不会示意大小便	□
	4.俯卧时不会抬头	□		4.不会跑	□
6月龄	1.发声少,不会笑出声	□	36月龄	1.不会说自己的名字	□
	2.不会伸手抓物	□		2.不会玩"拿棍当马骑"等假想游戏	□
	3.紧握拳,松不开	□		3.不会模仿画圆	□
	4.不能扶坐	□		4.不会双脚跳	□
8月龄	1.听到声音无应答	□	4岁	1.不会说带形容词的句子	□
	2.不会区分生人和熟人	□		2.不能按要求等待或轮流	□
	3.双手间不会传递玩具	□		3.不会独立穿衣	□
	4.不会独坐	□		4.不会单脚站立	□
12月龄	1.听到呼唤名字后无反应	□	5岁	1.不能简单叙说事情经过	□
	2.不会模仿"再见"或"欢迎"动作	□		2.不知道自己的性别	□
	3.不会用拇食指对捏小物品	□		3.不会用筷子吃饭	□
	4.不会扶物站立	□		4.不会单脚跳	□
18月龄	1.不会有意识地叫"爸爸"或"妈妈"	□	6岁	1.不会表达自己的感受或想法	□
	2.不会按要求指人或物	□		2.不会玩角色扮演的集体游戏	□
	3.与人无目光交流	□		3.不会画方形	□
	4.不会独走	□		4.不会奔跑	□
24月龄	1.不会说3个物品的名称	□			
	2.不会按吩咐做简单事情	□			
	3.不会用勺吃饭	□			
	4.不会扶栏杆上楼梯/台阶	□			

注:该表适用于0~6岁儿童。检查有无相应月龄的预警征象,有相应情况时在"□"内打"√"。该年龄段任何1条预警征象阳性,提示有发育偏离的可能。

4. 转诊指征　存在下列情形之一的,为初筛异常。

(1)儿童心理行为发育问题预警征象筛查存在1条及以上阳性。

(2)任何年龄段儿童出现语言障碍,社交障碍,语言发育、社交发育迟缓或倒退。

对于初筛异常的儿童,应及时进行健康宣教和干预指导,同时告知家长尽快转诊以接受复筛。

(二)复筛

各级儿童保健医生和儿科医生应负责开展针对孤独症初筛阳性儿童的复筛工作,主要通过病史询问、孤独症筛查量表及发育量表等开展复筛。

1. 复筛工具 孤独症筛查量表，包括孤独症行为量表（ABC）、0～6岁儿童发育行为评估量表（儿心量表-Ⅱ）、改良婴幼儿孤独症筛查量表（M-CHAT）等发育量表。

2. 复筛方法及内容

（1）病史询问：了解儿童现病史，询问和观察儿童有无社交沟通障碍、刻板重复行为、兴趣狭隘等表现。

（2）应用孤独症行为量表（ABC）和儿心量表-Ⅱ等开展复筛。

18月龄以下儿童，应用儿心量表-Ⅱ开展复筛。儿心量表-Ⅱ从大运动、精细动作、适应能力、语言和社会行为5个能区，测评儿童发育水平。评估总分低于70分，提示存在发育障碍；评估总分在80分以上但语言、适应能力或社会行为任何1个能区单项得分低于70分提示存在发育偏离。评估总分为70～80分者，应在3个月内进行复查。

18～24月龄儿童，应用M-CHAT进行复筛。量表共23个项目，每个项目的评分分2级。量表中项目11、18、20、22回答"是"，其余项目回答"否"视为项目不通过。若核心项目2、7、9、13、14、15中有2项或以上不通过，或者在全部项目中有3个项目或以上不通过者，为筛查不通过，提示存在孤独症风险。

24月龄以上儿童，应用ABC进行复筛。量表中共5个能区57个项目。评估总分≥53分为未通过，提示存在可疑孤独症症状。

所有18月龄及以上儿童，同时应用儿心量表-Ⅱ开展复筛。

（3）转诊指征：存在下列情形之一的，为复筛异常。

①询问病史或观察发现存在社交沟通障碍、刻板重复行为、兴趣狭隘等1项或多项异常情况。

②ABC提示存在孤独症风险或可疑孤独症症状。

③儿心量表-Ⅱ提示存在发育障碍或偏离。

对于复筛异常的儿童，指导家长带儿童尽快转至具有儿童孤独症诊断资质的医疗机构做进一步诊断与评估。同时及时进行健康宣教，开展个体化干预指导。需注意的是，复筛结果为阳性的儿童不一定为孤独症儿童，但这些儿童仍存在其他发育障碍或迟缓的风险。因此，所有复筛阳性的儿童都应转至相关机构接受全面评估。

复筛未见异常的儿童，应告知家长返回基层医疗卫生机构继续接受0～6岁儿童健康管理服务；3个月内再次到原复筛机构进行复查，仍未见异常者继续接受基层健康管理服务，异常者则按照复筛异常情况处理。

三、孤独症高危儿随访

孤独症病因尚不明确，大多数学者认为是基因与环境共同作用的结果，在被纳入研究的众多环境因素中，有2条已被明确为孤独症高危因素：①有患孤独症的兄弟姐妹；②有精神分裂、情绪障碍或其他精神及行为问题家族史者。随着我国三孩政策的实施，越来越多的家庭选择生育二胎、三胎，已有报道称孤独症二胎再患率明显高于普通人群的患病率。故存在高危因素的儿童，应给予特别重视，出生后应建立高危儿档案，积极随访观察。

第三节 孤独症的诊断

社交沟通障碍和刻板重复行为、兴趣狭隘是孤独症的核心症状。除核心症状外,孤独症儿童常同时合并一种或多种疾病,包括焦虑障碍、抑郁障碍、注意缺陷多动障碍、睡眠障碍、胃肠道问题等。孤独症的临床表现具有显著的异质性,这种异质性不仅存在于不同个体之间,也可表现在同一个体的不同生命阶段。故应采集客观而详细的病史,进行全面的筛查,选择适当的量表对孤独症儿童的孤独症症状及发育和智力水平进行评估,进行躯体检查和必要的辅助检查,然后通过综合评估,并结合诊断标准对孤独症及共病做出诊断。

2022年由中华医学会儿科学分会发育行为学组主持讨论达成《中国低龄儿童孤独症谱系障碍早期诊断专家共识》,现将其主要内容介绍如下。

一、病史采集、临床访谈和体格检查

(一)病史采集

孤独症核心症状包括社交沟通障碍和刻板重复行为、兴趣狭隘。病史采集和临床访谈应围绕两大核心症状展开,同时应全面了解患儿运动、认知、语言、社交发育轨迹及当前的发育水平,可通过问问预警征或"五不"行为得到较为详细的信息来了解患儿的社交发育情况,并了解母亲孕产史、既往史、带养史、家族史及既往诊断与干预情况等。虽然孤独症不是由家庭不良因素导致的,但仍要关注是否存在父母未参与照护、不懂回应性照护、家庭不和睦等不利于儿童正常发展的危险因素。因此,病史采集应包括对孤独症儿童和家庭有负面影响的任何信息。孤独症临床病史采集的关键因素见表1-2。语言发育迟缓虽然不再是孤独症诊断标准的必要条件,但沟通障碍是多数孤独症儿童就诊的原因,因此语言发育情况仍是病史采集的重要内容。孤独症儿童就诊时家长的主诉常为说话少或不说话,具备语言能力的孤独症儿童通常也缺乏交流性语言,常自言自语(无意义、重复性语言,或"鹦鹉学舌"的模仿性语言),内容单调难以理解,语言表达逻辑紊乱,部分吐词不清、语调异常,多使用需求、命令语句,很少使用疑问句或征询意见的语句。少数孤独症儿童语言过多,但基本是缺乏与人互动式的单向性语言。孤独症儿童语义和语用障碍表现尤其突出,例如不会使用人称代词,语言不符合场景等。还有约1/3的孤独症儿童出现语言发育停滞或倒退的现象。

表1-2 孤独症临床病史采集的关键因素

病史采集	关键因素
孤独症核心症状	<3岁:存在"五不"行为,刻板重复行为早期可不明显或多为刻板行为和重复行为;≥3岁:模仿、玩象征性游戏和结交朋友上存在困难,在幼儿园不听指令,难以参与集体活动,刻板重复行为多坚持同一性

续表

病史采集	关键因素
行为-发育轨迹	运动、语言、认知发育里程碑发育不平衡；睡眠、饮食、排便等自理能力较差
围生期情况	父母年龄、母亲孕期医疗或药物史、出生胎龄、出生体重、新生儿评分、遗传代谢或疾病筛查、母亲孕期情绪等
既往史	神经系统疾病、遗传代谢性疾病
家族史	近三代（即祖辈、血缘亲戚、父母、兄弟姐妹）存在类似疾病或精神、神经发育异常病史
养育史	家庭状况、主要带养人、屏幕暴露、互动游戏情况
既往诊断及干预情况	既往检查、评估报告、诊断及干预情况

（二）临床访谈

以目前关注的临床症状入手，了解症状出现的时间，是否存在发育迟缓或偏离，从语言和沟通技能，社会发展与游戏技能，兴趣和行为、特殊技能等方面展开，获取患儿在社交沟通缺陷和异于同龄正常发育儿童的刻板重复行为、兴趣狭隘方面的证据。明确刻板重复行为持续时间、对日常活动的影响程度，对刻板重复行为的观察应该贯穿整个访谈。在这一过程中，需明确症状是否明显限制和损伤了患儿当前社会或其他领域的功能。临床观察的重点是通过观察呼名反应，执行指令的情况，应答能力，共同注意、要求、给予、模仿、展示、分享和炫耀等情况来判断社会-情感互动能力；通过眼神、面部表情，具有社交意义的手势、动作（如指点、挥手、点头、摇头示意等）了解非语言交流能力；通过提供合适的玩具观察感知觉游戏、功能性游戏（如推小车）、象征性游戏（如打电话、捉迷藏）等的表现。

（三）体格检查

重点关注特殊面容、头围大小、前额大小、面部微小特殊（如眼距宽、眼角高或低、低鼻梁、招风耳、三角嘴、嘴角向下、下颌后缩等）、皮肤咖啡斑、手掌皮纹、手指微小畸形等，为明确病因寻找线索。

二、评估方法

孤独症的诊断缺乏客观的生物学标志，主要基于孤独症核心症状的行为评估。结构化评估工具在筛查和诊断中起着重要作用，可帮助临床医生判断是否构成孤独症诊断，但由于评估工具是在较短时间内收集信息的，故单凭量表结果诊断孤独症是不够准确的，仅能作为诊断的补充及参考。医生根据诊断标准做出的判断与家长病史汇报的一致性最具诊断价值。孤独症临床常用诊断性评估工具如下。

（一）孤独症核心症状诊断性评估

1. 儿童孤独症评定量表（childhood autism rating scale，CARS） 适用于 2 岁及以上儿童，包括人际关系、模仿能力、语言及非语言交流、感知觉、情感反应等共 15 项。总分在 30～35 分为轻至中度，总分≥36 分为重度。该量表是国内常用的诊断性评估工具。

2. 孤独症诊断观察量表（autism diagnostic observation schedule，ADOS） 适用于 1 岁及以上儿童，评估沟通、社交互动、利用物品玩耍和想象地使用以及个人刻板重复行为。评分的界限值各板块有所不同，具体参考操作说明，是国际常用的孤独症诊断性评估工具，建议有条件的单位用于临床诊断和研究。

3. 孤独症访谈量表修订版（autism diagnostic interview-revised，ADI-R） 适用于 2 岁及以上儿童，共 93 项，包括社会交互作用方面（16 项）、语言及交流方面（13 项）、刻板、局限、重复的兴趣与行为（8 项），判断起病年龄（5 项）以及非诊断记分（45 项）；另有 6 个项目涉及孤独症儿童的一些特殊能力或天赋（如视觉空间、记忆、音乐、绘画、阅读、计算等）。评分的界限值根据所选模块而不同，具体参考操作说明，是较完善的诊断量表，建议有条件的单位用于临床诊断和研究。

（二）智力或发育能力诊断性评估

运动、认知、语言、社会适应能力的正式评估是诊断过程中必不可少的组成部分，有助于诊断和鉴别诊断，更有利于制订并实施干预计划。凡疑似孤独症的儿童，应常规进行智力或发育水平诊断性评估，以判断是否共病智力发育迟缓或障碍，并为鉴别诊断提供依据。对孤独症沟通障碍的评估也须基于发育水平。无论发育水平和智力水平高低，各能区发育水平或智力水平各分项的不平衡趋势，对孤独症的诊断具有重要的提示意义。

1. 韦氏学前儿童智力量表和韦氏儿童智力量表 适用于 4~16 岁儿童，包括一般智力水平、语言和操作智力水平以及各种具体能力，如知识、计算、记忆、抽象思维等的评估。智力水平 85~115 为人群平均范围，70~84 为边缘智力水平，70 以下提示智力水平低下，是智力评估的主要依据。这两个是我国最常用的综合发育水平诊断性评估工具。

2. 格塞尔发育量表 适用于 1 月龄至 6 岁儿童，包括大动作、精细动作、应物能力、语言能力和应人能力 5 个方面。发育商<75 提示发育落后。格塞尔发育量表是我国最常用的发育诊断性评估工具。

3. 格里菲斯发育评估量表 适用于 0~8 岁儿童，包括运动能力、语言能力、个人-社会互动、手眼协调能力、表现和实际推理能力 6 大领域。85~115 为人群平均范围，70 以下提示发育落后。格里菲斯发育评估量表是较先进的儿童发育评估性诊断工具之一。

4. 儿童神经心理行为检查量表 适用于 0~6 岁儿童，包括大运动、精细动作、适应能力、语言和社会行为 5 个能区。《儿童神经心理行为检查量表 2016 版》增加了交流警示行为，拓展了孤独症的筛查功能。85~115 为人群平均范围，70 以下提示发育落后。

（三）社会适应性行为评估

社会适应性是评估个人独立处理日常生活事务与承担社会责任是否达到其年龄和所处社会文化所期望的程度，是临床诊断智力障碍的必要条件。婴儿-初中生社会生活能力量表适用于 6 月龄至 16 岁儿童，包括独立生活、运动、作业操作、交往、参加集体活动、自我管理 6 个部分，共 132 个项目。边缘（9 分）以下需进行智力水平测试，有助于协助诊断和制订干预方案。

三、诊断要点

参考 DSM-5 和世界卫生组织（WHO）颁布的《国际疾病分类》第十一版（international

classification of diseases,ICD-11),结合中国国情提出以下诊断要点,两个孤独症诊断系统的区别见表 1-3。

表 1-3 两个孤独症诊断系统的区别

诊断系统	分类		诊断		共病	其他
ICD-11	将孤独症细分为 8 个亚类	提供孤独症患者有智力障碍和没有智力障碍的详细区分方法	把"已获得技能的丧失"作为孤独症诊断的一个特征	没有具体的诊断条目,仅列出临床描述和诊断指南	提供孤独症儿童是否伴有智力障碍和语言障碍的详细指南	在共病的诊断上临床自由度更大	推荐给全球各国使用,其标准更加宽泛,更多考虑国际文化间的差异
DSM-5	没有进行孤独症亚类区分;但有孤独症严重程度分类	简单承认孤独症与智力障碍可以共存	没有把退行性作为孤独症诊断的一个标准	有清晰的诊断标准	简单指出孤独症和智力障碍及语言障碍可以同时发生	对共病的关注较少	强烈推荐使用同一个分类系统

注:ICD-11 为《国际疾病分类》第十一版;DSM-5 为《精神障碍诊断与统计手册》第五版。

1. 社交沟通障碍 在家、幼儿园和户外等多种场景下的社交沟通障碍(满足以下 3 条):①社会情感互动缺陷:范围可从不当的社交方式和不能进行来回对话,到缺乏分享性的情绪、情感和兴趣,社交应答减少,到完全不能发起社交。临床常通过观察呼名反应、执行指令的程度、对答能力、共同注意等情况来判断。②用于社交的非语言交流缺陷:范围从语言和非语言交流整合困难,到目光对视短暂和肢体语言异常,或在理解和使用非语言交流方面缺陷,到完全缺乏面部表情或手势。临床常观察到眼神、面部表情、功能性手势、具有社交意义的肢体动作(如指点、挥手、点头、摇头示意)明显减少或缺乏。③发展、维持和理解关系缺陷:范围从难以调整自身行为以适应不同社交场景,到在玩想象性游戏和结交朋友上存在困难,再到明显对他人没有兴趣。临床常通过询问、模仿、分享、玩象征性游戏的能力、对同龄人的兴趣等方面进行判断。

2. 刻板重复行为和兴趣狭隘 至少满足以下 2 条:①语言、运动或物体使用的刻板或重复:如重复他人说过的单词或短语、怪异语句;简单的刻板动作如反复排列物体、旋转物体、喜欢反复开关门、喜欢来回坐电梯等。②对常规的过分坚持或对改变的过分抵触:活动的仪式化或僵化的思维模式,如坚持相同的路线或食物、问候仪式,过分拒绝改变,对于微小改变表现出极端的痛苦等。③高度狭隘的兴趣:强烈地依赖或关注不寻常的物品,过度地限定兴趣的范围,如对数字、钟表的内部结构的强烈局限的兴趣,喜欢玩认字游戏,喜欢听新闻联播、广告,沉溺于电子产品等。④感觉刺激反应过度或低下:如对身体接触、噪声过分敏感,对疼痛、温度感觉迟钝,过多地嗅或触摸某些物体,沉迷于光线或旋转的物体,对某些特定的声音或质地出现负面反应等。

3. 核心症状 一般在儿童发育早期出现,但也可能因为病情较轻直到学龄前期或学龄期甚至成年才首次被诊断。

4. 功能损害 这些症状导致社会、职业或当前功能明显受损,如婴幼儿期社交功能损害主要表现为不能与家人建立亲情关系,不会主动逗乐讨好家长,对其他小朋友不感兴趣,听不懂指令等;学龄期儿童不能跟随教师的指令,不在意教师和同学的评价,沉迷于自己的世界等。

5. 操作评价 这些功能损害不能用智力障碍或全面发育迟缓来解释。孤独症儿童的智力水平明显低于正常儿童,如果两者同时存在则诊断孤独症共病全面发育迟缓或智力障碍。鉴于语言能力、智力发育对患儿干预治疗、预后有重要意义,可参考 ICD-11 对孤独症儿童是否存在智力障碍和有无功能性语言、功能性语言障碍程度的情况进行分类(表1-4)。

表1-4 孤独症在 ICD-11 中的编码和分类

编码	内容
6A02	孤独症
6A02.0	孤独症,不伴有智力障碍,伴有轻度功能性语言障碍或无功能性语言障碍
6A02.1	孤独症,伴有智力障碍,伴有轻度功能性语言障碍或无功能性语言障碍
6A02.2	孤独症,不伴有智力障碍,伴有功能性语言障碍
6A02.3	孤独症,伴有智力障碍,伴有功能性语言障碍
6A02.4	孤独症,不伴有智力障碍,伴有功能性语言缺失
6A02.5	孤独症,伴有智力障碍,伴有功能性语言缺失
6A02.Y	其他特定的孤独症
6A02.Z	待分类的孤独症

注:轻度功能性语言障碍或无功能性语言障碍指使用功能性语言(口语或符号语言)表达个人需求或意愿等目的的能力轻度受损或没有受损;功能性语言障碍指年龄相关的功能性语言(口语或符号语言)显著受损,并且不能使用多于单个词语与或简单句型的功能性语言来表达个人需求或意愿等目的;功能性语言缺失指完全或者几乎完全丧失年龄相关的使用功能性语言(口语或符号语言)表达个人需求或意愿等目的的能力。

对于尚未满足孤独症诊断标准的儿童,可给予疑似孤独症的诊断。对诊断存在疑问的儿童须及时进行早期干预以改善症状,监测其症状的发展情况,进行及时的后续评估或转诊。随着年龄的增长,孤独症的行为特征及严重程度可能会发生明显改变,建议对于3岁以下儿童,每3个月随访1次;对于3岁及以上儿童,每半年随访1次,尽早确认或排除孤独症诊断。对所有确诊和疑似孤独症的儿童均需要长期随访,监测发展和预后转归。

孤独症严重程度分级:DSM-5 诊断标准根据孤独症儿童社交沟通障碍和刻板重复行为两大核心症状的严重程度将孤独症分为三级(表1-5)。

表 1-5　孤独症严重程度分级

严重程度	社交沟通障碍	刻板重复行为
一级（轻度）需要支持	个体在社会情感方面有缺陷，例如在社交活动和与同龄人交往中表现出困难。他们有语言能力，但在使用语言方面有障碍，例如可以说出完整句子，但无法进行正常的你来我往的对话，不能与他人分享兴趣爱好和情感，引发社会互动有困难，对他人发起的社会性互动不能成功做出回应等。他们试图交友的方式是怪异的，且通常不成功	例行公事的仪式和刻板重复的行为，干扰个体的正常生活。个体难以从一个活动转换到另一个活动，组织和计划方面的障碍也影响其独立性。如果试图打断他的固化行为，他会抵抗
二级（中度）需要高强度的支持	个体在语言和非语言交流技巧方面存在明显的缺陷。他们自己不太可能发起社交，对他人发起的互动不是没反应就是反应异常，眼神交流和身体语言表现异常，缺乏对手势和表情的理解与使用，个体整体看起来冷漠，难以与人沟通。即使有额外的支持，他们的社交障碍也很明显，与同伴进行适当的交流有困难。例如只说简单的句子，其社交只局限于狭窄的特殊兴趣、有着明显的怪异的非语言交流	对外界观察者来说，例行公事的仪式和刻板重复的行为干扰着个体的日常生活。他们坚持同样的僵化的思维模式、遵守同样的做事顺序，例如仪式化的打招呼方式、需要每天走同一条路或吃同样的食物等。当这些模式被打断时，个体会感到痛苦，难以从感兴趣的题目中被他人重新引导
三级（重度）需要非常高强度的支持	个体的语言和非语言交流技能的严重缺陷造成了严重的功能损害。他们极少主动发起社交互动，对他人的社交意愿也极少回应。个体可能使用最低限度的语言，即使在有社交行为的时候，也是用不寻常的方式来满足其需求，并仅对非常直接的社交举动做出反应	行为刻板、适应变化极度困难、其他的局限性重复行为明显干扰个体各方面的正常功能。刻板和重复的行为影响到个体生活的方方面面。例如行为不灵活，对变化和转变极为抵触，遵循限制性很高的惯例或固定仪式。专注于非常局限的执着的特殊兴趣

四、鉴别诊断

社交障碍作为孤独症的核心症状之一，是鉴别孤独症与其他疾病的显著特征。刻板重复行为虽然同样是孤独症核心症状之一，但并非孤独症的特异性症状。正常儿童在年幼时也会有重复性行为，但多数是为了掌握某种技能以获得更多的适应性功能，且会随着年龄的增长而减少，同时不伴有社交障碍和兴趣狭隘。在非孤独症的其他神经发育障碍疾病中，同样可见刻板重复行为。但与正常儿童和其他发育障碍儿童相比，孤独症儿童刻板重复行为发生频率更高、持续时间更长，对日常生活干扰程度更严重。临床中主要需与以下疾病鉴别。

1. 全面发育迟缓（global developmental delay，GDD）或智力障碍　GDD 或智力障碍均可出现不同程度的社交障碍，但这些社交障碍是归因于 GDD 或智力障碍，还是 GDD 或智力障碍与孤独症共病情况，是临床诊断的难点。当社交互动明显落后于其发育年龄的非语言技能(如大运动、精细运动、应物)水平时,可诊断孤独症共病全面发育迟缓;而当社交技能与其发育水平相当时,则应诊断为GDD或智力障碍。

2. 发育性语言障碍(developmental language disorder,DLD) DLD因语言理解和表达障碍,可能存在沟通障碍和一些继发的社交障碍。但DLD患儿可以使用与自身智力发育水平相当的非语言交流,如眼神交流、面部表情、手势、共同注意、分享、模仿等。以上可作为DLD与孤独症的鉴别点。

3. 社交(语用)沟通障碍(social(pragmatic) communication disorder,SPCD) SPCD患儿语言和非语言交流在社交中表现持续困难,但没有刻板重复行为。需注意,很多刻板重复行为很难采集病史和临床观察。但只要符合孤独症的诊断标准,就诊断为孤独症而不诊断为SPCD。而且,年幼儿童可能没有足够的结构化语言技能来进行推理或讲连贯的故事,这使得在语言的发起、维持、转换话题、结束话题等方面的判断不可靠,因此在临床上对于4~5岁后诊断为SPCD的患儿更可靠。

4. 注意缺陷多动障碍(attention deficit hyperactivity disorder,ADHD) ADHD主要表现为与发育水平不相称的注意易分散、不分场合的过度活动和情绪冲动,可伴有认知/学习/社交等一个或多个功能损害。ADHD患儿往往在发展社交能力、控制情绪方面存在困难,可能是由于存在负面行为,如打扰和插话等表现导致人际关系较差,但通常没有本质性社交障碍。与孤独症儿童社交动机不足和社交异常(如社交方法、眼神接触)不同,ADHD患儿会观察对方的眼神、脸色和肢体语言并做出适宜的回应。在语言沟通方面,部分ADHD患儿也存在语言发育迟缓或障碍,但不同于大多数孤独症儿童,ADHD患儿不会互动式交谈即功能性语言受损。

5. 听觉或视觉损伤 感知觉缺陷会影响交流。听觉损伤的患儿可能会出现部分应答性缺陷,如呼名无反应,但通常非语言交流和游戏技能是正常的,在唤起其注意后,通常具备与社交场合匹配的眼神交流、面部表情、手势、共同注意、分享快乐或模仿。但如果是严重或长时间听力受损的患儿,非语言交流能力也可明显下降,必要时可通过听力检测予以排除。视觉处理缺陷可能会导致认知、运动和社交障碍,使患儿面部表情、肢体语言等社交线索识别困难而出现目光注视不良、共同注意异常、互动较差等孤独症特征,需视觉检查予以排除。

6. 反应性依恋障碍 患儿尽管能形成选择性依恋,但很少向照护者寻求安慰、保护或其他与依恋有关的养育行为,对照护者的养育行为没有足够的反应,对其他人缺乏社会性和情绪反应并有难以解释的消极情绪。这些症状很容易与孤独症相混淆,但反应性依恋障碍患儿在5岁前有极端缺乏照护的经历,包括经常变换主要照护者、社会性忽视和剥夺、严重缺乏形成选择性依恋的养育环境。当重新获得充分有关爱的照护时,其症状则可明显缓解,但可能还会保留一些社会情感反应和与依恋有关行为的异常。

7. 雷特综合征 一组以语言功能丧失、手部技能失用及刻板性动作为特征,并伴有智力水平低下的严重的神经发育障碍性疾病,通常在6~24月龄起病,患儿一般见于女性。故女性孤独症儿童应注意与之相区别,可通过基因检测明确诊断。

五、共病

大多数孤独症儿童还存在共病,如语言发育迟缓或障碍、运动发育迟缓或障碍、睡眠障碍、胃肠功能失调、ADHD、焦虑障碍、抑郁障碍、癫痫、对立违抗、双相情感障碍、强迫障碍等,且多数患儿常共患2种以上疾病。诊断共病时应注意判断主要诊断及次要诊断,以明确患儿当前病情和康复治疗方向,完成多维度的评估与诊断,进行医学处置,制订最佳的教育和行为干预方案。

六、病因学检查及其他辅助检查

通过进行详细的病史采集及全面的体格检查和发育评估找到诊断线索后,可酌情考虑以下相关实验室检查:听力评估(如语言发育迟缓或障碍)、脑电图(如癫痫发作、天使综合征、癫痫性脑病)、磁共振成像(如大头、小头、癫痫发作、非典型退行性变、神经皮肤综合征)、代谢筛查(如家族中有不明原因死胎及死亡、周期性呕吐、轻微疾病状态下出现嗜睡、发育倒退和癫痫发作、特殊气味、多器官功能障碍等)、血铅水平(如异食癖或生活在高危环境中)。鉴于孤独症遗传学病因对疾病诊断、治疗、预后、再生育风险预测具有重要作用,建议根据病情、经济条件、家长需求进行遗传学检测,但由于遗传变异在孤独症发病中的复杂性,对检查结果需谨慎判断,对遗传提示的临床表型需要进一步随访、研究证实和验证。如临床考虑孤独症儿童存在共病,应根据相应共病情况进行专科会诊和进行相关辅助检查。

当患儿表现为典型的孤独症症状且无明显共病时,比较容易进行诊断;对于轻型、不典型或共患其他发育性、躯体或心理疾病的病例,应由发育行为儿科、儿童精神心理科、儿童神经科医生等组成的多学科专业团队进行全面评估,以提高诊断的准确性。同时,应关注孤独症共病的识别和诊断,根据实际情况探讨病因学诊断,逐步实现个体化医疗。

孤独症诊断推荐流程见图1-1。

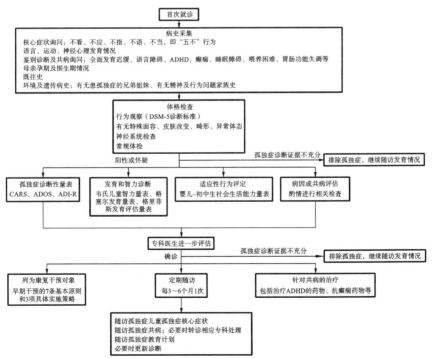

注:ADHD为注意缺陷多动障碍;DSM-5为《精神障碍诊断与统计手册》第五版;CARS为儿童孤独症评定量表;ADOS为孤独症诊断观察量表;ADI-R为孤独症访谈量表修订版。

图1-1 孤独症诊断推荐流程图

第四节 孤独症的综合治疗

一、治疗原则

(一)早期、长程、高强度

对于孤独症儿童,应当早期干预、长期治疗。确诊患儿及可疑儿童都应及时进行干预。同时保证每天有干预,每周的干预时间为20~40小时,早期密集干预疗程持续2年及以上。通常来说,患儿3岁前可在专业人员指导下进行家庭干预;3岁后可进行医院、家庭、专业机构共同参与的综合干预。

(二)科学、系统

对于孤独症儿童,应选择有循证依据的方法对患儿进行系统的综合干预,既包括针对孤独症核心症状的干预训练,也包括减少问题行为、提高智力水平、促进生活自理能力和社会适应能力等方面的训练。

(三)采用综合治疗进行干预

孤独症儿童不仅存在发育落后,还存在情绪行为异常,并可能共患其他精神障碍。因此,应根据患儿的具体情况,运用多种治疗方法,如教育训练、行为矫正、药物治疗及其他非药物疗法等进行综合干预。

(四)个体化训练

针对孤独症儿童在症状、智力水平、行为、运动、共病等方面的问题,在充分评估的基础上,开展有计划的个体化训练,并定期再评估以调整干预计划。

(五)家庭参与

强调和鼓励家庭积极参与干预。医生应当给予家长全方位的支持和教育,提高家庭参与程度,指导家庭选择有循证依据的训练方法,并帮助评估当下干预的适当性和可行性。

二、治疗方法

(一)教育康复

教育康复是孤独症最主要的干预方法。比较有循证依据的是以功能为取向的教育康复技术,目前主要包括发展理念下的教育干预技术(如结构化教学、关系发展介入、丹佛模式早期介入、图片交换沟通系统等)和以应用行为分析(ABA)为基础的行为教学技术,另外还有社交故事疗法、作业疗法、游戏疗法、语言疗法、感觉统合疗法等。以 ABA 为基础的行为教学技术是当前循证依据最为充分的可以有效改善社会适应性和生活独立性的方法。该方法基于强化等行为原理,利用辅助等教学技术,从无到有、从少到多地增加患儿适应性的学习和生活技能。常用的行为教学技术包括回合式教学(DTT)、串联行为教学以及自然情境教学等。

教育康复要基于患儿发展水平的评估。目前常用并可为后续干预计划提供支持的评估工具包括心理教育量表(PEP)和语言行为里程碑评估及安置程序(VB-MAPP)。

对于学龄前患儿，应尽早促进其各领域功能的发展，协助其逐步适应机构或幼儿园生活，为入学做准备，进而基本完成其社会化角色；而对于学龄期患儿，则应以提高其适应校园、家庭及社区的生活能力和人际交往能力为目标，可选择的主要干预方法有应用行为分析法、结构化教学法、社交故事疗法、作业疗法、游戏疗法等。

(二)问题行为管理与矫正

孤独症儿童容易出现影响自身和他人的各种问题行为，如自伤、攻击和破坏性行为等。对于这些问题行为，首先应进行行为功能评估，在了解问题行为的发生背景、功能及其强化因素后，采取相应的行为矫正方法和预防策略，从多到少、从少到无地减少干扰患儿学习和生活的问题行为。

对于学龄期患儿，可以教他们对自己的行为进行自我监督和强化，并结合设置规则和奖励、改变环境、教替代行为等方法，使之学会自我调节和自我管理。

另外，焦虑障碍、抑郁障碍等在孤独症儿童中的发病率明显高于正常发育儿童，具体内容参见第五章。

(三)药物治疗

目前尚无针对孤独症核心症状的有效药物，但在患儿存在较严重的情绪不稳、自伤、攻击和破坏性行为，而行为矫正方法无效或者不可获得的情况下，或共患其他精神障碍时，可以采用药物治疗。使用药物治疗时应遵从以下原则：①权衡利弊，根据患者的年龄、症状、躯体情况合理选择治疗药物。一般情况下，不建议学龄前患儿使用精神药物。②做好知情同意。③从低剂量开始，根据疗效和药物不良反应逐渐增加剂量；达到理想疗效后，可连续服用6个月，然后逐渐减量，并视情况而定是否停药。如停药后症状反复，则须继续服药。④密切监测并及时处理药物不良反应。⑤同时进行其他形式的治疗干预，如教育训练、行为心理治疗等。

各类治疗精神障碍的药物在孤独症儿童中均有应用，包括情绪稳定剂、抗抑郁药、抗焦虑药、治疗注意缺陷多动障碍的药物等。

(四)行为心理治疗

目前被广泛应用的行为心理治疗有音乐治疗法、认知行为疗法和社会行为疗法，在孤独症儿童语言交际中的社会互动方面表现出一定的改善作用。音乐治疗法在神经发育早期可以通过改变皮质结构和功能联系，实现皮质和皮质下区域的整合。认知行为疗法具有高度组织性和可预测性的特点，在针对孤独症儿童的核心症状和合并症(如焦虑和抑郁)方面具有一定优势。社会行为疗法则主要通过情绪调节、发展社交技能和增强沟通来培养孤独症儿童的独立性。

(五)无创性脑刺激

无创性脑刺激通过调节局部大脑皮质的兴奋性，从而影响神经细胞的突触可塑性，包括经颅磁刺激(TMS)和经颅直流电刺激(TDCS)。TDCS主要通过头皮电极提供的连续电流在大脑中起作用。TMS主要通过一个波动的颅外磁场诱导颅内产生的电流起作用。研究表明,经过TMS或TDCS治疗的孤独症儿童在社会行为和认知方面有所改善。

(六)中医治疗

中医关于孤独症的主流思想认为其病位在脑,同时与心、肝、脾、肾、肺密切相关,病机多属脑神不足及脑神惑乱。中医治疗原则为调治心肝脾肾,醒脑开窍。治疗方法主要有辨证口服中药、中成药,施以针刺、推拿治疗、耳穴疗法、穴位注射、穴位埋线、物理因子治疗、中医心理治疗、五行音乐疗法,配合康复训练与特殊教育等综合治疗可提高疗效。

三、疾病管理

孤独症是一种先天性神经发育障碍性疾病,早期识别、诊断并坚持长期综合干预非常重要。相关知识的科普宣传、基于儿童保健系统的早期筛查、筛查阳性儿童的转介诊断、以教育康复贯穿生命全程的支持和矫正措施、必要时的药物治疗等均是该疾病系统管理的重要内容。

在此过程中,应加强家庭支持和家长培训,从而帮助家长认识孤独症,掌握照护、管理和训练孤独症儿童的方法。同时,医疗和教育信息的完善和管理也很重要。

在生命全程的不同阶段均应了解孤独症儿童当前的能力及水平、适应社会和家庭生活的挑战及具体表现、可以利用的支持体系和解决问题的策略及其效果等,从而给予孤独症儿童生命全程的支持和帮助。

第五节 孤独症的防治进展

目前孤独症患病率剧增,呈现世界范围的流行趋势,已成为全球性的公共健康问题之一。2020年我国由复旦大学附属儿科医院牵头开展的多中心孤独症流行病学研究显示,我国6~12岁城市儿童孤独症患病率为0.7%(1/142)。2023年,美国疾病控制与预防中心报道,2020年美国每36名8岁儿童中就有1名(2.76%)被确诊为孤独症。孤独症儿童若不及时接受干预治疗,可能会出现明显的社交障碍、认知障碍、神经精神症状等,严重影响自身社会功能和生活质量,严重危害自身健康和家庭幸福。虽然从生物学的角度来说,孤独症是终生性疾病,是不能治愈的。但如果从社会适应的角度,我们也可以说孤独症是可以治愈的。如果某个人能够适应社会,独立生活、学习和工作,我们可以认为这个人是一个正常人,如果他成年后除了能自立,还能有自己的情感世界、结婚生子,那就可以认为与普通人无异。大量研究表明,通过早期发现、早期诊断、早期长程综合干预,可不同程度改善孤独症儿童的症状和预后。

目前孤独症的治疗以教育康复为主,尚缺乏针对病因的预防与治疗。有很多学者致力于孤独症的病因学研究,研究热点主要涉及遗传因素、环境因素、神经生物学等方面。

1. 遗传因素 研究表明,孤独症是一组高异质性的神经发育障碍性疾病,遗传物质(即基因)突变是孤独症和孤独症样症状的重要病因。全基因组关联研究发现了数以百计的基因突变与孤独症的发病有关,基因变异体分为罕见基因变异体和普通基因变异体。神经生物信息学研究显示这些基因突变(主要包括单个核苷酸改变、基因拷贝数变异、基因重排等)可能发生在某些神经生物学路径上,基因突变通过影响神经突触形成或者改变突触的可塑性等参与孤独症的发生。

2. 环境因素 有研究表明,当母体处于妊娠期时,有50多种因素可增加后代患孤独症的风险,主要包括宫内感染(细菌或者病毒)、先兆流产、胎儿窘迫、妊娠期糖尿病、服用某些药物、暴露于环境污染等,遗传因素和发育早期的环境因素在孤独症的发病中起重要作用。另外,研究者发现环境因素不仅通过其自身的毒性作用于发育中的患儿脑组织,还能够通过表观遗传学改变基因的表达,导致孤独症的发生。既往研究表明,早期屏幕暴露会降低儿童的语言沟通能力和社交能力,而最新的研究指出,学龄前孤独症儿童屏幕暴露问题严重,可能与疾病的发生发展具有相关性。

3. 表观遗传修饰 表观遗传修饰是衔接环境暴露与遗传背景的桥梁,主要包括对DNA、组蛋白等的修饰,这些修饰通过改变染色质的局部电化学特性和构象,调节基因的转录活性。表观遗传修饰的改变多由环境因素引起,而表观遗传修饰改变后,又可导致相关基因表达的改变,并能将这些变化遗传给后代。脑发育异常是孤独症行为产生的主要病理学基础,表观遗传修饰发生改变后,通过影响神经元的生长、增殖、分化以及树突和轴突的生长等,造成患儿脑组织发育异常,从而使患儿表现孤独症等神经发育障碍性疾病。

4. 免疫功能紊乱 免疫功能紊乱被认为在孤独症等神经精神疾病的发病机制中发挥着重要作用。①表现在血液、脑脊液和脑组织中的T细胞、B细胞亚群和自身抗体水平的改变,这些细胞穿过血脑屏障,分泌依赖于抗原呈递细胞在中枢神经系统识别的靶抗原类型的细胞因子。其中T细胞亚型分泌不同的细胞因子,这些细胞因子相互拮抗,并引起促炎性和抗炎性通路之间的失衡。②有研究发现,孤独症可能是由母体和(或)宿主自身抗体导致的,这些抗体选择性地破坏了调节社会行为的神经通路。在孤独症母亲自身免疫的背景下,有人类和动物模型揭示10%~12%的孤独症母亲表现出由胎儿大脑特异性自身抗体介导的免疫反应,诱导孤独症样病理改变。③小胶质细胞是脑内固有免疫的专职驻留细胞,是参与突触和神经元发育的特化组织巨噬细胞。已有研究证明,由炎症细胞因子和神经肽介导的小胶质细胞的激活反应与孤独症儿童神经通路的异常连接有关。星形胶质细胞通过对突触的形成、功能和消除的影响,也参与了许多神经精神疾病的发病。星形胶质细胞既能分泌免疫信号,又能感知免疫信号,并能产生影响小胶质细胞和其他脑细胞功能的细胞因子,这些细胞因子在稳态和炎症反应过程中起着重要作用。有实验数据发现,孤独症脑区存在促炎症细胞因子水平增加,同时也观察到明显的固有免疫激活,特别是在孤独症患者的小胶质细胞和星形胶质细胞中。

5. 消化系统功能紊乱 微生物群-肠-脑轴是肠与脑之间的一个复杂的、双向的生理通信网络系统,是神经发育网络的一部分,并参与了包括孤独症在内的多种神经精神疾病的发病。循环抗原和细菌代谢产物通过破坏肠道和血-脑屏障直接影响大脑,而证据显示血脑屏障的改变和肠道紧密连接蛋白基因表达的缺陷有关,其他研究还证明了这些患者存在肠道菌群的生态失调和细菌代谢产物的改变。

6. 脑结构与功能发育异常 随着功能影像学技术的发展,大量临床研究发现孤独症儿童大脑存在体积、结构以及连接的异常,揭示了孤独症儿童神经系统发育与功能的异常,从而出现面孔识别、情感认知、心理理论能力、执行功能、中央信息整合能力等发展受损,产生孤独症症状。目前主要有以下研究发现：①脑区体积与功能异常：MRI影像学研究显示，2～4岁的孤独症儿童大脑体积比健康儿童大很多，直到6～8岁，孤独症儿童大脑体积与同年龄健康儿童相差不大，之后大脑总体积则不会再增加。这些异常发育在不同的脑区有着不同的改变，如额叶和颞叶所受影响比顶叶和枕叶大。此外，还发现孤独症儿童在静息状态下多个脑区功能存在异常。②小脑发育异常：MRI研究显示孤独症儿童小脑蚓体以及小脑半球发育不全，同时尸检研究也显示小脑浦肯野细胞数量减少。③大脑皮质发育异常：研究发现孤独症儿童大脑皮质异常增大或发育不全。④脑白质连接异常：研究发现高功能孤独症儿童多个部位的脑白质纤维完整性受损。另有研究者认为孤独症儿童局部脑区可能存在过度连接的神经，各个脑区的远距离功能连接也存在缺陷，如胼胝体神经纤维连接存在异常。

明确孤独症的病因及发病机制，不仅可以丰富临床对孤独症的认识，还可以为孤独症的精准诊断及靶点治疗提供新的方向，为孤独症的诊治、预后及家庭优生优育等提供有力的科学证据和指导。

以往对孤独症的认识不够，能诊断这个疾病的医生也很稀缺，加上干预资源匮乏，许多孤独症儿童不能及时得到康复治疗，预后较差。随着孤独症知识的普及，专家和公众对孤独症的认识水平逐渐提高，大大提高了孤独症的诊断率。为了提高人们的意识，宣传早期诊断和干预治疗孤独症的重要意义，每年的4月2日被定为世界自闭症日。十多年来，我国各级政府对孤独症也更为重视。2006年，国家将孤独症纳入精神残疾范畴，孤独症被列入中国残疾人目录。2006年《中国残疾人事业"十一五"发展纲要（2006－2010年）》及其18个配套实施方案把孤独症儿童的康复纳入了工作计划之中。目前为孤独症儿童提供长期教育训练的主要是特殊训练机构或学校，包括公办的（如各级政府、残联开办的）和私立的。随着国家投入的增多，我国多个省、市已相继建立专门的孤独症训练机构或学校，为患儿提供早期干预和学龄前期、小学及职业训练的教育服务。由于孤独症已被列入残疾人范畴，原则上我国适用于残疾人的法规和政策都适用于孤独症儿童，包括教育、医疗、生活、计生政策等。家长可到当地的残联、民政局等了解有关的帮扶政策。为及时发现、规范诊断儿童孤独症，为其治疗和康复赢得时间，2022年8月国家卫生健康委重新组织制定了《0～6岁儿童孤独症筛查干预服务规范（试行）》，以使医务人员掌握科学、规范的诊断方法和康复原则，并指导家庭、相关康复机构和学校对患儿进行科学干预，改善患儿预后。随着社会各界的重视、医学研究的深入以及教育资源的充实，孤独症儿童及其家庭可以利用的资源将越来越多，得到的支持和帮助也将越来越完善。经过科学积极的综合干预和培养，相信孤独症儿童也可以拥有美好的人生！

参考文献

[1] Styles M, Alsharshani D, Samara M, et al. Risk factors, diagnosis, prognosis and treatment of autism[J]. Front Biosci (Landmark Ed), 2020, 25(9): 1682-1717.

[2] Thapar A, Rutter M. Genetic Advances in Autism[J]. J Autism Dev Disord, 2021, 51(12): 4321-4332.

[3] Wang L, Wang B Q, Wu C Y, et al. Autism spectrum disorder: neurodevelopmental

risk factors, biological mechanism, and precision therapy[J]. Int J Mol Sci, 2023, 24(3): 1819.

[4] Taniya M A, Chung H J, Al Mamun A, et al. Role of gut microbiome in autism spectrum disorder and its therapeutic regulation[J]. Front Cell Infect Microbiol, 2022, 12: 915701.

[5] Robinson-Agramonte M L A, Noris García E, Fraga Guerra J, et al. Immune dysregulation in autism spectrum disorder: what do we know about it? [J]. Int J Mol Sci, 2022, 23(6): 3033.

[6] 中华医学会儿科学分会发育行为学组,中国医师协会儿科分会儿童保健学组.中国低龄儿童孤独症谱系障碍早期诊断专家共识[J].中华儿科杂志,2022,60(7):640-646.

[7] 中华医学会儿科学分会发育行为学组,中国医师协会儿科分会儿童保健专业委员会,儿童孤独症诊断与防治技术和标准研究项目专家组.孤独症谱系障碍儿童早期识别筛查和早期干预专家共识[J].中华儿科杂志,2017,55(12):890-897.

[8] 毕小彬,范晓壮,米文丽,等.ICD-11和DSM-5中孤独症谱系障碍诊断标准比较[J].国际精神病学杂志,2021,48(2):193-196.

[9] 屠仁军,谢维.孤独症的神经生物学研究进展[J].中华精神科杂志,2017,50(1):77-80.

第二章
学龄期孤独症儿童评估

孤独症儿童在互惠的社交活动和交流行为中可表现为各种各样的功能损害,包括兴趣范围的狭窄和刻板重复的行为等,疾病贯穿儿童、青少年、成人各年龄段。当孩子上幼儿园、小学或中学时,孤独症常与一些其他问题共存,包括神经发育性的问题和精神心理方面的问题等。孤独症曾被认为是一种特殊的发育障碍,评估的主要目的是综合评价孤独症儿童可能受到孤独症及其共病影响的各方面信息,并将此作为制订干预计划的依据。主要评估内容:①临床基本信息评估:病史询问、行为观察(包括语言能力、社交沟通行为、刻板重复行为、感知觉异常、自伤、共病及其他问题行为等)、全面体格检查、相关基因以及听觉、视力、脑电图、脑影像、脑功能等检查。②孤独症筛查评估:常用的筛查量表包括孤独症谱系筛查量表(ASSQ)、改良婴幼儿孤独症量表(M-CHAT)、克氏行为量表(CABS)等。③孤独症诊断性评估:DSM-5 诊断标准,有条件者可使用孤独症诊断访谈量表(修订版)(ADI-R)和孤独症诊断观察量表(ADOS)进行评估。④发育评估:可使用贝利量表、格塞尔发育量表、韦氏儿童智力量表、孤独症评定量表第三版(PEP-3)等。⑤适应性行为能力评估:推荐使用文莱量表或婴儿-初中生社会生活能力量表来进行评估。⑥其他:家庭功能评估、父母能力评估、社交能力评估、相关干预资源评估。

初步诊断需要确认孤独症的诊断,并使用受过训练的专业人员在不同观察情况下使用的经过验证的工具评估孤独症行为障碍的严重程度,孤独症诊断访谈量表(修订版)(autism diagnostic interview-revised,ADI-R)与孤独症诊断观察量表(autism diagnostic observation schedule,ADOS)被认为是目前孤独症诊断的"黄金标准",ADI-R 用于父母访谈,而 ADOS 允许通过标准化的游戏情况直接观察个体。ADI-R 是由 Rutter 团队于 2003 年编制的用于诊断孤独症的工具之一,是孤独症诊断访谈量表中最具信度和效度的量表,它的使用必须是经过培训的访谈者和既熟悉孤独症儿童发展史又熟悉孤独症儿童现有行为的照护人,采用半结构式访谈来获取诊断孤独症所需要的信息。它为诊断和治疗、教育计划制定提供了各自独立的计分方法(后者依赖于孤独症儿童完整的发展史,前者更关注于孤独症儿童现今的行为)。访谈主要聚焦于孤独症的三个核心领域(语言与交流;互动式的社交;狭隘的、刻板的、重复的行为及兴趣)。另外,需要注意的是,被评估的个体必须具备至少 2 年的发展水平。评估的 93 个项目需要答题者在 90~150 分钟完成,相对较长的评估时间使这个工具存在局限性。和所有的间接评估一样,ADI-R 也受家长的看法和观察的影响。

ADI-R 是最常见的评估工具，用于通过广泛的半结构化父母访谈收集医疗线索和精神病家族史。这种访谈允许构建三代家系，特别应显示家族精神病史（如精神分裂症、抑郁障碍或双相情感障碍）。家系的构建有助于获得与孤独症相关的遗传障碍的特定假设。研究显示，在有精神障碍或发育障碍家族史的孤独症个体中观察到更高的发病率，这突出了研究家族史的重要性。值得注意的是，儿科神经医生和遗传学家在评估过程中也会对家族史进行调查和分析。

自闭症诊断观察量表第二版（ADOS-2）用于评估情境中孤独症的核心症状表现，包括交流沟通（口语和非口语）、社会互动、游戏和材料使用、刻板重复行为和兴趣；评估对象为 12 月龄的婴儿到成人。ADOS-2 包括五个模块，根据评测对象的年龄和语言能力（从无表达性语言到言语流畅）选择适合其发展水平的模块，每个模块评估时长为 40～60 分钟。模块一适用于很少使用短语进行口头表达的 12～30 月龄幼儿。模块二适用于不经常使用短语进行口头表达的 31 月龄及以上儿童。模块三适用于会使用短语进行口头表达但不流利的所有年龄段儿童。模块四适用于口头表达流利的儿童和青少年（$\leqslant$16 岁）。模块五适用于口头表达流利的大龄青少年和成年人。

Schopler 和 R. J. Reichler 于 1979 年编制了心理教育量表（psycho-educational profile，PEP），适用于孤独症及相关发育障碍儿童的个体化评估，它不仅能提供有关患儿目前发育水平的信息，指出患儿偏离正常发展的特征与程度，而且可为临床医生、特殊教育工作者及家长制订下一步的个体化训练方案提供科学依据。2004 年，香港协康会修订的 PEP-3 包含儿童发展及行为副测验和儿童照护人副测验两大部分：①儿童发展及行为副测验：包括认知（34 项）、语言表达（25 项）、语言理解（19 项）、小肌肉（20 项）、大肌肉（15 项）、模仿/视觉动作（10 项）、情感表达（11 项）、社交互动（12 项）、非语言行为特征（15 项）、语言行为特征（11 项）。②儿童照护人报告副测验：问题行为（10 项）、个人自理（13 项）、适应行为（15 项）。

新修订的心理教育（C-psycho-education profile，C-PEP）量表包含两个分量表——功能发展量表和病理量表。①功能发展量表：由 95 个项目组成，主要测量以下 7 个功能领域。a. 模仿（10 项）：用于测量孩子语言及动作的模仿能力。b. 知觉（11 项）：用于测量视觉、听觉两种功能。c. 动作技能（21 项）：其中精细动作 10 项，粗大动作 11 项。d. 手眼协调（14 项）：此领域主要与写字、绘画能力有关。e. 认知表现及口语认知（39 项）：这两部分以测试认知和语言为中心，因关系密切，部分项目有一定的交叉。其中认知表现有 20 项，口语认知 19 项，二者虽都需要理解语言，但认知表现侧重于表现或达成项目的能力，而口语认知则侧重于对口语的反应能力。②病理量表：由 44 个项目组成，用来识别和评估患儿的病理行为及严重程度，包括以下 5 个领域：情感、人际关系及合作行为、游戏及材料的嗜好、感觉模式和语言。测试后用数量表示的病理学行为的总数目表明该患儿不良行为的严重程度，可以用于跟踪行为方面的变化，还有助于根据行为的严重程度在临床上进行有意义的分类。

将 ICD-11 和 DSM-5 精神障碍诊断标准用于孤独症诊断与鉴别也是必要的，它们可为临床精神病学提供判断依据。这种方法结合了临床精神病学的专业判断、通过 ADOS 完成的 ADI-R 评估以及来自多方面的信息，从而增强了孤独症诊断的可靠性。ADI-R 可以评估当前行为，也可以评估学龄前期（4～5岁，对应孤独症的严重时期）的行为，有助于观察这两个阶段的发展变化。值得注意的是，依据 ADI-R（基于4～5岁患儿家长的访谈）诊断出的孤独症儿童，并不完全符合基于 ADOS（直接对孩子当前状态进行观察）的完整孤独症诊断标准。

进行孤独症儿童的精神病学与心理评估时须采用不同的技术手段来确立孤独症的诊断，同时评估其疾病的严重程度、认知水平，并特别关注与其他精神障碍的鉴别。认知功能评估可由精神科医生、临床心理学家或发育行为儿科医生进行，通常采用适合儿童年龄的韦氏智力量表。具体而言，韦氏幼儿智力量表（WPPSI-Ⅳ）适用于2～7岁的孤独症儿童；韦氏儿童智力量表第五版（WISC-Ⅴ）则适用于6～16岁的孤独症儿童；而韦氏成人智力量表（第四版）（WAIS-Ⅳ）则面向16岁及以上的个体。此外，考夫曼成套儿童评价量表（K-ABC）也是一项评估工具，理论上更适合非语言孤独症儿童。然而，在实际操作中，韦氏智力量表中的非语言子测试似乎更易被用于非语言孤独症儿童的评估。例如，Raven 的渐进矩阵对非语言孤独症儿童具有一定的评估价值，它是一种简短（仅需20分钟）且适用于幼儿和智障人群的非语言智力测试。

如前所述，孤独症不同临床表型具有高度遗传异质性，智力水平与个体遗传患病风险相关。智力障碍是孤独症常见的共病之一，严重智力障碍和孤独症症状（社交沟通缺陷及兴趣狭隘或刻板重复行为）之间的行为重叠，进行心理评估和认知功能测试对于理解个体差异和改善预后至关重要。此外，遵照临床建议进行代谢和基因检测可辅助诊治遗传性疾病，如孤独症儿童中常见单基因疾病——脆性X染色体综合征，常伴有更严重的智力障碍和社交障碍。

对于智力水平极低或智龄远落后于同龄儿的孤独症儿童，孤独症评估工具缺乏有效性和可靠性，如 ADI-R 和 ADOS-2 并未在患有严重智力障碍的儿童中标准化。经验丰富的专业人员通过标准化测试可以确定孤独症儿童的认知模式，从而更好地制订个性化治疗方案以改善孤独症儿童的预后和生活质量。

第一节　感　知　觉

感觉是客观事物直接作用于感觉器官，产生神经冲动，经传入神经传至中枢神经系统引起的。知觉是对作用于感觉器官的信息的识别和解释。感觉在先，知觉在后，感觉转变为知觉的过程需要个体结合知识、经验，对感觉资料进行选择和组织，然后进行信息整合并赋予意义。感觉变化通常不会仅在单一感觉方式（检查时）中发现，而是扩展到多个感觉系统，包括视觉、听觉、痛觉、触压觉、温度觉、嗅觉、味觉、前庭觉、本体感觉、皮层觉和通感的维度评估。

因此，感觉和知觉密切相连、缺一不可，心理学界通常把这两个认识过程称为"感知觉"。孤独症儿童的感觉处理问题有多种形式，其中主要的三种形式是感觉过度敏感（对低水平环境刺激的负面反应通常被认为是无害的）、感觉低敏感（对刺激的反应减弱或消失，包括疼痛）和感官寻求（对某种特定感官体验的强烈渴望）。

研究表明,孤独症儿童在感知觉方面存在很多问题,主要表现为对感觉刺激反应过度、反应低下以及奇特的感知觉获取方式。了解孤独症儿童的感知觉特点,有利于在教育中布置符合他们特点的环境以帮助他们稳定情绪,克服分心,进而更好地学习。

一、视觉反应

视觉是光作用于视觉器官,使感受细胞兴奋,信息经视觉传导通路上传到视觉皮层加工后产生的感觉。临床发现,有的孤独症儿童好像看不到他人的存在,似乎存在视力方面的问题;有的孤独症儿童更善于接受来自视觉通道的信息。事实上,孤独症儿童并不存在视力低下的问题,他们的视觉注意往往具有选择性。一般来说,他们倾向于选择注意物体,而非人。

测试方法如下。

1. 视觉范围内的人

(1)目的:考查患儿对进入视觉范围内的人的视觉反应。

(2)要求:当有人进入患儿的视觉范围时,查看患儿的行为反应。

(3)标准。

①低敏感:无视他人的存在;看见他人时不予理睬;偶尔或在提示下对视觉范围内的人有所反应,反应较慢。

②正常反应:能注视或转向眼前的人。

③过度敏感:他人出现时,表现为非常注意,盯着人看,仿佛其他人都不存在;或表现出情绪不稳定。

2. 视觉范围内的静止物体

(1)目的:考查患儿对视觉范围内的静止物体的视觉反应,包括二维物品(如卡片等),三维物品(如玩具、积木等)。

(2)要求:查看患儿对感兴趣物品的行为反应。

(3)工具:患儿喜欢的图形卡片、积木、实物等二维或三维物品。

(4)标准。

①低敏感:眼睛不看向视觉范围内的物体;偶尔或在提示下对视觉范围内的物体有所反应,反应较慢。

②正常反应:能注视或转向眼前的物体。

③过度敏感:表现为非常注意,盯着看,仿佛其他物品都不存在;或表现出情绪不稳定。

3. 各种光

(1)目的:考查患儿对光的视觉反应。

(2)要求:查看患儿在有光的环境中的学习、生活状态。

(3)标准。

①低敏感:看不清或部分看不清环境中的人或物;立体视觉差(如走路撞人或撞物,接物体笨拙)。

②正常反应:看清环境中的人或物,安静地学习或生活。

③过度敏感:物品或灯光出现跳跃;图像碎片化;对某个细节过度关注;在光环境下表

现出情绪不稳定。

4. 黑暗

(1)目的:考查患儿对黑暗的视觉反应。

(2)要求:查看患儿在傍晚时的学习、生活状态。

(3)标准。

①低敏感:看不清或部分看不清环境中的人或物;立体视觉差(如走路撞人或撞物,接物体笨拙)。

②正常反应:看清环境中的人或物,正常生活。

③过度敏感:在傍晚环境下,表现出情绪不稳定。

5. 患儿在视觉方面的特别喜好和厌恶

(1)目的:考查患儿在视觉方面的喜好。

(2)要求:观察患儿特别喜欢观看、注视某个颜色或物体,或者特别害怕、畏惧看见某个颜色或物体。按以下条目记录具体内容,用文字详细说明。

①特别喜欢的颜色和物体。

②特别厌恶的颜色和物体。

二、听觉反应

听觉是声波作用于听觉器官,使感受细胞兴奋并引起听神经的冲动而发放传入信息,经各级听觉中枢分析后引起的感觉。临床发现,有的孤独症儿童似乎听不到他人叫自己的名字,似乎存在听力方面的问题;有的孤独症儿童在课堂上时常斜眼看窗外却时常能够即问即答,甚至还会参与课堂的抢答;有的孤独症儿童会听到普通人难以注意到的声音,如远处的汽笛声、他人的心跳声、血管里血液的流动声等。因此,孤独症儿童不存在听力低下的问题。他们的听觉注意也具有选择性。例如,很多孤独症儿童喜欢听音乐和动物的声音而不喜欢听人说话的声音。

测试方法如下。

1. 响度大的声音

(1)目的:考查患儿对响度大的声音的反应。

(2)要求:患儿耳边出现响度大或小的声音(如砸门的声音、大声说话的声音、耳语)时,查看患儿的行为反应。

(3)标准。

①低敏感:对突然出现的声音不予理睬;偶尔或在提示下对突然出现的声音有所反应,反应较慢;或过度喜爱某些声音(如砸门的声音等),若没有听到这种声音会哭闹。

②正常反应:转向声源,做出捂耳朵或者试图离开的动作。

③过度敏感:对声音特别敏感,过度排斥突发声音等,情绪不稳定,表现出大喊大叫或做出自伤行为等(如患儿听到远处的汽车鸣笛声就哭闹)。需要具体说明患儿对哪些声音反应过度。

2. 嘈杂环境的声音

(1)目的:考查患儿对嘈杂环境的声音的反应。

(2)要求:患儿处在嘈杂的环境(如下课期间、公共场所)中时,查看患儿的行为反应。
(3)标准。
①低敏感:对嘈杂的声音不予理睬,喜欢频繁地制造噪声,喜爱哼唧或不停地唱歌。
②正常反应:能在嘈杂环境中行为举止如同健康的同龄人。
③过度敏感:对嘈杂环境的声音特别敏感,过度排斥,情绪不稳定,表现出大喊大叫或做出自伤行为等。

3. 患儿在听觉方面的特别喜好和厌恶的声音
(1)目的:考查患儿在听觉方面的喜好。
(2)要求:查看患儿特别喜欢倾听的某个声音,或者特别害怕、畏惧听见的某个声音。
(3)按以下条目记录具体内容,用文字详细说明。
①特别喜欢的声音。
②特别厌恶的声音。

三、触压觉反应

触压觉是由压力和牵引力作用于体表触觉感受器而引起的感觉。临床发现,有的孤独症儿童常常逃避身体接触,如对洗浴、梳头、理发、穿衣服和鞋袜等做出反抗,不喜欢他人靠近,拒绝拥抱、握手等身体接触等;有的孤独症儿童喜欢与人亲近或拥抱;有的孤独症儿童喜欢在桌子下面爬,把自己紧紧裹在一个毯子里,或者钻进一个特别挤的地方。

1. 触摸和挤压
(1)目的:考查患儿对轻触皮肤和压力使皮肤变形时的反应。
(2)要求:查看患儿对触摸、挤压和与他人拥抱时的反应。
(3)标准。
①低敏感:握东西很紧;喜欢头顶重物;喜爱被挤压甚至依赖于挤压,受到挤压会感觉到平静或开心,喜欢紧靠墙壁或躲在门后。
②正常反应:能接受他人的正常触摸、拥抱并有合适的反应。
③过度敏感:不喜欢被触摸;触摸时感觉不舒服甚至疼痛;不喜欢刷牙、洗脸、洗头、洗澡;不喜欢手上、脚上拿或戴任何东西;不喜欢带某种纹理的衣服,喜欢特定类型或有特定纹理的衣服;受到挤压后大喊大叫或做出有问题的行为。

2. 患儿在触压觉方面,有无喜好和厌恶的某种材质
(1)目的:考查患儿在触压觉方面的喜好。
(2)要求:查看患儿特别喜欢触碰的某种材质,或者特别害怕触碰的某种材质。
(3)按以下条目记录具体内容,用文字详细说明。
①特别喜欢的材质。
②特别厌恶的材质。
③独特的触觉处理方式。

四、温度觉反应

温度觉是由冷觉与热觉两种感受不同温度范围的感受器感受外界环境中的温度变化

所引起的感觉。临床发现,有的孤独症儿童对于温度没有任何感觉,有的孤独症儿童对于温度过于敏感。

1. 热

(1)目的:考查患儿对热的反应。

(2)要求:查看患儿突然触碰温度过高的东西时,是否有缩回肢体、叫喊或逃跑等保护性动作。

(3)标准。

①低敏感:不喜欢随着温度的变化增减衣服,夏天不怕热;突然遇到太热的物体没有缩回肢体的反应或反应较慢;喜欢用过热的水洗手。

②正常反应:随着温度的变化增减衣服;突然遇到过热的物体有缩回肢体的反应。

③过度敏感:对洗脸、洗手、洗头、洗澡的水温要求严格;轻微的热度就出现强烈的情绪反应或行为问题。

2. 冷

(1)目的:考查患儿对冷的反应。

(2)要求:查看患儿突然触碰温度过低的东西时,是否有缩回肢体、叫喊或逃跑等保护性动作。

(3)标准。

①低敏感:不喜欢随着温度的变化增减衣服,冬天不怕冷;突然遇到太冷的物体没有缩回肢体的反应或反应较慢;喜欢用过冷的水洗手。

②正常反应:随着温度的变化增减衣服;突然遇到过冷的物体有缩回肢体的反应。

③过度敏感:对洗脸、洗手、洗头、洗澡的水温要求严格;轻微的冷度就出现强烈的情绪反应或行为问题。

五、嗅觉反应

嗅觉是指由物体发散于空气中的物质微粒作用于鼻腔上的感受细胞而引起的感觉。临床发现,有的孤独症儿童存在嗅觉迟钝问题,因而不断寻求各种嗅觉刺激,形成了在嗅觉方面的特殊喜好,甚至喜欢普通人感到反胃、恶心的嗅觉刺激,如烟味、汽油味、恶臭味、狐臭味等;有的孤独症儿童对某些气味过于敏感。

考查患儿在嗅觉方面有无喜好和厌恶的气味以及独特的闻气味的方式。

(1)目的:考查患儿在嗅觉方面的喜好。

(2)要求:查看患儿对特别喜欢或厌恶的某种气味的反应。

(3)按以下条目记录,并用文字详细说明。

①特别喜欢的气味。

②特别厌恶的气味。

③独特的闻气味的方式。

六、味觉反应

味觉是指食物在人的口腔内对味觉器官化学感受系统的刺激并产生的一种感觉。很多孤独症儿童在味觉方面也存在一些喜好。有的孤独症儿童存在味觉过敏,会因为蔬菜中轻微的苦味而讨厌吃蔬菜,或者因为质地而讨厌吃黏稠或较滑的食物;有的孤独症儿童可能存在味觉迟钝,喜欢吃味道很重或者非食物的东西,如泥土、棉絮、轮胎、纸等。

考查患儿在味觉方面有无喜好和厌恶的食物(或异食)以及味道(如酸甜苦辣)。

(1)目的:考查患儿在味觉方面的喜好。

(2)要求:查看患儿对特别喜欢或厌恶的某种食物或味道的反应。

(3)按以下条目记录具体内容,用文字详细说明。

①特别喜欢的食物(含异食癖)或味道。

②特别厌恶的食物或味道。

七、前庭觉反应

前庭觉是指受个体躯体移动(特别是头部运动)引发内耳淋巴液晃动而刺激半规管内毛细胞,引发神经冲动至中枢而形成的感觉。前庭觉主要参与躯体平衡调节,常以平衡觉作为替代词。有的孤独症儿童具有异于常人的平衡能力,有的孤独症儿童则不具备最基本的平衡能力。

单腿站立 15 秒

(1)目的:考查患儿的平衡能力。

(2)要求:两手自然垂放,以优势腿支撑,另一条腿抬起来离开地面,保持单腿站立 15 秒。

(3)标准。

①低敏感:喜欢晃动、摇摆或旋转。

②正常反应:能够单腿站立 15 秒。

③过度敏感:晕车;不喜欢运动或运动困难;很难快速停止活动;做脚需要离地的动作很困难;不能单腿站立 15 秒。

八、本体感觉反应

本体感觉是指感受个体身体所处的空间位置、运动状态及其变化的感觉,本体感受器广泛分布于人体的骨骼和肌腱。有的孤独症儿童存在本体感觉异常,感受不到或感受不清自己身处何处,难以控制肢体运动的速度、力度,如看到前面有障碍物,却无法控制身体的移动而撞到受伤。

1. 闭目猜静指(趾)

(1)目的:考查患儿身体所处位置的空间知觉。

(2)要求:患儿闭上眼睛,测试者摸其某一手指或某一脚趾,请患儿回答所摸的是哪一个。

(3)标准。

①低敏感:连续正确回答 2 次及以下。站立时,与他人相距很近。

②正常反应:能连续 3 次正确回答。能控制好自己的身体与他人或物体的距离。

2. 闭目猜动指（趾）

（1）目的：考查患儿感知身体的运动方向。

（2）要求：患儿闭上眼睛，测试者轻微向上、向下或向左、向右活动患儿的某一手指或脚趾，请患儿回答活动方向。

（3）标准。

①低敏感：连续正确回答 2 次及以下。很难顺利穿过 1 个房间而不碰到障碍物；走路时可能撞到他人。动作慢吞吞、笨手笨脚、容易出现重心不稳或跌倒现象。

②正常反应：能连续 3 次正确回答。能进行各种自主运动。

九、皮层觉反应

皮层觉属于综合感觉或复合感觉。这些感觉是大脑综合分析、判断的结果，故也称皮质感觉。皮质损伤者表现为皮层觉减退或消失。孤独症的病理可能为脑损伤，一些孤独症儿童可表现出皮层觉减退或消失。

1. 闭目定位

（1）目的：考查患儿的皮层定位觉。

（2）要求：患儿闭上眼睛，测试者用患儿熟悉的物品轻触患儿的手臂皮肤，询问患儿被接触的部位是何部位。

（3）工具：笔。

（4）标准。

①定位觉减退或消失：连续 2 次及以下正确说出接触的部位。

②正常反应：连续 3 次正确说出接触的部位。

2. 闭目猜图（数）

（1）目的：考查患儿的皮层图形觉。

（2）要求：患儿闭上眼睛，测试者用笔杆在患儿的手掌上画简单几何图形或数字，询问患儿所画的是什么。

（3）标准。

①图形觉减退或消失：连续 2 次及以下正确回答图形或数字。

②正常反应：连续 3 次正确回答图形或数字。

3. 闭目猜物品

（1）目的：考查患儿的皮层实体觉。

（2）要求：患儿闭上眼睛，测试者将患儿熟悉的物品放在患儿手里，询问患儿所拿的物品是什么。

（3）工具：患儿熟悉的物品 3 个，如 3 个不同形状的积木。

（4）标准。

①实体觉减退或消失：连续 2 次及以下正确回答触摸的物品。

②正常反应：连续 3 次正确回答触摸的物品。

4. 闭目掂轻重

（1）目的：考查患儿的皮层重量觉。

(2)要求:患儿闭上眼睛,测试者将 2 个大小和体积相同的物品放在患儿双手上,询问患儿哪个轻哪个重。

(3)工具:装满文具的文具盒和空文具盒。

(4)标准。

①重量觉减退或消失:连续 2 次及以下正确区分物品的轻重。

②正常反应:连续 3 次正确区分物品的轻重。

第二节 运动领域

运动规划涉及构思、计划和执行有目的的运动行为的能力,是一种不可或缺的发展技能。孤独症儿童普遍存在运动功能缺陷,例如刻板重复行为、异常步态和姿势以及精细运动协调、捕捉和平衡能力下降和模仿运动缺陷。Beery-Buktenica 视觉运动整合发展测试和儿童标准运动协调能力评估测试(MABC-2)等通常用于测量视觉运动整合和目标导向运动,包括手指灵活性、手眼协调能力和双手协调能力。孤独症运动功能评估内容包括基本动作、精细动作、运动执行、身体素质四个方面。

一、基本动作

基本动作是在日常生活和学习中,为了顺利完成某种活动任务,以完善合理的方式组织起来的基本的肢体动作系统。基本动作能力在孤独症儿童的日常生活和学习中必不可少。临床发现,孤独症儿童在坐、站、走、跑、仰卧、俯卧、爬行和翻滚方面都存在异常。

1. 坐着上课

(1)目的:考查患儿颈部两侧肌肉的平衡及力量。

(2)要求:维持正确的坐姿,上身挺直,收腹,下颌微收,两下肢并拢。

(3)标准。

①通过:独立维持正确坐姿上 1 节课。

②部分通过:在家长、测试者协助或辅具辅助下,维持正确坐姿 5～25 分钟。

③无法通过:在家长、测试者协助或辅具辅助下,维持正确坐姿 5 分钟以下。

2. 站着做操

(1)目的:考查患儿躯干肌肉的平衡及力量。正确的站姿能体现一个人积极乐观的精神面貌,还能预防疲劳发生和身体变形。

(2)要求:维持正确的站姿,沿中心线(从头部中心延伸经过颈、肩、臀、膝及脚底)将身体重量平衡于双脚,达到体重与姿态的平衡。

(3)标准。

①通过:独立维持正确站姿做操。

②部分通过:在家长、测试者的协助或辅具辅助下,维持正确站姿 15 分钟以上;独立站立 5～15 分钟。

③无法通过:在家长、测试者协助或辅具辅助下,维持正确站姿 15 分钟以下;独立站

立5分钟以下;站姿不正确(身体僵直,胸部过分凸起;躯体肌肉紧张度不够,弯腰驼背;背部下凹或脊柱前凸,腹部鼓起;垂肩,脊柱后凸、背部下凹及垂肩,脊柱侧凸)。

3. 半跪姿作业3分钟

(1)目的:考查患儿髋关节的稳定性。

(2)要求:双膝贴地,上身挺直,臀部要压在双脚足跟上。

(3)标准。

①通过:独立维持正确半跪姿作业3分钟。

②部分通过:在家长、测试者的协助(不包括语言提示)或辅具辅助下,维持正确半跪姿势1~3分钟(不含3分钟)。

③无法通过:在家长、测试者的协助或辅具辅助下,维持正确半跪姿势1分钟以下。

4. 双手推车(类似动作)

(1)目的:考查患儿三角肌前束、肱三头肌以及胸部肌肉的力量和运动模式。

(2)要求:双手协作(有一定力度)由胸部往前做"推"的动作,如推车、推门、推窗等类似动作。

(3)标准。

①通过:独立完成双手"推"的动作。

②部分通过:在家长、测试者的协助(不包括语言提示)或辅具辅助下,能够做出双手"推"的动作。

③无法通过:在家长、测试者的协助或辅具辅助下,不能做出双手"推"的动作。

5. 双手交替拉直绳子

(1)目的:考查患儿三角肌后束、肱二头肌以及背部肌肉的力量和双手协调的运动模式。

(2)要求:在测试者的指令或引导下,患儿双手交替拉直长绳(绳子一端固定)。

(3)工具:长绳。

(4)标准。

①通过:独立完成双手交替拉直绳子的动作。

②部分通过:在家长、测试者的协助(不包括语言提示)或辅具辅助下,能够做出双手交替拉直绳子的动作。

③无法通过:在家长、测试者的协助或辅具辅助下,不能做出双手交替拉直绳子的动作。

6. 双手提书包(类似动作)

(1)目的:考查患儿三角肌中束、肱二头肌、小臂肌肉的力量和运动模式。

(2)要求:在测试者的指令或引导下,患儿双手将一定重量的物体提起直至上臂与地面平行并持续3秒。

(3)工具:书包(内装一定重量的物品)。

(4)标准。

①通过:独立将一定重量的物体提起直至上臂与地面平行并持续3秒。

②部分通过:在家长、测试者的协助(不包括语言提示)或辅具辅助下,能够将一定重量

的物体提起直至上臂与地面平行。

③无法通过:在家长、测试者的协助或辅具辅助下,不能将一定重量的物体提起直至上臂与地面平行。

7. 双手举物过头顶

(1)目的:考查患儿三角肌前束、肱三头肌的力量,躯干配合上肢的运动模式。

(2)要求:在测试者的指令或引导下,患儿双手将一定重量的物体用力向头顶上方举起,直至肩肘完全打开。

(3)工具:书包(内装一定重量的物品)。

(4)标准。

①通过:独立将物品举过头顶并持续3秒。

②部分通过:在家长、测试者的协助(不包括语言提示)或辅具辅助下,能将物品举过头顶。

③无法通过:在家长、测试者的协助或辅具辅助下,不能将物品举过头顶。

8. 双手抛球

(1)目的:考查患儿双上肢的协同能力和爆发力。

(2)要求:在测试者的指令或引导下,患儿双手将球由胸前往前抛。

(3)工具:篮球。

(4)标准。

①通过:独立双手抛球1米以上。

②部分通过:在家长和测试者的协助(不包括语言提示)或辅具辅助下,能够双手向前抛球。

③无法通过:球自动下落,没有"抛"的动作。

9. 单上肢(优势手)能完成"抛"的动作

(1)目的:考查患儿优势手的爆发力。

(2)要求:在测试者的指令或引导下,患儿用优势手将球由胸前往前抛。

(3)工具:小球。

(4)标准。

①通过:独立单手抛球1米以上。

②部分通过:在家长、测试者的协助(不包括语言提示)或辅具辅助下,能够单手向前抛球。

③无法通过:球自动下落,没有"抛"的动作。

10. 双手完成接球动作

(1)目的:考查患儿双手的协调性和运动的灵敏性。

(2)要求:在测试者的指令或引导下,患儿用双手接住1米外抛过来的球。

(3)工具:篮球。

(4)标准。

①通过:接球3次。

②部分通过:接球1~2次。

③无法通过:接球 0 次。

11. 敲木鱼
(1)目的:考查患儿手腕上、下运动的力量。
(2)要求:在测试者的指令或引导下,患儿敲响木鱼。
(3)工具:木鱼。
(4)标准。
①通过:连续敲响木鱼 10 次及以上。
②部分通过:连续敲响木鱼 3~9 次。
③无法通过:连续敲响木鱼 3 次以下。

12. 拧瓶盖
(1)目的:考查患儿手腕旋转运动的力量。
(2)要求:在测试者的指令或引导下,患儿拧开瓶盖。
(3)工具:带有瓶盖的瓶子。
(4)标准。
①通过:独立拧开瓶盖。
②部分通过:在家长和测试者的协助下(不包括语言提示)或辅具辅助下,能拧开瓶盖。
③无法通过:在家长、测试者的协助或辅具辅助下,不能拧开瓶盖。

13. 交臂卷腹
(1)目的:考查患儿腹肌的收缩能力。
(2)要求:患儿完成以下动作。
①仰卧于垫上。
②双手交叉于胸前,背部着垫。
③双下肢屈曲,双足触地。
④下半身不动,运用腹部力量将上身抬举 3 秒。
⑤动作不要过快。
(3)工具:地垫。
(4)标准。
①通过:独立抬起上身 3 秒。
②部分通过:在外力帮助下能抬起上身,撤掉外力后维持数秒;或独立抬起上身不到 3 秒。
③无法通过:不能独立抬起上身,或在外力帮助下抬起上身,撤掉外力后即落下身体。

14. 屈腿抬背
(1)目的:考查患儿腹肌的收缩能力。
(2)要求:患儿完成以下动作。
①双脚弯曲平躺于垫上(背部着垫)。
②双手张开置于身体两侧使身体呈"大"字形。
③用腰部力量始起背部,停留 3 秒。
(3)工具:地垫。

(4)标准。

①通过:独立抬起上身3秒。

②部分通过:在辅力帮助下能抬起背部,撤掉辅力后仍能维持数秒;或抬起背部不到3秒。

③无法通过:不能独立抬起背部;或在外力帮助下抬起上身,撤掉外力即落下身体。

15. 直线行走 5 米

(1)目的:考查患儿下肢力量、平衡性和协调性。

(2)要求:身体直立,双臂放松并在身体两侧自然摆动,不晃动肩膀,脚尖微向外或向正前方交替迈步行走。跨步均匀,步伐稳健,步履自然,要有节奏感,呈直线前进,不左右摇摆。起步时,身体微向前倾,身体重心落于前脚掌,行走中身体重心要随着移动的脚步不断向前过渡,而不要让重心停留在后脚,并注意在前脚着地和后脚离地时伸直膝。

(3)标准。

①通过:独立以正确姿势直线行走5米。

②部分通过:直线行走的姿势不正确;或独立以正确姿势直线行走距离小于5米。

③无法通过:需要外力协助才能直线行走。

16. 倒退行走 5 米

(1)目的:考查患儿腰脊肌、股四头肌和踝膝关节周围肌肉的节律性收缩和舒张以及小脑对方向的判断和对人体运动的协调能力。

(2)要求:患儿站立位,头朝前方,全身放松,身体直立,胸部挺起,膝关节不屈,两臂前后自由摆动,向后交替迈步行走,步子均匀而缓慢。

(3)标准。

①通过:独立以正确姿势倒退行走5米。

②部分通过:倒退行走的姿势不正确;或独立以正确姿势倒退行走距离小于5米。

③无法通过:在外力协助下才能倒退行走。

17. 绕障碍物行走

(1)目的:考查患儿运动的协调性和反应的灵敏性。

(2)要求:遇到障碍物可绕过继续前进。

(3)标准。

①通过:遇到障碍物可顺利绕过继续前行。

②部分通过:绕过障碍物时碰撞障碍物或身体摇晃。

③无法通过:遇到障碍物时停止而不前行。

18. 上 5 个台阶

(1)目的:考查患儿下肢肌肉力量及髋关节、膝关节和踝关节的活动度及其稳定性。

(2)要求:独立上5个台阶。

(3)标准。

①通过:独立上5个台阶。

②部分通过:扶扶手才能上5个台阶;或能独立上3~4个台阶。

③无法通过:需要较多辅助才能上5个台阶;或仅能独立上2个及以下台阶。

19. 下 5 个台阶
(1)目的:考查患儿下肢肌肉力量及髋关节、膝关节和踝关节的活动度及其稳定性。
(2)要求:独立下 5 个台阶。
(3)标准。
①通过:独立下 5 个台阶。
②部分通过:扶扶手才能下 5 个台阶;或能独立下 3~4 个台阶。
③无法通过:需要较多辅助才能下 5 个台阶;或仅能独立下 2 个及以下台阶。

20. 向前跪走 3 米
(1)目的:考查患儿臀肌力量和髋关节控制。
(2)要求:前方 3 米处放一面小红旗,让患儿以跪姿前行取之。
(3)工具:小物品(如小红旗)。
(4)标准。
①通过:独立以跪姿前行 3 米。
②部分通过:在外力的协助下,以跪姿前行 3 米;或独立以跪姿前行 1~3 米。
③无法通过:在外力的协助下,以跪姿前行 3 米以下;或独立以跪姿前行 1 米以下。

21. 倒退跪走 3 米
(1)目的:考查患儿臀肌力量和髋关节的控制能力。
(2)要求:3 米处放一面小红旗,让患儿以跪姿倒走取之。
(3)工具:小物品(如小红旗)。
(4)标准。
①通过:独立以跪姿倒走 3 米。
②部分通过:在外力的协助下,以跪姿倒走 3 米;或独立以跪姿倒走 1~3 米。
③无法通过:在外力的协助下,以跪姿倒走 3 米以下;或独立以跪姿倒走 1 米以下。

22. 向前蹲走 3 米
(1)目的:考查患儿髂腰肌力量、小腿肌张力以及双下肢协同屈曲能力。
(2)要求:测试者与患儿相向相距 4 米以上,测试者以蹲姿向患儿方向行走 1 米以示范,要求患儿以蹲姿走向测试者。
(3)标准。
①通过:独立向前蹲走 3 米。
②部分通过:在外力的协助下,向前蹲走 3 米;或独立向前蹲走 1~3 米。
③无法通过:在外力的协助下,向前蹲走 3 米以下;或独立向前蹲走 1 米以下。

23. 倒退蹲走 3 米
(1)目的:考查患儿髂腰肌力量、小腿肌张力以及双下肢协同屈曲能力。
(2)要求:测试者示范倒退蹲走,要求患儿模仿以倒退蹲走至 3 米处取物。
(3)标准。
①通过:独立倒退蹲走 3 米。
②部分通过:在外力的协助下,倒退蹲走 3 米;或独立倒退蹲走 1~3 米。
③无法通过:在外力的协助下,倒退蹲走 3 米以下;或独立倒退蹲走 1 米以下。

24. 原地双脚跳 3 次

(1)目的:考查患儿双下肢爆发力以及协同跳跃能力。

(2)要求:两足同时离开地面,落地,再跃起,连续 3 次。

(3)标准。

①通过:独立连续双脚跃起 3 次。

②部分通过:在外力的协助下,连续双脚跃起 3 次;或独立连续双脚离开地面 1~2 次。

③无法通过:在外力的协助下,连续双脚跃起 2 次及以下;或不能独立双脚同时离开地面。

25. 立定跳远

(1)目的:考查患儿的弹跳力及运动的灵敏性和协调性以及速度。

(2)要求:两脚自然左右开立,上体稍前倾,两臂前后摆动各一次,两腿配合做自然弹性屈伸,然后两臂用力向前上方摆,同时两脚用力蹬地,迅速向前上方跳出,落地时以脚跟先着地。

(3)工具:卷尺。

(4)标准(表 2-1)。

表 2-1　立定跳远平均值和标准差　　　　　　　　　　　　　　　单位:厘米

年龄/岁	7	8	9	10	11	12	13	14	15	16	17	18
男生平均值	55	58.6	72.67	82.52	79.93	94.41	108.03	125.23	136.97	151.3	140.08	152.13
男生标准差(SD)	38.73	29.95	32.76	39.16	30.33	42.73	49.07	44.74	49.04	47.97	53.60	45.19
女生平均值	35.5	49.75	55.1	71.33	95.19	95.43	104.52	96.46	98.48	121.18	118.69	129.44
女生标准差(SD)	17.82	25.37	26.21	31.13	39.75	31.35	34.46	33.94	37.67	33.57	36.94	34.59

①通过:向前跳 N 米(平均值)。

②部分通过:向前跳的距离在常模以下。

③无法通过:没有向前跃起的动作。

26. 走平衡木 3 米

(1)目的:考查患儿在动态下全身平衡和肌肉的控制能力。

(2)要求:平衡木高于地面 15 厘米,向患儿示范掌握平衡的技巧,如向两旁伸开双臂以维持平衡。注意保护患儿安全。

(3)工具:平衡木。

(4)标准。

①通过:独立在平衡木上行走 3 米。

②部分通过:在外力的辅助下才能在平衡木上行走 3 米;或能独立在平衡木上行走 1~3 米。

③无法通过:在外力的辅助下才能在平衡木上行走3米以下;或仅能独立在平衡木上行走1米以下。

27. 匍匐前进(四肢协调)5米

(1)目的:考查患儿全身协调性和柔韧性以及肢体间相互配合完成活动的能力。

(2)要求:全身贴地,四肢交替向前爬。左手屈肘向前伸出时,身体重心左移,右脚屈髋屈膝跟进。反之,右手屈肘向前伸出时,身体重心右移,左脚屈髋屈膝跟进。

(3)工具:地垫。

(4)标准。

①通过:独立匍匐前进5米。

②部分通过:匍匐前进5米,但手或脚姿势不正确;或匍匐前进5米以下。

③无法通过:身体不能匍匐前进或同侧手脚屈曲移动。

28. 手膝爬(四肢爬)5米

(1)目的:考查患儿四肢的肌力以及四肢活动的协调性和灵活性。

(2)要求:四肢着地。交替使用手和脚,一侧手和一侧脚一起往前动,并同时着地。

(3)工具:地垫。

(4)标准。

①通过:独立手膝爬行5米。

②部分通过:手膝爬行5米,但手和脚的姿势不正确;或手膝爬行距离在5米以下。

③无法通过:不能同时依靠手和脚的力量向前爬行。

29. 拍球3次

(1)目的:考查患儿视觉和动作相互配合完成活动的能力。

(2)要求:原地单手连续拍球,手掌一定要接触到球。

(3)工具:篮球。

(4)标准。

①通过:连续拍球3次。

②部分通过:连续拍球1~2次。

③无法通过:不能拍球。

二、精细动作

精细动作是指主要由身体小肌肉参与完成的运动,主要包括手部的操控与手眼协调。在日常生活中,有的孤独症儿童存在手的灵活性、物体操控和协调性方面的缺陷,表现为伸手取物、手指对捏、玩积木、拼图、旋转门把手、使用工具时存在困难。

1. 伸手去触摸物品

(1)目的:考查患儿触摸物品的能力。

(2)要求:听指令用双手或单手触摸小玩具。

(3)工具:小玩具。

(4)标准。

①通过:独立按要求伸手触摸小玩具。

②部分通过:部分借助于家长、测试者的肢体辅助才能触摸小玩具。
③无法通过:主要依靠家长、测试者的肢体辅助才能触摸小玩具。

2. 用手掌拿取物品
(1)目的:考查患儿用手掌拿取物品的能力。
(2)要求:听指令能用手掌抓住玩具(手指的作用不明显),并将玩具放置指定位置。
(3)工具:适合手掌抓握的小物品,如积木等。
(4)标准。
①通过:独立抓住玩具,并将其放在指定位置。
②部分通过:部分借助于家长、测试者的肢体辅助才能拿起小玩具放在指定位置;或独立拿起小玩具但不能放在指定位置。
③无法通过:主要依靠家长、测试者的肢体辅助才能拿起小玩具放在指定位置。

3. 用手指拿取物品
(1)目的:考查患儿用手指拿取物品的能力。
(2)要求:听指令利用手指拿取小物品,并放置在指定位置。
(3)工具:适合手指抓握的小物品,如巧克力豆等。
(4)标准。
①通过:独立用五指抓取/前三指捏取/拇指和食指捏取指定小物品,并将其放在指定位置。
②部分通过:部分借助于家长、测试者的肢体辅助才能用手指拿起小物品并放在指定位置;或独立用手指拿起小物品但不能放在指定位置。
③无法通过:主要依靠家长、测试者的肢体辅助才能用手指拿起小物品并放在指定位置。

4. 根据物体的大小有意识地变化手势拿物品
(1)目的:考查患儿根据物品的大小,灵活运用适宜的手势拿取物品的能力。
(2)要求根据指令,用拇指和食指捏取小物品,用五指拿取大物品,并将物品放置指定位置。例如,患儿看见一颗巧克力豆后,能够自然地用拇指和食指捏取;看见一块大积木后能够用五指抓取。
(3)工具:积木、巧克力豆、珠子等。
(4)标准。
①通过:独立运用拇指和食指捏取小物品,用五指抓取大物品,并将物品放置指定位置。
②部分通过:用不适当的手势拿取物品,并将物品放在指定位置。
③无法通过:依靠家长、测试者的肢体辅助拿取物品,并将物品放置指定位置。

5. 能拿取身体某侧(对侧)的物品
(1)目的:考查患儿扭动身体拿取物品的能力。
(2)要求:听指令扭动身体拿取身体某侧(两侧)的物品,如患儿坐在垫子上,左右两侧摆放患儿喜欢的玩具,告诉患儿"请你把你喜欢的玩具拿起来"。
(3)工具:玩具、垫子。
(4)标准。
①通过:独立拿取身体某侧(对侧)的小玩具。

②部分通过:独立拿取身体某侧的小玩具。
③无法通过:主要依靠家长、测试者的肢体辅助拿取小玩具。

6. 能拿取前后方位置的物品

(1)目的:考查患儿屈曲躯体或躯体旋转达到适合体位拿取物品的能力。

(2)要求:屈曲躯体拿取身体前方的物品;旋转躯体拿取身体后方的物品,如患儿坐在垫子上,前后方向摆放患儿喜欢的玩具,告诉患儿"请你把你喜欢的玩具拿起来"。

(3)工具:玩具、垫子。

(4)标准。

①通过:独立拿取前面和后面两个方向的玩具。
②部分通过:独立拿取前面或后面一个方向的玩具。
③无法通过:主要依靠家长、测试者的肢体辅助才能拿取玩具。

7. 按压开关或按键

(1)目的:考查患儿五指分离运动的能力。

(2)要求:用1根手指(常见的是食指或拇指)按压开关或按钮,如按墙面上的开关、训练教具上的开关按钮,按座机或手机上的电话号码,按动玩具的按钮等。

(3)工具:电动玩具。

(4)标准。

①通过:独立用一个手指按压开关或按钮。
②部分通过:少量辅助时可用一个手指按压开关或按钮。
③无法通过:在家长、测试者的肢体辅助下用手指按压开关或按钮。

8. 摇晃物品

(1)目的:考查患儿手腕的活动能力。

(2)要求:患儿能用双手或单手摇晃容器中的液体或固体,如患儿在喝饮料之前用双手或单手将饮料瓶摇一摇。

(3)工具:饮料瓶等。

(4)标准。

①通过:独立连续摇晃物品5次及以上。
②部分通过:独立连续摇晃物品1~5次(不含5次)。
③无法通过:在家长、测试者的肢体辅助下才能摇晃物品。

9. 逐页翻书

(1)目的:考查患儿用手指翻开书本的能力。

(2)要求:患儿能用手指翻开要阅读的书本,能用拇指和食指搓书页,并将书页翻到一边,能够按顺序一页一页地用两指搓翻书页。

(3)工具:书本。

(4)标准。

①通过:独立逐页翻开一本10页的书,即使偶有(2次以下)翻过双页(排除纸质受潮的影响),但自己能意识到并用两指搓翻书页。
②部分通过:独立翻开一本10页的书,但有3~4次翻过双页(排除纸质受潮的影响)。

③无法通过:在家长、测试者的肢体辅助下才能逐页翻书页;或独立翻开一本 10 页的书,但有 5 次翻过双页(排除纸质受潮的影响)。

10. 使用尺子

(1)目的:考查患儿双手协调的操作能力。

(2)要求:患儿知道尺子的用途,能用尺子测量长度。

(3)工具:尺子。

(4)标准。

①通过:知道尺子的功能,并独立使用尺子测量物品的长度,有正确结果。

②部分通过:知道尺子的功能,在家长、测试者的示范指导下才能使用尺子量物品的长度,测量结果正确。

③无法通过:不知道尺子的功能,在家长、测试者的示范指导下仍不会使用尺子。

11. 使用回形针

(1)目的:考查患儿双手手指的协调能力。

(2)要求:患儿知道回形针的用途,用回形针别 3 张纸。

(3)工具:回形针。

(4)标准。

①通过:知道回形针的功能,并能独立使用回形针别 3 张纸。

②部分通过:知道回形针的功能,在家长、测试者的示范指导下使用回形针别 3 张纸。

③无法通过:不知道回形针的功能,在家长、测试者的示范指导下仍不会使用回形针。

12. 撕开纸张

(1)目的:考查患儿观察事物、双手撕裂动作的稳定性及手眼协调性。

(2)要求:能按照提示(提示线、折纸印等)双手准确地撕开纸张,如测试者将纸对折后,患儿能沿着折痕将纸撕成两半。

(3)工具:纸张。

(4)标准。

①通过:独立按照提示(提示线、折纸印等)双手准确地撕开纸张。

②部分通过:不能按照提示撕纸;一手按压,另一手撕纸;在家长、测试者的示范指导下双手撕纸。

③无法通过:不能双手撕纸;用嘴咬纸等。

13. 打开简单绳结

(1)目的:考查患儿动手操作能力。

(2)要求:测试者将绳子打一个结系在插棒上(绳结简单,一扣即可),患儿双手分开,以一手拉或拽将绳结打开。适时地予以提示。

(3)工具:绳子。

(4)标准。

①通过:独立拉或拽开绳结。

②部分通过:在家长、测试者的示范指导下拉或拽开绳结。

③无法通过:在家长、测试者的肢体辅助下才能拉或拽开绳结。

14. 用小夹子夹取物品

(1)目的:考查患儿持物操作能力。

(2)要求:手掌把持夹子,拇指和食指对捏夹持小物品并放到指定位置。

(3)工具:小夹子、珠子或豆子等。

(4)标准。

①通过:独立使用夹子夹物品并放到指定位置。

②部分通过:在家长、测试者的示范指导下使用夹子夹物品并放到指定位置。

③无法通过:不能正确手持夹子;一把握住夹子,无法使用夹子夹物品;在家长、测试者的肢体辅助下使用夹子夹物品,并放到指定位置。

15. 独立系蝴蝶结或系鞋带

(1)目的:考查患儿掌握系鞋带的主要技巧。

(2)要求:将两根鞋带交叉打结后拉紧,弯曲后相互穿插系上。

(3)工具:绳子。

(4)标准。

①通过:能独立系蝴蝶结或鞋带。

②部分通过:独立完成1/3及以上"系"的动作;在家长、测试者的示范指导下完成"系"的动作。

③无法通过:独立完成1/3以下"系"的动作;在家长、测试者的肢体辅助下完成"系"的动作。

16. 使用橡皮泥制作简单的立体形状

(1)目的:考查患儿徒手操作以完成简单的立体形状的制作的能力。

(2)要求:能够使用搓、揉、捏、按等常用手法进行简单立体形状的制作,如患儿能用双手搓出圆团,将圆团放在桌子上,用手按压成圆形。

(3)工具:橡皮泥。

(4)标准。

①通过:独立使用橡皮泥制作简单的立体形状。

②部分通过:独立完成1/3及以上的造型工作;在家长、测试者的示范指导下制作简单的立体形状。

③无法通过:独立完成1/3以下的造型工作;在家长、测试者的肢体辅助下制作简单的立体形状。

17. 按照线段提示进行纸张对折,完成简单手工创作

(1)目的:考查患儿的手指分离运动及视动整合能力。

(2)要求:完成精细对折,如测试者拿出一张带有线段提示的白纸,患儿能将纸张对折并沿着折痕折成纸飞机。

(3)工具:纸张。

(4)标准。

①通过:独立按照线段提示进行纸张对折,飞机成型。

②部分通过:独立完成1/3及以上的工作;在家长、测试者的示范指导下按照线段提示

折成纸飞机。

③无法通过:独立完成1/3以下的工作;在家长、测试者的肢体辅助下按照线段提示折成纸飞机。

18. 使用绳子穿孔

(1)目的:考查患儿的视动整合、手指实用操作等多方面能力。

(2)要求:患儿能手眼协调完成对应穿孔,并保持整齐。例如,测试者出示绳子和穿绳板,示范并告知"请按照教师的方法,一个对着一个穿,1,2,3……",患儿能模仿测试者穿绳的动作。

(3)工具:穿大孔的扣子、绳子。

(4)标准。

①通过:独立用绳子穿5个孔。

②部分通过:独立用绳子穿3~4个孔;在家长、测试者的示范指导下穿5个孔。

③无法通过:独立用绳子穿1~2个孔;在家长、测试者的肢体辅助下穿5个孔。

19. 使用剪刀剪断绳子

(1)目的:考查患儿手指开合的运动。

(2)要求:患儿能正确地握持剪刀,能够剪断指定物品。例如,测试者一手拿剪刀,另一手拿绳子,告知"按照教师的握法握住剪刀,看教师的手一张一合,请用剪刀把绳子剪断",患儿能模仿测试者完成剪断绳子的动作。

(3)工具:剪刀、绳子。

(4)标准。

①通过:独立剪断绳子。

②部分通过:在家长、测试者的示范指导下剪断绳子。

③无法通过:在家长、测试者的肢体辅助下剪断绳子。

20. 沿线条剪纸

(1)目的:考查患儿手指运动的灵活性。

(2)要求:能够使用剪刀连续地剪并剪断指定物品。例如,测试者一手拿剪刀,另一手拿一张纸,告知"请像我这样做,把这张纸剪断……"患儿能模仿测试者完成剪纸的动作。

(3)工具:剪刀、画有线条的纸张。

(4)标准。

①通过:独立用连续剪的方式剪纸。

②部分通过:在家长、测试者的示范指导下,能用连续剪的方式剪纸。

③无法通过:在家长、测试者的肢体辅助下,能用连续剪的方式剪纸。

21. 涂抹胶水并完成简单的拼贴

(1)目的:考查患儿手眼协调能力。

(2)要求:能拧开胶水棒,将胶头对准纸面,适量涂抹,将需粘贴的部分放置在相应处。例如,按测试者指令,患儿能拧开胶水棒后,在卡片的背面涂上胶水,并把背面贴于白纸上。

(3)工具:胶水棒、小卡片、纸张。

(4)标准。

①通过:独立将卡片贴于纸面上。
②部分通过:在家长、测试者的示范指导下,将卡片贴在纸面上。
③无法通过:在家长、测试者的肢体辅助下,将卡片贴在纸面上。

22. 串珠子

(1)目的:考查患儿手眼协调能力。

(2)要求:患儿能准确地拿捏串珠,能准确地找到串珠的锁眼并通过串绳。

(3)工具:绳子、带孔的珠子。

(4)标准。

①通过:独立串珠 5 个。
②部分通过:独立串珠 3～4 个;在家长、测试者的示范指导下完成串珠 5 个。
③无法通过:独立串珠 3 个以下;在家长、测试者的肢体辅助下完成串珠 5 个。

23. 拆插拼图

(1)目的:考查患儿手眼协调能力及拆分物品和穿插物品的能力。

(2)要求:将动物拼图拆分后,再还原。

(3)工具:配套工具《运动——拆插拼图》。

(4)标准。

①通过:独立将动物拼图拆分后,全部还原。
②部分通过:独立将动物拼图拆分后,还原 1/3 及以上;在家长、测试者示范指导下,才能完成拆、拼任务。
③无法通过:独立将动物拼图拆分后,还原 1/3 以下;在家长、测试者的肢体辅助下,才能完成拆、拼任务。

三、运动执行

运动执行是执行或实施某种动作的过程。部分孤独症儿童存在运动执行困难。

1. 积木换位

(1)目的:考查患儿测量手指、手和手臂运动速度及准确性。

(2)要求:将测试板上一排几何积木放在下一排中颜色和形状相匹配的位置。取出第 1 个积木时开始计时,最后 1 块积木到位时计时结束。

(3)工具:配套工具《运动——积木换位》。

(4)标准。

①通过:独立完成 8 块积木的换位。
②部分通过:积木正确换位 4～7 块。
③无法通过:积木正确换位 4 块以下。

2. 钓小球

(1)目的:考查患儿手指的运动速度及准确性。

(2)要求:患儿用钩球杆的小勾从球面的小孔勾住小球,并从左到右依次将小球放在右一排的球窝中,第一球进入球窝时开始计时,最后一球进入球窝时计时结束。

(3)工具:配套工具《运动——钓小球》。

(4)标准。

①通过:1分钟独立将10个小球钓到指定位置。

②部分通过:1分钟内能完成钓5~9个小球的任务。

③无法通过:1分钟独立钓到5个以下小球。

3. 插木棒

(1)目的:考查患儿手指的敏捷性。

(2)要求:取长、短棒各6根插入对应的孔中(孔随机分布为6深、6浅),要求露出来的棒一般高。由于孔的深浅不同,需要患儿及时调整木棒。第1棒插入时开始计时,最后1棒插入时计时结束。

(3)工具:配套工具《运动——插木棒》。

(4)标准。

①通过:3分钟内独立将12根木棒插到位。

②部分通过:在测试者具体语言的指导下完成插棒任务;或在3分钟内不能按要求插完所有木棒,但可以看到有主动调整木棒的意识。

③无法通过:随机插棒,没有调整木棒的意识;在测试者语言的指导下也不会调整木棒的位置。

四、身体素质

身体素质是指人在活动中所表现出来的力量、速度、耐力、灵敏性、柔韧性等机体能力。身体素质是一个人体质强弱的外在表现,将影响人的学习和日常生活。

1. 仰卧起坐或俯卧撑

(1)目的:考查患儿长时间进行持续肌肉工作的能力,即对抗疲劳的能力。

(2)要求:记录1分钟仰卧起坐或俯卧撑的次数(表2-2)。

表2-2　1分钟仰卧起坐的平均值　　　　　　　　　　　　　　　　单位:次

年龄/岁	9	10	11	12	13	14	15	16	17	18
男	5.6	5.95	6.3	6.65	7	7.35	7.7	8.05	8.4	8.75
女	5.6	5.95	6.3	6.65	7	7.35	7.7	8.05	8.4	8.75

(3)工具:地垫。

2. 50米跑

(1)目的:考查患儿跑步的频率和速度(表2-3)。

表2-3　50米跑的平均值　　　　　　　　　　　　　　　　　　　单位:秒

年龄/岁	7	8	9	10	11	12	13	14	15	16	17	18
男	17.01	16.2	15.53	14.99	14.58	14.31	13.77	13.37	13.10	12.83	12.69	12.42
女	18.63	17.28	16.2	15.53	14.99	14.85	14.72	14.58	14.45	14.31	14.18	14.04

(2)要求:跑步或跑走结合或快走完成规定的距离(可以使用辅具)。

3. 坐姿体前屈

(1)目的:测量人体坐姿向前弯曲程度,考查患儿肌肉和韧带的伸展幅度(柔韧性)(表2-4)。

表2-4 坐姿体前屈的平均值　　　　　　　　　　　　　　　　　　　　　单位:厘米

年龄/岁	7	8	9	10	11	12	13	14	15	16	17	18
男	−0.35	−0.75	−1.15	−2.55	−2.95	−4.35	−2.95	−1.75	−0.55	0.35	0.735	1.12
女	0.84	0.805	0.77	0.735	0.7	0.665	0.7	1.015	1.295	1.54	1.75	1.925

(2)要求:患儿完成以下任何一项内容。

①使用体前屈测试仪:双腿合并伸直,身体向前弯曲,胳膊向前伸,手掌尽量超过脚。

②简单测试法:靠墙坐姿,双腿合并伸直,然后身体向前弯曲,胳膊向前伸,手掌尽量超过脚。

(3)工具:地垫、体前屈测试仪。

4. 完成50米×8往返跑或走(有氧代谢)

(1)目的:考查患儿的速度、灵敏及耐受力的发展水平(表2-5)。

(2)要求:跑步或跑走结合或快走完成规定的距离(可以使用辅具)。

表2-5 50米×8往返跑的平均值　　　　　　　　　　　　　　　　　　　单位:分钟

年龄/岁	11	12	13	14	15	16	17	18
男	2.94	2.86	2.76	2.65	2.54	2.44	2.33	2.23
女	3.01	2.96	2.85	2.74	2.63	2.52	2.41	2.30

5. 左右手握力(肌力)

(1)目的:考查患儿肌肉主动收缩的力量(表2-6)。

表2-6 左右手握力的平均值和标准差　　　　　　　　　　　　　　　　　单位:牛

年龄/岁	男生				女生			
	左手	标准差(SD)	右手	标准差(SD)	左手	标准差(SD)	右手	标准差(SD)
7	37.5	22.30	40.83	28	2.5	5	7.5	9.57
8	49.17	34.74	51.67	39.52	44.69	31.59	50.31	40.68
9	66.54	46.43	67.14	43.84	39.55	42.33	41.73	45.35
10	77.5	40.87	79.23	40.71	84.55	38.76	90	33.54
11	87.07	45.97	90.69	48.29	103.65	44.96	105.38	50.93
12	135.17	95.08	134.33	90.01	133.33	52.09	134.52	52.30
13	166.44	76.85	166.84	74.85	132.92	64.60	138.6	58.34
14	204.69	87.79	199.69	84.64	150.13	57.52	145.53	58.41

续表

年龄/岁	男生				女生			
	左手	标准差(SD)	右手	标准差(SD)	左手	标准差(SD)	右手	标准差(SD)
15	242.19	110.11	246.09	103.38	150.98	66.75	153.78	64.71
16	285.24	102.09	286.37	97.24	170.26	73.89	181.18	77.04
17	262.5	71.08	263.27	73.24	193.14	74.93	200.69	82.70
18	325	81.19	314.29	78.86	198.42	53.02	191.32	59.95

(2)要求:分别记录患儿两手的握力。
(3)工具:握力计。

6. 体质指数(BMI)

(1)目的:考查患儿各项身体指标。
(2)要求:分别记录患儿BMI(表2-7)。

表2-7 患儿体质指数(BMI)单项评分表　　　　　　　　单位:千克/米^2

年级	正常		低体重		超重		肥胖	
	男	女	男	女	男	女	男	女
一年级	13.5~18.1	13.3~17.3	≤13.4	≤13.2	18.2~20.3	17.4~19.2	≥20.4	≥19.3
二年级	13.7~18.4	13.5~17.8	≤13.6	≤13.4	18.5~20.4	17.9~20.2	≥20.5	≥20.3
三年级	13.9~19.4	13.6~18.6	≤13.8	≤13.5	19.5~22.1	18.7~21.1	≥22.2	≥21.2
四年级	14.2~20.1	13.7~19.4	≤14.1	≤13.6	20.2~22.6	19.5~22.0	≥22.7	≥22.1
五年级	14.4~21.4	13.8~20.5	≤14.3	≤13.7	21.5~24.1	20.6~22.9	≥24.2	≥23.0
六年级	14.7~21.8	14.2~20.8	≤14.6	≤14.1	21.9~24.5	20.9~23.6	≥24.6	≥23.7
七年级	15.5~22.1	14.8~21.7	≤15.4	≤14.7	22.2~24.9	21.8~24.4	≥25.0	≥24.5
八年级	15.7~22.5	15.3~22.2	≤15.6	≤15.2	22.6~25.2	22.3~24.8	≥25.3	≥24.9
九年级	15.8~22.8	16.0~22.6	≤15.7	≤15.9	22.9~26.0	22.7~25.1	≥26.1	≥25.2
高一	16.5~23.2	16.5~22.7	≤16.4	≤16.4	23.3~26.3	22.8~25.2	≥26.4	≥25.3
高二	16.8~23.7	16.9~23.2	≤16.7	≤16.8	23.8~26.5	23.3~25.4	≥26.6	≥25.5
高三	17.3~23.8	17.1~23.3	≤17.2	≤17.0	23.9~27.3	23.4~25.7	≥27.4	≥25.8
大学	17.9~23.9	17.2~23.9	≤17.8	≤17.1	24.0~27.9	24.0~27.9	≥28.0	≥28.0

注:BMI=体重(千克)÷身高^2(米^2),一年级为7岁。

第三节　情　绪　管　理

情绪是个体需要是否获得满足而产生的强烈的、具有情境性的情感反应。情绪管理能力是指患儿对自身情绪和他人情绪的认识能力与驾驭情绪的能力。稳定的情绪是孤独症儿童接受教育训练的一个重要基础,也是他们参与集体和社会活动的一个必备因素。

在测试过程中,测试者和家长可以通过给予适当的提示来考查患儿的执行能力,包括口头提示、图片提示、手势提示、动作示范。值得注意的是,如果患儿能够独立完成条目内容且表现稳定,列为良好。如果患儿需要一定的提示完成条目内容(包括部分内容),或不能持续表现,列为一般。如果患儿在提示之下无法完成该条目全部内容,或主要依靠测试者或他人提供的大量、直接的肢体辅助才能完成,列为差。

一、情绪识别与理解

情绪识别与理解是情绪管理的基础,也是进行社交互动的基石,包括6种基本情绪的识别和4种复杂情绪的理解。本分领域主要考查患儿是否能够通过他人的面部表情(涉及嘴巴、眼睛、眉毛等)、肢体语言、语言声调和具体情境等信息来识别他人的情绪及传达的信息,并据此产生恰当的回应。

建议采用现场测试(如带有明显情绪特征的图片,让患儿辨别)的方式进行,同时鼓励评估者在测试时使用社会性强化物,如口头表扬、获得代币等,否则很容易导致现场测试无效。在选择表达情绪的图片时,应选择有突出明确特征的面部表情图片,并采用真人照片、简笔画、卡通图片等多种形式测试。此外,日常生活中的直接观察、家长与他人的反馈也是获取该领域信息的方法。

二、情绪表达

情绪表达是指人们用来表现情绪的各种方式,其不仅具有沟通和表达的功能,也是舒缓情绪的主要方式。作为一个社会人,情绪表达要符合社会规范。对于孤独症儿童来说,用恰当的方式表达自己的情绪也是解决许多问题行为的方式之一。

测试者可利用教学场景或游戏对患儿进行测试。测试者可以给予口头指令要求患儿依照指示做出该面部表情。若患儿不能独立正确地执行,测试者可通过示范提示或提供图片作为辅助。此外,家长和他人的反馈也是获取评估信息的方法。

三、情绪回应

情绪回应能力是指在具备基本情绪识别与表达能力的基础上,对外界的刺激或他人的情绪和行为产生情绪上的反应的能力。本分领域考查患儿是否能够与情境中的信息或刺激建立联系,产生情绪反应,以及是否能觉察他人情绪,设身处地站在他人的立场上着想,并用恰当的情绪和行为回应他人的情绪。

四、情绪调控

情绪的自我调控能力是指控制情绪活动以及抑制情绪冲动的能力。情绪的调控能力建立在对情绪状态的自我觉知基础上,是指一个人如何有效地摆脱悲伤、愤怒、焦虑、害怕等因为失败或不顺利而产生的消极情绪的能力。这种能力会影响一个人的工作、学习与生活。测试者依据日常直接观察,测试者、家长等他人反馈,注重在自然场景中患儿情绪的调控。

第四节 执行能力

人们日常生活中的事务包括衣食住行、学习、工作、娱乐等各个方面。一般来说,普通患儿可以在成长过程中潜移默化地学习、理解常规事务,并加以执行。而对于孤独症儿童而言,由于他们在社会认知、动作模仿等各个方面的缺陷,他们可能不能很好地进行自我照护、自主学习和独立工作。因此,常规执行是孤独症儿童社会适应性行为与独立生活的重点。

孤独症儿童(在概念形成/设置转换、心理灵活性/设置转换、流畅性、计划、反应抑制和工作记忆的执行功能等方面)存在广泛而稳定的执行功能缺陷。这些功能包括但不限于以下技能,例如为特定任务辨别适当的目标、规划和组织解决问题的方法、抑制分心、启动任务、使用抽象推理以及展示尝试新方法的灵活性。Delis-Kaplan 执行功能系统(D-KEFS)是一项综合评估,包括与概念灵活性、监测和抑制相关的任务。研究者运用发育期神经心理测评第二版(NEPSY-Ⅱ)评估认知功能 6 个领域(包括执行功能),发现智力水平较低的孤独症儿童在分类、认知灵活性和听觉注意等任务上表现出特殊的困难。

在测试过程中,测试者和家长可以通过给予适当的提示(包括口头提示、图片提示、手势提示、动作示范)来考查患儿的执行能力,如果患儿能够独立完成条目内容且表现稳定,列为良好。如果患儿需要一定的提示完成条目内容(包括部分内容),或不能持续表现,列为一般。如果患儿在提示之下也无法完成该条目全部内容,或主要依靠测试者或他人提供的大量、直接的肢体辅助才能完成,列为差。

一、生活自理

生活自理能力是指在生活中自己照顾自己生活起居的行为能力,如吃饭、穿衣等。不同孤独症儿童的生活自理能力不同。一般而言,智力水平较高、年龄较大的患儿更可能进行较好的自我照护;而智力水平较低、年龄较小的患儿可能在生活自理方面还存在困难。

婴儿-初中生社会生活能力量表是由日本心理-适应能力研究所等机构编制的。1987年,北京大学第一医院等单位对该量表完成了中国标准化工作,使其适用于 6 月龄至 14 岁或 15 岁的孤独症儿童。全量表共 132 项,包括以下 6 个行为领域。

(1)独立生活能力(self-help,SH):包括进食、脱换衣服、料理大小便、个人和集体清洁卫生情况(如洗澡、洗脸、刷牙、洗头、梳头、剪指甲、打扫和装饰房间)等。

(2)运动能力(locomotion,L):包括走路、上台阶、过马路、串门、外出玩耍、到经常去的地方、独自上学、认识交通标志、遵守交通规则、利用交通工具到陌生地方去等。

(3)作业(occupation,O):包括抓握东西、乱画、倒牛奶、准备和收拾餐具、使用糨糊、剪图形、开瓶盖、解系鞋带,使用螺丝刀、电器、煤气炉、烧水、做菜、使用缝纫机、修理家具等。

(4)交往(communication,C):包括呼名反应、说话、懂得简单指令、说出自己的姓和名、说出自己的所见所闻、交谈、打电话、看并理解简单文字书、小说和报纸,写便条,写信和日记、查字典等。

(5)参加集体活动(socialization,S):包括和其他小朋友一起玩,参加班内值日、校内外文体活动、组织旅游等。

(6)自我管理(self-direction,SD):包括能忍耐、不随便拿他人东西、不撒娇、独自待在家里、按时就寝、控制自己不提无理要求、不说不应该说的话、不乱花钱、有计划地买东西、关心幼儿和老年人以及独立制订学习计划等。

孤独症儿童每通过一项算一分,根据年龄分组和得分的范围,查出相对应的标准分,然后根据标准分,对受试孤独症儿童做出社会生活能力的评价。

二、健康安全

健康是指一个人身体、心理和社会适应等方面都处于良好的状态。安全是不受威胁,没有危险、危害、损失。普通患儿一般具有保护自身健康、安全的本能,而孤独症儿童似乎不能理解何为健康、安全,也不会去追求健康、安全的状态。例如,一些孤独症儿童的身体受到伤害,却表现得无动于衷,不会处理受伤部位,也不会去寻求他人的安慰和帮助。有些孤独症儿童甚至可能进行自我伤害,如用拳头击打自己的脑袋、用头撞墙等。另外,有些孤独症儿童甚至也不会意识到危险,可能毫无顾忌地走到马路中间;可能不会辨别变质的食物(如变色、变味、发霉的食物);不能够保护自己的隐私部位不裸露或受伤害,女生生理期时不会使用卫生用品……健康、安全的状态是一个人得以正常生活的基本状态。

(1)通过:具备与同龄人相当的自我照护、辨别危险保护自身健康、安全的能力。

(2)不通过:即使提示下也无法完成同龄人的内容,也不会在合适时机求助。

三、学习常规

孤独症儿童在学校环境中对与学习有关的一切事务的理解与执行往往不能准确到位,从而产生问题行为,如课堂上不懂轮流等待、随意离开座位、乱扔东西,难以遵守集体活动或活动分组的规则,不能承担值日、清扫区域等活动,参加集体教学活动时不能独立完成等。测试者安排给个人的符合其能力水平的学习任务。

(1)通过:具备与同龄人相当的规则理解和遵守能力。

(2)不通过:即使提示下也无法完成同龄人的内容,也不会理解规则。

第五节　兴趣行为

兴趣是一个人力求接触、认识、掌握某种事物和参与某种活动的心理倾向,是一个人认识事物、探求事物的重要动机。孤独症儿童的兴趣内容异常狭隘且固定、持续。此外,孤独症儿童的行为大多具有强迫性、仪式性、重复性、沉迷性和刻板性。兴趣狭隘和刻板重复行为是孤独症儿童的诊断性特征,是测试者应该重点评估的内容。如何使孤独症儿童以正常方式把玩喜欢的物品、以适当行为代替自伤和自我刺激等行为、增加主动性行为以及接受环境的调整和改变是孤独症儿童教育的重要目标。

重复行为量表(修订版)(repetitive behavior scale-revised,RBS-R)是专门用于评估孤

独症儿童各种刻板重复行为的一个量表。RBS-R 包括 43 个项目的问卷,项目按四点利克特式评分法从"行为不发生"到"行为有发生,并且是一个严重的问题"分别给予 1~4 分。RBS-R 分为 6 个分量表,包括:①刻板重复行为(明显无目的的动作或以相似的方式重复的行动);②自伤行为(有导致身体受伤或其他损伤潜力的动作或行动,并以类似的方式重复);③强迫行为(重复的行为,是根据一个规则进行的,或所涉及的正在做的事情"就这样");④仪式性行为(以相似的方式进行日常生活活动);⑤同一性行为(抗拒变化,坚持事情保持不变);⑥限制性行为(有限的焦点、兴趣或活动范围)。RBS-R 与孤独症行为评定量表、儿童孤独症评定量表的相应因子间呈正相关,是评估孤独症儿童刻板重复行为的有效工具,但仍有不足,需进一步完善。

《重复性行为问卷-2》(repetitive behaviour questionnaire-2,RBQ-2)是一个有 20 个项目的针对家长的问卷调查,旨在记录在孤独症儿童(或典型发展儿童)中出现的重复性的行为。其中 13 个项目来自 RBQ 与交往和交流障碍诊断访谈量表(diagnostic interview for social and communication disorder,DISCO)共同的项目,2 个项目单独来自 RBQ,5 个项目单独来自 DISCO。问卷得分可以累加,从而得到一个总的重复性行为得分,可以概括为 4 个因素(因素 1,重复性运动动作;因素 2,僵化/坚持常规;因素 3,专注于有限的兴趣模式;因素 4,不寻常的感官兴趣),也可将其归为 2 个因素(因素 1,运动/感觉行为;因素 2,僵化/程序/专注于有限的兴趣)。其局限性为还没有在孤独症儿童中评价其心理测量特性和因素结构。

一、有限的兴趣

有限的兴趣是指兴趣狭隘、固定、持续。孤独症儿童的兴趣范围非常狭窄,他们可能会极端痴迷或沉醉于某个物品,而拒绝其他事物。

(1)与年龄相当:适合年龄的探索。

(2)轻度异常:对物体缺乏兴趣或不适当地使用物体,像婴儿一样咬东西,猛敲东西,或迷恋于物体发出的声音或不停地开灯、关灯,且程度较轻。

(3)中度异常:对多数物体缺乏兴趣或表现有些特别,如重复转动某件物体,反复用手指尖捏起东西,旋转轮子或对某部分着迷,这些行为可部分地或暂时地纠正。

(4)严重异常:对物体的不适当的兴趣、使用和探究,且程度较重。

二、不适宜行为

孤独症同时发生的行为症状包括多动或注意不集中、攻击性行为、爆发性行为、自伤行为,这些不适宜行为通常会干扰学校、家庭和社区的正常秩序,并极大地加剧家庭面临的挑战,也对他人生活有不良影响。孤独症儿童的自伤行为可能是重复的和自我刺激的(例如抓挠、异食癖或反刍)。撞头和自打可能是发脾气的一部分。

与攻击性行为和其他破坏性行为一样,自伤行为可以作为一种手段,以逃避个人不想处于的要求或情况。如果不进行预防或阻止干预,自伤行为的类型可能会发生变化。孤独症儿童持续存在的自伤行为与认知和语言能力受限、多动、冲动、刻板重复行为以及社交障碍有关。

三、主动性行为

主动性行为是主动发起的行为。一般来说,孤独症儿童较为被动,难以主动发起行为。在测试过程中,测试者和家长可以通过给予适当提示的方式来考查患儿的主动性行为,包括口头提示、图片提示、手势提示、动作示范。评估结果从没有、偶尔或经常三个方面呈现。

四、变通灵活性

变通灵活性是指能够调整情绪、行为以灵活应对变化。孤独症儿童的行为大多具有强迫性、仪式性、重复性、沉迷性和刻板性的特点,往往不能接受变化,可能会因为环境布置调整、交通路线改变而大发雷霆。因而,测试者应重视变通灵活性的评估,便于在教学活动中照顾孤独症儿童的特点,避免他们出现情绪变化而影响学习活动的开展。

第六节 社 会 交 往

社会交往(简称社交)是个体在一定情境下,与他人相互往来,进行物质、精神交流的社会活动。社交是人的本质需求,也是个体建立社会关系,参与社会活动的主要途径。对于孤独症儿童来说,社交障碍是其核心障碍之一,对其语言、行为、认知等方面有着广泛的影响。孤独症儿童的社交障碍主要表现在社交互惠性行为的损伤,难以整合语言和非语言交流,难以与他人分享情感和快乐并建立稳定的社会关系。如何与他人进行社交是孤独症儿童终生的学习任务,教会孤独症儿童进行有效的人际互动、参与社会活动是测试者和家长的长期教学目标。

在测试过程中,测试者和家长可以通过给予适当的提示来考查患儿的执行能力,包括口头提示、图片提示、手势提示、动作示范。评估结果分为通过、部分通过或无法通过三种。值得注意的是,如果患儿能够独立完成该条目内容且表现稳定,列为通过。如果患儿需要一定的提示完成条目内容(包括部分内容),或不能持续表现,列为部分通过。如果患儿在提示之下也无法完成该条目全部内容,或主要依靠测试者或他人提供的大量、直接的肢体辅助才能完成,列为无法通过。

一、共同注意

共同注意是指两个人使用手势、眼神、动作和语言等方式共同关注某一物品或事件。共同注意是儿童早期社交的重要表现,也是其了解社会互动者意图、参与社会互动的基础,主要有两种表现形式:回应他人发起的共同注意和发起共同注意。孤独症儿童表现出较少的共同注意行为,如指示性的目光、追视和指示性的手势等。与正常儿童相比,孤独症儿童更倾向于回应他人发起的共同注意,而非主动发起共同注意。

二、社交礼仪

社交礼仪强调对社会规则的理解和尊重,要求孤独症儿童对环境做出自我调控行为。

孤独症儿童往往缺乏基本的社会常识，不理解、不遵守基本的社交规则规范及社会约定俗成的惯例及习俗，如无法理解约定俗成的谚语和常识等。在社交过程中孤独症儿童很难调控、管理自己的行为、想法和情绪、情感。

三、社会互动

有的孤独症儿童词汇量很大，但却很难发起与他人的对话，即便发起对话，也很难维持。与正常儿童相比，除了向成人要求物品或表示不满，孤独症儿童一般很少向他人发起社会互动。发起和维持社交建立在眼神接触、共同注意、理解他人想法和意图、口语表达基础之上。

四、游戏参与

游戏是孤独症儿童进行社交的高级形式，对语言和社交的发展都非常重要，游戏技能较好的孤独症儿童能更好地融入同伴中。对游戏技能的考查能有效评估孤独症儿童在社交中表现出的优势。孤独症儿童在游戏或活动中，往往不能遵守游戏规则，对玩具坚持以自己的方式（如摸、舔、敲等）探索，无法安静等待或轮流，较难在游戏中与同伴合作和互动。我们按递进关系将本领域的游戏分为独立游戏、平行游戏、简单和复杂的合作游戏、桌上游戏、竞赛性游戏以及戏剧表演性游戏6种。

筛查工具有孤独症筛查问卷。它可以用来筛查4岁以上（心理年龄在2岁以上的）的临床群体。孤独症筛查问卷共有两个版本：终生版和即时版。即时版涉及患儿过去3个月的行为表现，可以帮助我们理解患儿的"日常生活经历、治疗评估和教育计划"。终生版涉及儿童的整个发展史，这样可以提供筛查数据，帮助筛查者决定是否需要给儿童做诊断性评估。孤独症筛查问卷已被证实可用于区分孤独症与其他类似非孤独症的轻度或中度精神发育迟滞障碍。因此，这个筛查工具对那些致力于为小学中有特殊需要的患儿（例如临床群体中年龄较小的学龄期孤独症儿童）服务的学校心理学家来说还是很有用的。

社交反应量表（social responsiveness scale，SRS）适用于评估4～18岁孤独症儿童的社交能力的评估，由家长或教师完成，可用于评估孤独症儿童的社交损害程度及筛查辅助诊断。SRS由5个亚量表共65个项目组成，5个亚量表分别评估社交知觉、社交认知、社交沟通、社交动机及孤独症行为方式。

婴幼儿-初中生社会适应能力评定量表可用于评价孤独症儿童的社会适应能力。量表分为生活能力（SH）、运动（L）、操作能力（O）、交流（C）、社交（S）和自我管理（SD）6大方面。孤独症儿童的社会适应能力往往低于正常儿童，表现为轻度、中度甚至重度缺陷，反映出他们的社会生活适应能力差，需要获得家人及社会的部分或完全支持。

孤独症儿童一贯表现出其适应性行为的水平低于他们的智力水平，这种表现在高功能孤独症儿童和智力水平正常的个体中最明显。国外对疑似孤独症儿童最广泛使用的适应性测量工具是文兰适应行为量表。其功能领域包括沟通、日常生活技能、社会化，对于5岁以下的儿童，还包括运动技能。文兰适应性行为量表是在与家长或测试者面谈时完成的，适用于儿童和智力水平低下的成人。

第七节 言语沟通

社交沟通障碍是孤独症儿童的核心症状之一,不仅影响其社会互动与交往,还可能导致问题行为、自伤行为等,严重影响孤独症儿童的学习和生活。孤独症儿童在接收语言和表达语言方面存在困难,较难理解他人的语言信息及信息背后隐藏的类比、幽默和讽刺等深层含义,也难以通过语言表达自己的意图、想法等,在与他人沟通方面也存在障碍。此外,孤独症儿童还经常出现代词反转、语音异常等情况。言语沟通的发展与社交以及认知的发展有着密切联系。可使用皮博迪图片词汇测验(第三版)和表达性单字图片词汇测验进行图片词汇测试。临床语言基础评价和学前儿童语言量表已用于评估孤独症儿童的语言接受和表达能力。语言交际包括非语言行为(涉及眼神、手势、面部表情、肢体语言等)和对推理和比喻表达方式的理解。语言应用测试包括语言能力测试和儿童沟通检查表测试。

《语言行为里程碑评估及安置程序》(*Verbal Behavior Milestones Assessment and Placement Program*, VB-MAPP)是马克·桑德伯格博士基于斯金纳的语言行为分析与各种来源的发展里程碑以及多年来对正常儿童、孤独症儿童和其他发展性障碍儿童的现场试验数据制订的一种评估方法。

VB-MAPP 中包含五个部分。第一部分是 VB-MAPP 里程碑评估,它构成了这个程序的核心。里程碑评估包含 170 个具有可测性的里程碑,分为 16 个技能领域,涉及三个发展阶段(0~18 月龄,19~30 月龄,31~48 月龄)。第二部分是 VB-MAPP 的障碍评估,它评估的是语言发展落后儿童经常面临的 24 个学习和语言发展的障碍。第三部分是 VB-MAPP 的转衔评估,它为准备转衔到更少限制教学环境的儿童提供了一个总括性评估。第四部分是 VB-MAPP 任务分析和技能追踪,它提供了相关技能的进一步分解(即支持里程碑的各种步骤),并且可以作为一个更加深入的语言行为课程指南。在任务分析中有约 900 项技能,它们是根据发展来平衡和排序的,并以清单表和技能追踪表的形式来展现。第五部分是 VB-MAPP 安置和个体化教育计划目标。在确认和分析了儿童的技能和障碍后,就可以制订个体化教育计划的目标并设计与实施干预程序以达到这些目标。

一、指令听从

指令听从是指遵循指令或服从其他人的要求,又称为听者技能。指令听从是言语沟通最基础的能力,其与理解和领会语言共同构成接收性语言。与口语表达相比,大多数孤独症儿童在听从指令方面的表现较好。评估指令听从能力最常用的方法是发出指令后观察是否引起患儿的某一特定反应,如模仿小鸟飞、拿杯子等。

二、理解回应

理解回应指个体理解和领悟所听到或看到的语言或信息,并基于此做出回应,包括理解手势、指令、图片、词汇以及语言等。大多数孤独症儿童能理解一些语言,但仅限于熟悉的事物或简单的指令。理解是接收语言的基础,缺乏理解能力将会影响儿童听从指令的能力,还会影响其表达能力,使其不能通过语言和非语言形式表达自己的想法或意见,进而影响社交能力的发展。孤独症儿童可能会命名物品、颜色、字母、形状,但在对话中可能并不能理解这些词语。

三、口语表达

口语表达领域的评估主要包括提要求、仿说、命名和评论 4 个部分,提要求被认为是首先需要掌握的沟通形式,仿说和命名对于语言发展是必不可少的,评论是更高水平的口语表达能力。

四、语音语调

有些孤独症儿童语言音律出现异常,表现为语调单一、发音不清晰或音调异常,语速可能过快或过慢,音量可能过高或过低。

五、沟通互动

孤独症儿童往往较为缺乏沟通互动的能力,在发起、维持和结束对话,理解情境中对话的含义、理解他人的想法等方面存在困难。有些孤独症儿童虽然词汇量很大,但却很少有沟通互动行为或总是滔滔不绝地与人谈论同一个话题,还有很多重度孤独症儿童无法通过语言表达需求和想法。

六、标准

(1)与年龄相当:适合年龄的语言。

(2)轻度异常:语言迟钝,多数语言有意义,但有一些模仿语言或代词错用。非语言交流迟钝,交往仅为简单的或含糊的反应,如指出或去取他想要的东西。

(3)中度异常:缺乏语言,或有意义的语言与不适当的语言相混淆(模仿语言或莫名其妙的语言)。缺乏非语言交流,不会利用非语言交流,或不会对非语言交流做出反应,有的可以拉着成人的手走向自己所想要的东西,但不能用姿势来表明自己的愿望,或不能用手指向想要的东西。

(4)严重异常:不能应用有意义的语言。可能出现幼稚性尖叫或怪异的、动物样声音,或特别古怪的和不可理解的非语言的交往。

第八节 认知和学业

认知能力是一项基础的综合能力,它与生活、学习、就业等方面息息相关,又与语言、社交、情绪、行为等具有紧密的联系。此外,与认知直接相关的学业技能也对孤独症儿童日后的自立、自足、就业有重要的影响。尽管认知障碍并不是孤独症儿童的核心障碍,但众多研究表明,部分孤独症儿童在认知方面存在缺陷,与正常儿童相比,他们的思维方式也更特殊。

对孤独症儿童特别是年幼、低功能、无口语能力者,智力水平测试常常"不可测"。因为孤独症儿童存在社交困难、语言的特殊用法、频繁脱离任务的行为、高度的注意分散和动机的变化等问题。动机会对测试结果有很大的影响,加入强化的操作可能会导致差异迥然的测试结果。重要的是,要尽可能地增强动机,而不改变工具的标准化测试程序,并在解释分数时考虑动机因素。同时,所选择的测试对儿童的生理年龄和心理年龄是适当的,提供全方位(下位方向)的标准分数和分别测量语言及非语言技巧。

智力水平与孤独症症状的严重程度、掌握技能的能力、适应性功能水平相关,是预测结局的常用指标之一,因此智力水平评估可用于对长期结果的预测。评估时,孤独症儿童的年龄越大,结果越稳定,越有预测性。但分数能够并确实会随着发展和干预而改变,也可以因所选择的评估工具而变化。

通过概念形成、逻辑思维、心智解读三个领域来评估孤独症儿童。概念是人脑对现实对象的本质特征的一种反应形式,如数概念、量概念、时间概念、空间概念等,它们是认知能力发展的第一步。逻辑思维指在认识过程中借助于概念、判断、推理等思维形式能动地反映客观现实的理性认识过程,随着年龄的增长和经验的丰富,患儿在逻辑思维的发展中也表现出多种形式,如比较、分类、因果、推理、语义理解等。对于孤独症儿童而言,其在社会生活中所形成的对社会关系和社会行为的理解和预测也影响着其能否融入社会,因此心智解读成为评估考查的要点。

在测试过程中,测试者和家长可以通过给予适当的提示来考查患儿的执行能力,包括口头提示、图片提示、手势提示、动作示范等。此外,测试者应使用强化物。

雷特国际操作量表(修订版)(Leiter-R)适用于 2 岁或更大心理年龄的患者,而不需要有表达和接受语言的能力。一些研究发现使用 Leiter-R 可以更完整地了解孤独症儿童的认知和能力特点。此外,一些研究报告指出,对评估孤独症儿童的认知,Leiter-R 是一个有效的工具。Leiter-R 在用于评估孤独症儿童时有如下优点:它只需要较少的口头沟通,测试任务不依赖口头指令,最大限度地减少了对口头语言和手势的理解及与临床医生进行语言互动的需要。此外,没有完成任务的时间限制。Leiter-R 非常适用于评估孤独症儿童的优势和劣势。由于需要早期识别孤独症的信号和症状以便为孤独症儿童提供早期干预,从而改善预后,有必要将其作为用于年幼儿童的评估工具。

斯坦福-比奈量表有非常广泛的年龄适用范围(2~85 岁)。第五版将 108 名孤独症儿童包含在常模样本内,并增加了项目,从而可改善对年幼儿童、低功能的大龄儿童和智力水平低下成人的评估效果。它对有言语沟通和无言语沟通能力的个体都是合适的,因为有一半的测试采用了非语言测试模式。当测试者在知道儿童的能力之前,或计划进行纵向评估时,第五版斯坦福-比奈量表可能是一个很好的测试工具。

一、概念形成

孤独症儿童在概念形成过程中具有局部加工优于整体加工的特征。也就是说,与正常儿童从概念到细节、从整体到局部的加工方式不同,孤独症儿童倾向于首先关注细节和局部,通过对不同部分的信息进行组合和组织,再经过整合和归纳,最终得到相对完整的概念。因此,很多孤独症儿童往往将重点放在某个非常局限的点,而忽视了对整体的把握。

比如,在较难的图片配对任务中,孤独症儿童主要关注的是图片中的细枝末节,而不是对图片中的主要信息进行宏观分析,因而难以把握图片之间的联系。

此外,孤独症儿童的学习必须要在大量不同环境、不同场合、不同地点、不同对象中泛化。这样,他们才能通过存储各种各样的信息来进行归类,进而抽象化,形成概念。

二、逻辑思维

逻辑思维是人们在认识过程中借助概念、判断、推理等思维形式能动地反映客观现实的理性认识过程,是思维的一种高级形式。思维的发展遵循从直观动作思维到具体形象思维再到抽象逻辑思维的顺序。孤独症儿童的思维发展也遵循这样的顺序,然而孤独症儿童的思维一般停滞在直观动作思维和具体形象思维阶段,抽象逻辑思维出现晚,发展慢且发展水平偏低,逻辑推理能力和理解能力较弱。

三、心智解读

心智解读是指个人知悉他人意图、感受、信念和愿望等心理状态,据此推断或预测他人行为的能力。本分领域中考查涉及的心理理论分为观点取代和基本信念两部分。观点取代是指以他人的立场或位置去思考问题;大量研究表明,孤独症儿童很难理解他人的想法和情感,很难理解他人的想法和情感与自己的想法和情感的不同以及很难理解人与人之间的想法和情感之间的不同。基本信念是指对事物的既定看法以及想法和行为一致。很多孤独症儿童难以理解他人的行为和内在想法的关联,进而导致难以推断或预测他人的行为。

四、智力水平标准

(1)与年龄相当:正常智力水平,无迟钝的证据。
(2)轻度异常:轻度智力水平低下,技能低下表现在各个领域。
(3)中度异常:中度智力水平低下,某些技能明显迟钝,其他的接近年龄水平。
(4)严重异常:智力功能严重障碍,某些技能表现迟钝,另外一些技能在年龄水平以上或不寻常。

五、学业发展

孤独症的优势和劣势对制订教学计划也非常重要。测量中度到重度精神发育迟滞的青少年或成人孤独症患者时,可以选用《青少年及成人心理教育评估》(adolescent and adult psychoeducational profile,AAPEP)。

评估年龄较大的高功能孤独症儿童时可以采用伍德考克-约翰逊成就测验(woodcock-johnson tests of achievement)和韦克斯勒个体成就测验(wechsler individual achievement test)。单独使用正式的成就测验并不能提供有关患儿教育功能的总体信息,而基于课程的评估获得的信息可能对孤独症更有效。

对于有口语表达能力的儿童,韦氏智力量表是常用的评估智力的手段之一。根据个人年龄,韦氏智力量表共有三组:成人组(WAIS)、儿童组(WISC)、学龄前组(WPPSI)。

韦氏儿童智力量表包括11个分量表(包括6个语言类和5个操作类),6个语言量表分别涉及知识、分类、算术、词汇、理解、算术;5个操作量表分别涉及填充图纸、构图、数字广度、编码、图形拼凑。测定结果分级标准:智力水平高于140为非常优秀,120～139为优秀,110～119为中上,90～109为正常,80～89为低于正常,70～79为边界,小于70为智力障碍,50～70为轻度智力障碍,35～49为中度智力障碍,20～34为重度智力障碍,小于20为极重度智力障碍。

1. 小学阶段可能的孤独症的症状和征象(5～11岁或同等心理年龄)

(1)社交和互惠的交流行为。

口语不正常:很少说话;音调单调;语言重复,常使用刻板的(习得的)短语;为自己感兴趣的话题收集到过多的信息时也会感到满足;只是谈论他人而不是通过双向的交流。

(2)对他人的反应。

①对他人的面部表情或感情缺乏相应的反应。

②听力正常,但当听到他人喊其名字时缺乏反应或反应延迟。

③理解他人的意图有一定的困难;按照字面理解问题,误解讽刺或隐喻的含义。

④对他人的请求存在不同寻常的消极应答(回避需求)。

(3)与他人的互动。

①对私人空间缺少或缺乏意识,不能容忍他人进入自己的私人空间。

②对他人缺少或缺乏社会兴趣,包括与之同龄的孩子,会拒绝他人;假如对他人有兴趣,可能会用不恰当的方式接近他人,看起来有攻击性或破坏性。

③缺少或缺乏欢迎和告别的仪式行为。

④对社交上缺少期待性的行为。

⑤缺乏在社交游戏中分享他人意见的能力,常独自玩耍。

⑥不能适应各种社交情境形式。

⑦缺乏大多数儿童能享受的情境。

(4)眼神接触、指向和其他姿态。

①在社交中缺乏整合姿势、面部表情、身体方位、眼神接触和口语的能力。

②缺乏社交性眼神接触(假定视力正常)。

③缺乏"共同关注",体现在以下方面。

a.凝视转换。

b.视线随某一点移动(注视其他人指向的地方——可能是一只手)。

c.使用指向或展示物件来分享兴趣。

(5)观点和想象力。

①缺乏灵活性的富有想象力的游戏或创造性。

②不注意社交细节或阶层而发表评论。

(6)兴趣狭隘或不寻常和(或)刻板重复行为。

①重复的固有性的动作(例如拍手、站立时摇动身体、旋转、轻弹手指)。

②重复游戏,定位于某些物体而不是人。

③过分关注或不同寻常的兴趣。

④坚持认为其他儿童应该遵守约定的游戏规则。
⑤过分执着于遵循自己的日程。
⑥在社交情境中出现过分的情感反应。
⑦过分偏爱熟悉的事物,认为是"刚刚好"。
⑧不喜欢改变,常导致焦虑或其他的压力(包括出现攻击性)。
⑨对感官刺激(例如质感、声音、气味)反应过分或缺少反应。
⑩对味道、气味、质感或食物的外观过分关注,或有极端的食物品味。
(7)其他的可能支持孤独症的因素。

异常的能力或缺陷,例如社交或运动协调能力发展不充分,然而其在特定领域的知识、阅读或词汇能力在同一生理或心理年龄人群中超众。

与其他方面的发展相比,社会和情感能力发展更不成熟,过分信赖(天真),缺乏常识,跟同龄人相比很不独立。

2. 中学阶段可能的孤独症的症状或征象(大于11岁或同等心理年龄)

(1)社交和互惠的交流行为。

口语不正常:很少说话;音调单调;语言重复,常使用刻板的短语;为自己感兴趣的话题收集到过多的信息时也会感到满足;只是谈论他人而不是通过双向的交流。

(2)与他人的互动。

①对私人空间缺少或缺乏意识,不能容忍他人进入自己的私人空间。
②在互惠的社交和交往中长期存在困难:亲密的朋友或关系很少。
③缺乏对友谊的理解;交友方面很不成功(虽然可能发现与成人或年龄小的儿童相处更容易)。
④社交孤立并偏爱独处。
⑤缺乏欢迎和告别的仪式行为。
⑥对社交上缺少期待性的行为。
⑦玩游戏失败,进行轮流游戏和理解"游戏规则改变"时容易出问题。
⑧看起来对同龄人都感兴趣的事情不关注或不感兴趣。
⑨不能适应各种社交情境形式。
⑩理解他人的意图有一定的困难;按照字面理解问题,误解讽刺或隐喻的含义。
⑪不注意社交细节或阶层发表评论。
⑫对他人的请求存在消极的应答("回避需求"行为)。

(3)眼神接触、指向和其他姿态:在社交中不能整合姿势、面部表情、身体方位、眼神接触(假定视力正常与人交谈的同时看对方的眼睛)和口语的能力。

(4)观点和想象力:缺乏灵活性的富有想象力的游戏或创造性。

(5)兴趣狭隘或不寻常和(或)刻板重复行为。

①重复的固有性的动作,例如拍手、站立时摇动身体、旋转、轻弹手指。
②偏爱非常特殊的兴趣爱好。
③固执于规则和公平性,常导致争论。

④频繁的刻板重复行为或仪式性动作,对其日常生活有消极的影响。
⑤对他人很平常的事情却产生过分的情绪困扰,例如改变日程。
⑥不喜欢改变,常导致焦虑或其他的压力(包括攻击性)。
⑦对感官刺激(例如质感、声音、气味)反应过分或缺少反应。
⑧对味道、气味、质感或食物的外观过分关注,或有极端的食物品味。
(6)其他的可能支持孤独症的因素。
①异常的能力或缺陷,例如社交或运动协调能力发展不充分,然而其在特定领域的知识、阅读或词汇能力在同一生理或心理年龄人群中超众。
②与其他方面的发展相比,社会和情感能力发展更不成熟,过分信赖(天真),缺乏常识,与同龄人相比很不独立。

参考文献

[1] Lord C, Risi S, Lambrecht L, et al. The autism diagnostic observation schedule-generic: a standard measures of social and communication deficits associated with the spectrum of autism[J]. J Autism Dev Disord, 2000, 30(3): 205-223.

[2] Risi S, Lord C, Gotham K, et al. Combining information from multiple sources in the diagnosis of autism spectrum disorders[J]. J Am Acad Child Adolesc Psychiatry, 2006, 45(9): 1094-1103.

[3] Schaefer G B, Mendelson N J; Professional Practice and Guidelines Committee. Clinical genetics evaluation in identifying the etiology of autism spectrum disorders: 2013 guideline revisions[J]. Genet Med, 2013, 15(5): 399-407.

[4] 孙敦科,魏华忠,于松梅,等.《心理教育评定量表中文修订版 C-PEP》修订报告[J]. 中国心理卫生杂志, 2000, 14(4): 222-224, 221.

[5] Gillian B, Rose D H, Stephen M M,等.识别和诊断孤独症儿童青少年孤独症:NICE指南概要[J]. 英国医学杂志(中文版), 2012, 15(2): 116-119.

第三章
孤独症儿童训练综合设计

第一节 核心目标

随着孤独症儿童的不断成长,家长的辅助和支持也需要不断地调整和升级,可通过帮助其提高语言和非语言社交互动的模仿能力,为其后期融入社会,进行社交打下一定的基础。

制订干预核心目标来帮助孤独症儿童发展核心技能是非常重要的领域。孤独症儿童具备部分技能,但因缺少前备的核心技能作为基础,所以他们学到的技能,往往不能很好地泛化和运用。因此需要确定哪些核心技能需要学习,哪些核心技能需要进行干预设计。

教授技能的基本步骤如下。

首先要为孤独症儿童创造学习机会。生活中处处都是学习机会,选择有意义的,激发个体积极性的情境进行教导,设计相关情境和自然情境,进行系统化的针对性的引导。专门针对技能进行教导,先给予提示,再逐渐减少提示,使孤独症儿童最终能够自发使用相关技能,促进技能的维持及泛化使用。从单一的非语言方式到组合非语言方式,从单一词语模仿行为到组合动作模仿行为,从单个词语模仿到组合词语模仿,按顺序对技能进行支架式的扩展来逐一练习。

创造生活中的学习机会。生活中很多情境都可以提升孤独症儿童非语言社交能力和模仿能力,如模仿他人去超市买东西,在学校模仿别人做早操,在音乐课上、课间休息时也可进行模仿学习;在家时,洗澡、吃饭也是学习的机会等。在日常生活中发掘有意义的能够激发孤独症儿童积极性的学习情境是非常必要的。例如吃饭时,可以引导孤独症儿童用口语表达自己喜欢吃的食物和不喜欢吃的食物,有选择性地表达具体要求。通过充分调动孤独症儿童表达需求的积极性,有针对性地进行引导,对学龄期孤独症儿童能力的培养都有一定的帮助。对活动场景不感兴趣的儿童,需要创造生活互动的机会。例如在体育运动中,孤独症儿童不愿意做肢体运动操,可以选择孤独症儿童喜欢的卡通人物来调动他们的积极性,针对模仿能力进行有效正确的引导,也可以用卡通人物形象做动作。如果孤独症儿童喜欢拼拼图,就可以把简单的拼图活动变成一个学习的机会,帮助他练习如何用正确的语言提出要求,可以把拼图块放在孤独症儿童能看见但却够不着的地方,这样孤独症儿童就需要说出要拼图。最终的目标应该是孤独症儿童在新环境中能够正确地运用语言交流。

一、可以从制订干预远期目标开始,再具体制订干预核心目标

(一)提升干预核心的相关技能

(1)在活动中能够把相关材料放在指定的区域。
(2)能够服从要求过渡到下一个活动中。
(3)出现意外变化时,能够随机应变。
(4)在活动中,能够根据喜好在两项物品中做出选择。
(5)在熟悉的活动场所中,能够保持专注直到活动结束。

(二)发展独立游戏闲暇目标

(1)能够依据活动材料的设计功能使用该物品。
(2)能够参加日常活动,可预测下一个环节要做的事情。
(3)能够象征性地进行角色扮演并有创意地使用活动材料。
(4)能够单独进行30分钟以上的独自游戏和休闲活动。
(5)能够在非结构化的、没有共同目标的、开放式结尾活动中与他人合作。

(三)集体活动干预目标

(1)能够完成学校的体育活动,不离开相关场地。
(2)能够听从集体活动中的常规指令。
(3)能够在非结构化集体活动中轮流参与活动。

(四)提升换位思考干预能力目标

(1)能够同意一个或多个同伴参与到自己的活动中。
(2)能够识别熟悉的人表现出来的简单、常见的情绪和面部表情。
(3)当他人请求帮助时,能够提供帮助。
(4)在活动中能考虑听取同伴的想法意见。

(五)沟通技能干预目标

(1)提升基本的沟通能力。
(2)能够回答他人简单的问题和与他人进行简单的沟通及对话。
(3)能够对他人发出的简单常见评论做出回应。
(4)能够描述地点。
(5)能够咨询有关信息。

(六)提升社会情感干预目标

(1)当感到不舒服时要求休息。
(2)能够表达伤心、难受、疲倦。
(3)能够使用肯定的语气自信地表达。

(4)能够主动道歉,或要求停止。
(5)能够赞美他人或者身边的人。

二、如何进行系统化干预核心目标的设计

针对非语言社交互动能力和模仿能力进行系统化的干预,通过直接引导,帮助孤独症儿童学会新技能,习得后其能在不熟悉的环境中练习并使用这些技能。系统化的目标设计可以按以下步骤进行。

(1)在一个或几个场景中直接教授新技能。
(2)互动过程结构化,在熟悉的场景中专门针对初学掌握的技能进行学习。
(3)分步骤撤去提示,以便使孤独症儿童在熟悉的场景中自发地使用这些技能。
(4)在不熟悉的特定场所内能针对已掌握的技能进行训练。
(5)在不同场景中练习并使用这些技能。

例如:认识的人向你打招呼,你应该怎么去回应?学习相应技能后可以在场景中邀请一个人向孤独症儿童打招呼,喊其名字或挥手,然后提示孤独症儿童也挥手表示回应,之后可慢慢降低结构化程度并逐渐撤去提示,最终可帮助孤独症儿童学会在不同场景中,面对不同的成人和同龄人,都能泛化使用对他人打招呼做出回应这项技能。

针对技能进行支架扩展,在教学过程中,应该以已有技能为相关基础,系统化进行支架式扩展,学习越来越复杂的非语言社交技能和模仿技能。通过系统化支架扩展,将教学目标集中在帮助孤独症儿童逐渐提高复杂技能的水平。首先分析任务,将新技能拆分成小目标和单个步骤,在教学过程中对每一步都进行提示,之后慢慢撤去相关的提示。在支架式扩展教学过程中,可以先鼓励孤独症儿童使用单个的非语言信号或模仿动作,再学习如何将不同的非语言互动或者模仿动作组合起来,如教孤独症儿童学习如何打招呼时,可以先从举手开始教,及时进行强化;之后教会并强化使用举手和挥左、右手两个动作;最后教会并强化看向互动的对象,并且举手、挥手。同样,在教孤独症儿童模仿肢体动作时,先教会并强化其模仿三个以上可能发生的连续发音的动作;这项技能对于在自然情境中观察和模仿他人来说十分必要。

制订相关干预计划提升核心技能水平时应注意先参考相关评估结果,如新量表评估结果,根据这些结果,确定教学目标以及优先教哪个对孤独症儿童发展最有益。核心技能,尤其是非语言社交能力、模仿能力和自我调控能力在社交和沟通方面有着非常重要的意义。非语言社交沟通能力是社交和沟通技能发展的一个重要技能,非语言互动需要使用很多情绪表达方式,既有手势,也有眼神、面部表情,人们通过这些方式发起和回应社交互动,双方轮流进行,以便表达基本要求并与他人分享兴趣。眼神、手势和面部表情可单独使用,也可以组合使用,如结合眼神和手势表达需要某样东西。在社交同伴以及物品之间协调分配注意,即共同注意,比单独使用一种非语言手段更加复杂。共同注意是指能够跟随他人的注意视线,与他人一起进行眼神和手势、肢体语言的协调,运用眼神、手势和肢体语言把他人的注意引到相关事物上。

在教授技能时,先着眼于使孤独症儿童学会使用一种非语言社交技能(如随着他人手指方向看向某事物),然后学习如何将不同的非语言社交技能结合起来,针对语言技能发展

进行干预。对于有语言能力及没有语言能力的孤独症儿童来说，这些都是最基本的。因为孤独症儿童只会使用语言却不会配合使用非语言社交技能的情况非常普遍，可选择他们比较欠缺的技能，或能在有限情境中才能表现出来的技能进行学习，如社交注意、社会性调控、使用一个或多个非语言社交互动手段分享兴趣。

三、核心目标要点

(1) 学会更多的语言社交技能。
(2) 提高持续进行语言社交技能。
(3) 组合使用两个或者多个非语言社交能力。
(4) 泛化使用技能，与不同的成人、同龄人进行互动。

如果孤独症儿童为了使他人理解自己的想法和意图，以便达到对应的要求，能够把社交行为组合起来使用，他们的社交互动就会变得更高效。要发展高效的双向社交能力，其核心就是发展将多种非语言社交技能组合起来运用的能力。需要注意的是，非语言社交技能没有能力高低之分，所有的技能都需要同时进行系统化干预教学。如果孤独症儿童出现偏异的问题行为，首先应该分析这些问题行为背后可能需要的社交技能，然后教他学会更加符合社会行为规范的沟通方式，这对帮助他们发展核心技能是非常重要的。以下几节将举例说明孤独症儿童在非语言核心技能方面存在的困难。

第二节　视　觉　能　力

孤独症儿童视觉能力的培养包括以下几个方面。

1. 视觉追踪能力训练　将孤独症儿童喜欢的物品在其正前方左右晃动，引导其视觉注视和追踪；逐渐增加晃动的速度和难度，以提高视觉追踪能力和灵活性。

2. 视觉配对训练　将相同物品或图片放在一起，逐步增加物品种类和数量，帮助孤独症儿童提高视觉辨别能力和配对能力。

3. 拼图训练　从两张拼图开始，逐步增加拼图的数量和难度，训练孤独症儿童的视觉能力和空间感知能力。

4. 视觉记忆训练　使用瞬间记忆游戏法，让孤独症儿童在看到一个物品后闭上眼睛，回忆物品的细节，以提高视觉记忆能力。

5. 视觉重复训练　通过重复移动物体帮助孤独症儿童加强视觉追踪能力和注意。

6. 视觉认知训练　通过看图、打气球等方法，锻炼孤独症儿童的眼睛追踪物品或活动的能力和细节观察能力。

7. 视觉敏感度记忆训练　通过融合视觉训练、立体视觉训练等方法，提高孤独症儿童的视觉敏感度和记忆力。

8. 图像训练　通过拼图训练、协作训练等方法，改善孤独症儿童视觉识别能力。

以上这些训练方法可以帮助孤独症儿童提高视觉能力，促进其全面发展。

第三节 感觉统合

一、感觉统合的概念

感觉统合是指躯体与大脑之间共同协调的学习过程,是指个体在环境内合理运用自身的感觉能力,使信息通过各种感知途径(前庭觉、本体觉、视觉、听觉、味觉、嗅觉和触觉等)进入大脑,再对信号进行加工信息处理并做出适宜反应的能力,简称"感统"。许多孤独症儿童都具有各种程度的感觉统合失调,涉及触觉、视觉、听觉、本体觉和前庭觉等方面障碍。这些障碍既影响着孤独症儿童从外部获得有益的信息刺激,同时也限制了孤独症儿童感知潜能和社交能力的发展。感觉统合锻炼有助于改善孤独症儿童在感知方面的异常,减少孤独症儿童的过分活动,增加孤独症儿童对环境的兴趣,进而促使孤独症儿童社交能力的发展。

二、感觉统合失调的表现

孤独症儿童在学龄期容易表现出注意不集中、行为能力较差、做作业拖拉、多动、自控能力较差,或不合群、焦虑、爱哭闹、挑食等。

三、感觉统合训练的作用及方法

学龄期是感觉统合能力发展的关键时期。感觉统合能力的发展也能使孤独症儿童的心理、行动能力得到一定发展。例如,注意能较长时间集中,进行具体行动的意志力提高,读书、写作、运算、音乐、美术、语言表达等能力提高,记忆力增强,思维逐步形成。感觉统合训练是一种协调生理功能的训练,能够协调心理、大脑和躯体之间的相互关系。在训练的过程中要遵守适度与安全原则、以孩子为主体原则、运动快乐体验原则、积极反馈原则。

1. 前庭觉训练 前庭觉训练主要是通过感知身体在空中的方位以及位置变化,并对接所触到的触觉、关节活动信号等信息加以筛选,然后对筛选结果进行反应。如果孩子的前庭觉发育好,身体灵活,运动协调,可进行各种复杂的运动。前庭觉训练游戏见表3-1。

表 3-1 前庭觉训练游戏

游戏名称	游戏方法	游戏名称	游戏方法
螃蟹爬行	孩子手足爬行,双腿伸直,头抬高,然后像小螃蟹一样,向左向右进行横向爬行。 根据孩子的能力逐渐提高难度,如越过障碍物	二龙戏珠	家长和孩子面对面坐,仰卧起坐运球给对方

续表

游戏名称	游戏方法	游戏名称	游戏方法
大陀螺	孩子坐进大陀螺中间,家长帮助孩子转动陀螺,每2秒1圈,不宜转太快。熟练后可由孩子自己转。旋转速度可以慢慢加快,旋转方向也可以变化(旋转时要注意观察孩子的反应,如有不适,应立即停止)	前滚翻,侧滚翻	前滚翻:在地垫上,孩子做前滚翻(双脚分开与肩同宽,双手放脚尖前方,眼睛看向臀部方向,脚蹬地,滚动抱膝)。侧滚翻:躺在地垫上,双手抱头,双脚并拢,身体双侧用力向侧方滚动
荡秋千	孩子坐在秋千上,前后来回荡。先小幅度晃动,孩子能接受后再增加幅度。选择大小适宜的秋千,孩子双脚能落地,可自己控制秋千的速度和幅度	蹦床	蹦床上开合跳,顺时针、逆时针旋转跳,边蹦边抛接球或套圈圈
圈圈乐	孩子围着家长跑,转圈,跟家长击掌。向左跑5圈,向右跑5圈为1组,做3组	跳高	原地尽力跳高、原地轻快跳、助跑摸高跳
转圈运物	家长和孩子比赛转圈运物,摆好3~5个障碍物,从起点运物到终点。每遇到一个障碍物原地转3圈后再向前跑,直到到达终点	跳绳	每组100~150个,每天1~3组,逐步增加

2. 本体觉训练 本体觉是感觉系统的三大主要系统之一。本体觉发育良好者大脑功能发挥较好,观察敏锐,反应迅速。本体觉训练游戏见表3-2。

表3-2 本体觉训练游戏

游戏名称	游戏方法	游戏名称	游戏方法
原地跳跃	家长和孩子牵手,孩子原地跳跃。10次为一组,做3组	夹球青蛙跳	设置障碍物,双脚夹球向前跳,球不能掉,抬头眼睛看前方
捉迷藏	蒙上孩子的眼睛,发出声音让他来寻找家长	交叉走线	双腿交叉走线,眼睛看向正前方
转呼啦圈	孩子把呼啦圈放在腰部,先用手扶着呼啦圈,松手开始转动腰部,让呼啦圈转动起来	手脚按圈圈	双手双脚撑地,左手和右脚同时去按圈圈,然后右手左脚交替
丢沙包	家长和孩子比赛,看谁丢得远	运球翻杯子	准备篮球、障碍物,障碍物上放杯子,孩子边运球,边把障碍物上的杯子反过来

续表

游戏名称	游戏方法	游戏名称	游戏方法
跳房子	家长画好房子,孩子站在第1格线外,将沙包丢进第2格内,孩子跨越第1格单脚跳进第2格,再单脚跳进第3格,双脚同时跳进第4格、第5格,再单脚跳进第6格,双脚同时跳进第7格、第8格,最后单脚跳进第9格。再以同样方法返回到第2格捡沙包,再跳进第1格,最后跳出来	模仿动物	青蛙跳(双腿下蹲向前跳)、大象走(手抓脚踝向前走)、猩猩跳(双手撑地,向左跳,向右跳)、蜘蛛爬(蹲下,双手双脚同时向前爬)、鸭子走(边蹲下,边双脚走)、斗鸡跳(手抓一只脚踝,另一只脚单脚跳)

3. 听觉训练 听觉训练是孤独症儿童重要的能力训练,可以让孤独症儿童听得更明白更准确,反应能力更快。以下游戏可每天组合练习15~30分钟。听觉综合训练游戏见表3-3。

表3-3 听觉训练游戏

游戏名称	游戏方法	游戏名称	游戏方法
听话数字游戏	家长说一段话,孩子听这段话中有多少个指定字	漏数游戏	听一串数字,孩子要说出这串数字中漏掉了哪几个数字。比如在30~45的数字中31 32 33 34 35 37 38 39 40 41 43 44 45中漏掉了哪几个数字
听节拍说数字	家长打节拍,孩子要说出拍了几下(速度可以越来越快)	正话反说	如家长说789,孩子要说987,可以逐渐提高难度
听动协调游戏	规定:听到水果时跳起,听不是水果时拍手。家长开始说,孩子做相应动作	蒙眼追声源	孩子蒙上眼睛,追踪移动的声源
定时炸弹	孩子和孩子比赛,双手举球听一串数字,设定爆炸密码如3个7,听数字如347651723657,听到第3个7时就要快点跑	即时仿说	孩子听到一段话,立即仿说,可提升句子难度
听觉辨别游戏	孩子闭上眼睛,判断声源发出的方向	背诵	孩子背诵一段短文
故事接龙	家长和孩子一起互动,可以从短句开始练习,如:我(家长)——我是(孩子)——我是一个(家长)——我是一个男孩(孩子)	听指令做动作	孩子听到指令做出相应的动作
词语分辨	听一组词语,说出其中一个在第几位	听数计数	孩子听一串数字,说出其中一个数字出现了几次
听觉理解	孩子听一段话,把内容画下来	听写练习	孩子将听到的写下来

4. 视知觉训练 视知觉能力不只是视力,还是大脑对眼睛传来的信息的加工能力。当视知觉能力逐步发展时,孤独症儿童的记忆力也会更好发展,学习才能深入。视知觉训练游戏见表3-4。

表3-4 视知觉训练游戏

游戏名称	游戏方法
你做我猜	家长做动作,孩子来猜
迷宫	迷宫游戏,只能用视觉寻找出口
点连线	将点连线,然后默画出来
视觉描述	让孩子看一幅画,然后描述出来
视觉追踪	将手指放在孩子眼前40 cm的位置水平移动,让孩子头不动,眼睛跟着手左右移动

5. 触觉训练 触觉是人体重要的感觉之一,触觉的敏锐度会影响大脑的辨识能力、身体的灵活度及情绪的好坏。触觉训练游戏见表3-5。

表3-5 触觉训练游戏

游戏名称	游戏方法	游戏名称	游戏方法
夹球乐	家长和孩子双手背后,两个人用肚子夹球走路	打水仗	准备水枪,和孩子一起打水仗
泥沙寻宝	准备沙,沙里面藏玩具,用手抓沙,挖沙寻宝藏。准备泥土,泥土里面藏宝藏,用手抓。泥土里面倒水,让孩子寻宝	魔法口袋	准备一个装有米的袋子,里面装孩子喜欢的物品,孩子根据家长说的指令找出物品
和面团	准备面粉、冷水或热水,让孩子和面	触觉板滚球	孩子站在触觉板上,弯腰滚球
蒙眼摸物	准备一个瓶子和小木棍,蒙上孩子的眼睛,让其把木棍放进瓶子中	撕胶带	蒙上孩子的眼睛,在孩子身上贴胶带,让孩子迅速撕下来
闭眼猜字	孩子闭上眼睛,家长在孩子手心或背写字,孩子来猜写的字	翻滚平衡板	在平衡板上左右翻滚

第四节 生活自理

一、生活自理能力提升的意义

生活自理能力对于所有人来说都是最基本的能力,然而对于孤独症儿童的家长来说,孤独症儿童自理能力的培养是最容易被忽视的问题。很多家长的重心在于孩子对知识的掌握,而不是生活自理能力的培养。孤独症儿童在生活自理方面有一定困难,如穿衣服、吃饭等,大部分孩子需要成人的帮助。生活自理能力训练不仅仅局限于基本的生活自理行为(如饮食、排泄和睡眠),而是整合了认知、运动、技能的全方位教育模式。良好的生活自理能力可以伴随孩子一生,对孤独症儿童的后续发展起着重要的作用。由此可见,早期进行生活自理能力训练对孤独症儿童而言非常重要。

二、培养生活自理能力的方法

(1)示范和语言指导:在日常生活中,给孩子做示范,边做边说,把顺序和方法讲清楚。

(2)实践操作:鼓励孩子多模仿,反复练习。

(3)及时奖励:当孩子有进步时,一定要及时强化。

(4)提高能力:当孩子学会后,家长要给予机会,让孩子自己多实操,当孩子学会具体操作方法后,可以提高训练活动的连续性和完整性。

三、家庭中的生活自理能力训练

(一)进食训练

因为孤独症儿童手部精细动作欠佳、手眼协调能力差,吃饭时往往勺子还没到嘴边饭菜就洒落得差不多了,这时候家长常会上手帮忙,导致孤独症儿童精细动作得不到锻炼,同时,家长还忽视了对孩子进食习惯的培养。孤独症儿童必须养成良好的饮食习惯,这不仅仅是他们获得身心健康的基石,也是让他们适应世界的第一步。

1. 训练孤独症儿童进食 需从以下五个方面入手。

(1)养成坐在餐桌旁就餐的习惯。

(2)固定就餐的时间和地点:要明确孩子每天三餐的时间和地点,并严格执行。只有在吃饭时间才将食物放在餐桌上,有助于孩子逐渐养成有规则的吃饭习惯。

(3)循序渐进:刚开始,孩子可能通过哭闹、不进食来反击,这时家长要坚持原则,可以用孩子喜爱的食物作为奖励。当他坐好时,就可以立即给他奖励。

(4)增加难度:逐步增加进食的数量和坐在餐桌旁的时间。

(5)要明确表扬孩子的每一次进步。

2. 训练孤独症儿童独立就餐 通过训练,孤独症儿童是可以独立就餐的,要对他们有信心。

(1)准确评估孩子的能力基础:如拿、握、捏、夹东西的能力,小肌肉运动能力,手眼配合能力,持物模仿能力等。只有熟悉了孩子的基本能力,才能找出锻炼孩子独立就餐能力的基点,为制订锻炼计划明确方向。尽量将大目标分解为小目标,再将小目标细分到最小,这样可以尽可能减少孩子的挫折感。例如,孩子不能自己用勺子吃饭。第一步,家长做示范,拿起勺子,将勺子移到碗里,用勺子舀食物,再送进嘴里,然后将勺子从嘴里拿出;第二步,家长逐渐减少辅助,让孩子自己用勺子将饭送进嘴里;第三步,让孩子自己进餐。看似简单的吃饭过程,对于孩子而言,也许要很长时间才能完成,家长不可懈怠气馁,坚持才能见效果。

(2)加强精细动作训练:针对手指动作极不敏捷的孩子,要在吃饭时间之外强化并进行辅助性的运动训练。这些训练主要涉及抓握力练习,如抓吊单杠、手提重物、舀豆子等;小肌肉运动训练,如插木棒、用不同的手指拾豆子等;手眼协调运动训练,如穿线板、拿转动的珠子、摆拼图等;双手协调性训练,如拧瓶盖、撕食物包装袋、搬东西等。

（二）如厕训练

1. 如厕行为链　在生活自理的各项内容中,最令家长苦恼的就是孩子不能独立如厕。若孤独症儿童能独立如厕,不仅能减轻家长及陪伴人员的护理负担,更是孤独症儿童迈向生活自理的重要一步。如厕是一条行动链。第一阶段:感知及传达—有便意/尿意—感觉到自己要大小便—会传达信号—能用蹲下、手摸裤子、行动突然停止、发呆、打寒战、咬牙等非语言动作表达自己想要如厕的意愿。第二阶段:选择场所（在熟悉的环境,如家里）自己上厕所—在不熟悉的环境中（如外面、他人家中）有寻找厕所的行为—等进入厕所后再如厕。第三阶段:如厕前及如厕后处理（能在如厕前先脱下内裤,如厕后马上用厕纸擦干净,然后穿好内裤,冲厕所,清洁双手后再走出厕所）。

2. 如厕技能训练

（1）细致观察,适时指导,辅导深入,坚持不懈。了解排泄之前的特殊反射。

（2）及时提示:在孩子有如厕意愿后,及时提示其上厕所。说话时,应保持平和轻松的心态,面带微笑,减轻孩子的压力。

（3）辅助到位:当孩子不如厕时,应带他到厕所,并教他如何正确利用便具如厕的方式、步骤等,同时对他讲"真棒""对极了",让他明白或感受到这样做是"正确"的。

（4）持之以恒:经过多次辅助练习后,孩子能够自己完成如厕的任务。

3. 培养良好、规范的如厕习惯

（1）用正强化的方法,教育孩子正确如厕。

（2）及时夸奖:孩子如厕行为正确时,要马上夸奖他;如厕行为不正确时,要平静,不能批评,也不可大呼小叫地强迫孩子如厕。

（3）分步夸奖:将如厕行为链分解,分别训练,每一个环节成功后就进行奖励。

（4）奖励兑现:在训练时要积极采取社会性的精神奖励措施,当许诺物质奖励承诺时,一定要及时兑现。

（5）用心夸奖:用心去表扬他进步的每一点。

（三）穿衣训练

穿衣技能主要是穿脱帽、衣服和系扣子、拉拉链等一系列行为,这一系列行为需要上肢关节具有相当的稳定性,且能够保持平衡的立与坐。

1. 日常生活中的应用　家长应告知孩子如何穿衣,并演示给孩子看,使孩子知道该怎样去做。在练习这些动作前,应该将每个步骤分解成若干个小步骤。在指导孩子系扣子时,应先把一个扣子很大、扣眼很松的大衣放到孩子眼前,然后扶着孩子的小手,协助他进行系扣子的各种动作,并且要一边做,一边鼓励他。如果他很抗拒这个练习,表现得非常烦恼,这时不能指责他,最好保持安静,并坚定地希望看到他的成功。当他系上扣子时拥抱并鼓励他。在练习初期,如果孩子能系上一次扣子就很棒了,接着慢慢地增加扣子的数量和提升动作的难度。

2. 训练前的准备

（1）环境准备:舒适、安静的卧室可以增加孩子的安全感,最好准备一面穿衣镜。

(2)固定的时间:每天安排固定的时间进行练习,并且保证训练时间充足,不要匆忙。

(3)合适的衣物:选择可以随意穿脱且孩子喜欢的衣服,在鞋子上贴上不同的图案,便于孩子区分左右。

(4)步骤分析及订立目标:将每个穿衣步骤划分为小步骤,让孩子按照自己的顺序来练习。

(5)难点训练:着重训练孩子系鞋带和系扣子的技能,以便为其他穿衣练习提供帮助。

(四)洗漱训练

为了保证孤独症儿童的手卫生,家长要训练孩子的洗漱技能(需要掌握简单的操作手法并完成精细动作)。家长也可为孩子演示,包括开水龙头、润湿小手、用洗手液搓手、冲水、擦毛巾等多个动作。反复教,让孩子听到命令并进行正确操作。若他不喜欢,家长可以告诉孩子,洗完脸后可以进行自己喜欢的活动,以此来提高他们练习洗漱的积极性。

1. 训练前的准备

(1)环境安排:将孩子常用的物品摆放在孩子面前,让他知道物品的位置。

(2)训练步骤:将复杂的训练内容拆分成若干步,一一完成,并将未掌握的步骤进行强化训练。

2. 日常应用 将训练活动渗透在生活的方方面面,让孩子养成讲卫生的好习惯。

3. 相关绘本阅读 家长和孩子一起读与个人卫生相关的绘本,让他们懂得清洁的概念和重要性。

第五节 言语构音

孤独症儿童普遍存在构音失常。下颌、嘴唇、舌头等部位的活动失常是造成构音失常的重要因素,构音失常可以导致构音障碍。构音障碍的康复干预主要是根据评估结果,针对孩子的口部运动和构音两方面进行干预。

一、目标音的选择

(1)选择孩子最常见的发音。
(2)选择早期发展的发音。
(3)选择最影响清晰度的发音。
(4)选择符合孩子认知的发音。
(5)选择高频出现的发音。
(6)选择可诱发的发音。
(7)选择一个不稳定的发音。
(8)选择一个较易学会或较易纠正的发音。

二、选择适当的治疗方法和强度

根据孩子的发音方式采取合适的辅助手法,帮助其树立信心;在训练中采取游戏的方式,让治疗变得有趣,从而取得更好的效果;当孩子说对时要立即给予肯定,说错时要立即纠正,让孩子积极配合;原则上孩子上课的次数和持续时间越多越好,但也要注意劳逸结合。

三、言语构音的治疗方法

口部运动治疗旨在为准确和清晰的构音奠定生理基础,通过训练培养说话时所需要的口部运动技能,并专注于舌、唇和下颌的治疗。

1. 舌运动治疗 按照人舌头的动作能力发展机制,运用触觉与本体觉感知刺激方法,采取"强化舌感知觉的治疗""提升舌肌肌力的医疗""增进舌后侧缘稳定的治疗""针对舌向前、舌向后、舌前后旋转、马蹄形上抬、舌后部上抬、舌侧缘上抬、舌尖上抬、舌前部上抬等活动功能障碍的治疗"等方法,促使舌头的感知觉正常化。舌运动包括五项:伸缩舌、舔唇、响舌、顶两腮、向后运动。

(1)伸缩舌:将棒棒糖、饼干放在孩子的嘴前,让孩子张开嘴巴用舌头舔。

(2)舔唇:尝试将棒棒糖放在孩子的嘴唇旁,引导其舔嘴唇,先舔下唇,再舔左、右、上唇,舔上唇是最难的,孩子学会后进行舌部向前、向后、向左、向右,然后划圈练习,训练舌部灵活性。

(3)响舌:模仿弹响舌头,将舌头向上顶,锻炼舌头力量。

(4)顶两腮:训练舌头灵活性和力量。

(5)向后运动:学咳嗽,将舌根抬向软腭,发"k"音(模仿咳嗽),重复数次。

2. 唇运动治疗 根据唇的运动技能发展原理,运用触觉与本体感知的方法,增强唇感知能力、加强唇肌肌力,通过圆唇运动、展唇锻炼、唇闭合训练、唇齿接触练习、圆唇运动形成健康的口腔内锻炼活动方式。

(1)噘嘴:让孩子模仿,若孩子不会,可让家长辅助其完成。

(2)咧嘴:让孩子模仿,若孩子不会,可以让孩子笑(嘴呈"一"字形)。

(3)鼓腮:让孩子模仿。

(4)咂唇:让孩子模仿。

(5)用吸管喝水、喝饮料,锻炼唇部力量。

3. 下颌运动治疗 按照下颌运动能力发育原则,运用触觉与本体觉感知刺激方法,强化下颌感知觉,提升咬肌肌力,感知下颌运动限制、活动过量、分级控制,练习下颌转换,进而形成正确的下颌嘴部活动方式。

(1)张口闭口。

(2)上下叩齿。

(3)左右运动。

(4)前后移动。

四、构音障碍矫正训练

构音障碍的主要临床表现之一就是韵母音位构音错误和声母音位构音错误,所以构音障碍矫正训练的主要目的是了解韵母音位和声母音位之间的正常构音。韵母音位的发音原理较简单,除鼻韵母外,其他韵母均是单一的韵母,所以发音时声道并没有受到限制,只涉及下颌、唇、舌等不同部位的摆放和转换。声母音位的发音要求在两个不同部位产生不同程度的阻塞或约束,孩子首先要清楚是哪两个部位产生阻塞或约束,然后必须了解、掌握这两个部位经过怎样的运动而产生一定程度的阻塞或约束,这需要对孩子进行系统的指导。声母音位构音障碍的矫治训练分为音位诱导、音位习得、音位对比和音位强化四大主要环节。

(一)韵母音位构音异常的矫治

1. 韵母音位构音异常的治疗　单韵母→复韵母→鼻韵母。

2. 声母音位的构音语音训练　在进行构音障碍矫正训练时,要结合孩子的语音发展顺序来选择目标音,具体见表3-6。

表3-6　孩子的语音发展顺序

年龄	声母音位
2岁7个月～3岁	b、m、d、h
3岁1个月～3岁6个月	p、t、g、k、n
3岁7个月～4岁	f、j、q、x
4岁1个月～4岁6个月	l
4岁7个月～5岁	z、s
5岁1个月～6岁	r
6岁1个月～6岁6个月	c、zh、ch、sh

(1)声母音位诱导训练:主要目的在于帮助孩子引导出本已遗忘、替代甚至歪曲的目标声母位置,是一种从无到有的过程。主要流程如下。

首先,必须提高孩子对目标声母的感受水平。整个过程不要求孩子语音的精确。选用的素材必须是孩子在生活中能够常常遇到的,如认识/b/音位,可使用"杯子"等常用材料。每一个音位至少选取一个词语来完成感知训练,这种词语既可以是单音节词,也可以是双音节词或三音节词。在孩子对目标声母音位有了相应程度的认识之后,了解该声母音位的生理特性、该声母的发音是如何由构声器官运动所形成的、它的发音部位在何处、采取了怎样的发音方法等,使孩子对目标音位有一个整体的了解。在进行声母音位诱导训练前,首先应了解各种声母发音部位和发音方式,然后进行模仿矫正(表3-7)。

表3-7　声母发音部位和发音方式

发音部位	发音方式
双唇音	发/b/音时,双唇紧闭,软腭上抬,堵住鼻腔通道,气流突破了双唇的阻挡,声带并不振动,气流也较弱。发/p/音时,除气流较强外,其余的发音特征均与发/b/音一致。发/m/音时,双唇紧闭,软腭下沉,同时开启口鼻通道,声带振动,气体由鼻腔出来
唇齿音	发/f/音时,下唇接触或轻轻接近上齿,软腭向上阻塞了鼻腔通道,气流由上齿与下齿之间的间隙中经过,相互摩擦成声,声带并不振动

续表

发音部位	发音方式
舌尖前音	发/z/音时,由于舌尖在上齿背后造成闭塞,软腭向上,阻塞了鼻腔通道,然后松开舌尖,便产生一个狭缝,气流由舌尖和上齿后背中间的狭缝挤出,相互摩擦成声,气流相对较弱。发/c/音时,除气流较强外,和发/z/声并无差别。发/s/声时,由于舌尖较靠近上齿背,形成一条窄缝,软腭向上,阻塞了鼻通道,于是,气流便由舌尖与上齿背中间的缝隙内挤出,相互摩擦成声,声带并不振动
舌尖中音	发/d/音时,因舌尖抵住上齿龈,软腭上移,堵住鼻通道,气流冲破了舌尖的阻力,声带颤动,气体较弱。发/t/声时,除气流较强外,其余的发音特征均与发/d/音相同。发/n/音时,舌尖抵住上齿龈,软腭下沉,开启鼻通道,声带振动,气流从鼻子出来。发/l/音时,因舌尖抵住上齿龈,软腭下沉,堵住鼻通道,声带振动,气流由舌尖两侧经过
舌尖后音	发/zh/音时,舌尖往上翘,在硬腭的上前部,软腭上升,并阻塞了鼻通道,紧接着松开舌尖,产生了一个狭缝,气流便由舌尖与硬腭前部中间的缝隙内挤出,相互摩擦成声,声带并不振动,气流也较弱。发/ch/音时,除气流较强外,其他都和发/zh/声一样。发/sh/音时,因舌尖上翘,在硬腭前端,产生了一个狭缝,软腭向上,并阻塞了鼻通道,随后,气流便由舌尖与硬腭前端间的空隙中抽出,相互摩擦成声,声带并不振动。发/r/音时,除声带动外,其余均与发/sh/音一致
舌面音	发/j/音时,舌面前端触及硬腭前部,软腭向上,堵住鼻通道,然后松开舌面前部,产生一条狭缝,气流从舌面前部与硬腭前部间的缝隙中抽出,相互摩擦成声,声带不振动,气流较弱。发/q/音时,除气流较强外,其余特点均与发/j/音相同。发/x/音时,舌面前部接近硬腭前部,形成一道窄缝,软腭上升,堵塞鼻通道,随后,气流从舌面前部和硬腭前部之间的缝隙中挤出,相互摩擦成声,声带不振动
舌根音	发/g/音时,舌根突然突起,抵住软腭,软腭向上,阻塞了鼻腔通道,于是,气体冲出舌根的阻塞,声带并不振动,气体也较弱。发/k/音时,除气体较强外,其余均和发/g/音一致。发/h/音时,由于舌根靠近软腭,因而产生一条狭缝,软腭向上,阻塞了鼻通道,随后,气体从舌根与软腭间的缝隙中挤出,相互摩擦成声,声带并不振动

(2)声母音位习得训练:声母音位习得训练方法是在音位诱导训练方法的基础上,利用一定量的学习内容强化语音,将诱发出的音位进行类化,使孩子不仅能听到目标声母音位的读音或1~2个带有该目标音位的单声调,而且还能听到更多有意义的声韵配合,这种声韵配合包含目标声母音位+单韵母(如怕/pà/)、目标声母音位+复韵母(如排/pái/)和目标声母音位+鼻韵母(如瓶/ping/)。除去发单音节音外,治疗师还可能改变孩子音位所属的方位,可能在双音节(前)、双音节(后)、三音节(前)、三音节(中)和三音节(后),例如:怕冷/pa leng/、害怕/haipa/、爬楼梯/palouti/、打排球/dapaiqiu/、饮料瓶/yinliaoping/等。无论音位处在何种位置,孩子们都可能准确地发音。

(3)声母音位对比练习:将容易混淆的一对声母提取出来进行专门的强化训练,用来进一步巩固新习得的声母音位。如/g/和/k/,它们从发音方法上来讲都是塞音,从发音部位来讲都是舌根音,唯一不同的地方就是/g/是不送气塞音,而/k/是送气塞音。为巩固新掌握的声母音位,将易于混淆的声母读音抽取起来专门进行对比练习。

(4)声母音位强化训练:一般来说,经过声母音位对比练习后,孩子就能够熟悉目标声母音位的读音,并能够正确地发出其单音节、双音节和三声节词。之后进入句子阶段,音位强化训练可围绕生活场景来造句,让孩子进行练习,在日常生活的场景中加强目标声母的练习,能够帮助孩子把已习得的目标声母音位较好地转移到日常生活中。也可利用现代信息技术,利用电子沟通板进行上述练习,孩子能够按照自身爱好,自由选取学习词汇,从而充分调动特殊孩子的阅读兴趣,提升训练效果。

第六节 交流技能训练

孤独症儿童一般存在兴趣狭隘、社交障碍和交流障碍。长久以来,人们都在强调沟通的重要性,各种训练项目关注的是如何训练孤独症儿童理解语言,如何让他们学会交流。不过,应认识到交流障碍和社交障碍同样会使孤独症儿童与人沟通的机会减少,常常沉浸在自己的世界里,与世隔绝,一直处于压抑状态。很明显,社交技能缺陷会影响到他们的生活质量。但是,人们在有关交流和社交技能及其发展趋势的干预、训练、教学以及研究等方面付出的努力远远不够,回顾孤独症应用行为分析(ABA)的相关研究文献也会发现这一问题,这究竟是为什么呢?

交流虽然是一个十分复杂的问题,但似乎更加易于被概念化,相关的任务分析、训练和最终的干预也都更容易实现。孤独症儿童通常会面临以下挑战:在目光接触,与人沟通以及分享情感和活动方面有困难;学习手势、说话以及听从指令方面有困难;有重复语言和重复行为的倾向,且有与众不同并重复的游戏方式。这些都是孤独症的症状。孤独症儿童的学习方式与其他孩子有所不同,所以需要专门的技能。

对于孤独症儿童来说,他们在家中学到的东西通常要比在训练机构或学校学到的东西更加重要。专业人员需指导家长从四个方面教导孤独症儿童:社交参与、语言、社交模仿以及游戏。①社交参与:孩子通常通过目光接触、身体语言、手势或语言参与活动。孤独症儿童与他人互动时存在一定困难,社交参与技能可帮助增强他们的互动能力。孤独症儿童的社交参与技能是其他技能的基础。②语言:语言不仅包括口语表达,还包括手势、符号、身体姿势和面部表情等非语言符号。正常孩子尤其会用语言来表达不同的目的,包括请求、喜欢、不喜欢、获得他人的注意、评论、分享和做出反应,而许多孤独症儿童的语言通常用于提出请求。他们在语言运用的其他方面存在困难,并且经常无法理解他人的语言,语言技能可以帮助增进他们的交流及理解能力。其重点是教导孤独症儿童自发性地进行交流,即教导他们用其自己的方式进行交流,不需要任何帮助。③社交模仿:模仿能力非常重要,正常孩子可通过社交模仿学习新技能,然而,孤独症儿童很少模仿他人。如果孤独症儿童能够模仿,就可以改善他在其他方面的技能。此外,游戏中的模仿是孩子结交朋友的方式,教导孤独症儿童在新的环境中观察并模仿他人,可以帮助其顺利融入社交情境中。④游戏:孤独症儿童通常不知道如何进行游戏。我们可以教导孤独症儿童如何更好地进行游戏。

游戏可以促进社交的发展,孩子通过游戏活动互相影响。游戏技能较好的孤独症儿童能够更好地融入同龄孩子中。游戏技能与语言技能存在紧密联系,游戏还有助于提升孩子解决问题的能力、想象力及换位思考能力。

教学计划中的技术可用于日常生活以及与孩子常规交往中,在学习这些技术的过程中,需要督促家长预留额外时间进行练习。训练应以孩子为中心,在进行这些训练时,由孩子自己来选择玩具、物品和活动,这样做可以确保孩子感兴趣、能被吸引及被激发。交互式教导是整个训练程序的基础,其目的是增强孩子的互动能力。只有当孩子参与一个活动时,他们才能进行学习。此外,这些技术的重点是让孩子将注意自发地集中到治疗师或者家长身上。由孩子进行引导或者对孩子的所作所为做出回应,可以让孩子知道自己的行为是有意义的,并且能够有效地满足自己的需求。

第一步:跟随孩子的引导。交互式教导的第一步是跟随孩子的引导,即允许孩子选择一个玩具或游戏活动,确保孩子感兴趣并有动机,然后将自己置于孩子的视线中,与他面对面并加入他的游戏。孩子自行选择玩具或游戏活动时,他们表现出更适当的社会行为和游戏行为,破坏性行为相对较少。通过让孩子选择玩具和游戏活动,能够确保孩子参与能力被激发。孩子的参与度越高,动机越强,他所学到的技能也就越多。跟随孩子的引导,也是给他一个机会发起与你的互动。对家长来说,让孩子指挥活动是非常困难的。许多家长试图教导孩子如何进行游戏,或者当孩子对游戏失去兴趣后要求他们继续玩,这需要确保孩子的关注点和动机。

第二步:为孩子创造一个参与或交流的机会。可以运用一个或多个交互式教导技术让你加入孩子的游戏并让他认同或接纳你。这些技术包括模仿孩子在游戏中表现的优点,做出示范与扩展语言,对孩子的游戏进行描述和鼓励。如果这些技术无法让孩子接纳,那么你可以采用另外的交互式教导技术,比如设置有趣的障碍物、均衡的轮换活动或者利用诱惑物。这些技术设置让孩子提出要求的情境,为了得到他想要的,或者避免不想要的,他就必须与你交流。

第三步:等待孩子参与或交流。当使用交互式教导技术后,你要等待并注意孩子是否在某些方面接受你或与你交流。对有些孩子来说,这可能仅仅是一瞬间的目光接触或者一个身体姿势的变换;对其他孩子来说,可能是一个手势(用手指、伸手拿等),或情绪的表达(微笑、抗议等),或声音。这也是一个重要的环节,让你理解孩子当前的交流方式。

第四步:将孩子的行为视为有意义的行为并给予回应,向孩子示范你希望他采用的更复杂的(发展的)行为。例如,孩子发出抗议的声音,把它理解为阻止你当前行为的一个请求。照着做,并且边做边说"停止""妈妈不要",这可以让孩子知道自己的声音是有意义的,并且能取得他想要的结果,同时,可以让他知道有另一个更好的方式来表达同样的意思。

第五步:加入孩子的游戏。在游戏中帮助孩子,让自己成为游戏中的一员。当孩子正在创建一个城堡时,把积木递给他(她)或者与他(她)轮流把积木放在城堡上;如果孩子正在驾驶玩具车,把一个小玩偶放进车里,如果孩子不喜欢就把小玩偶取出来,这也是交流的一种形式,适当地遵从他的意愿。实际上,孩子对身体活动或感官游戏非常热衷。如果孩子喜欢爬,让他参加打闹游戏;如果他喜欢旋转,把他放到转椅上;如果他喜欢触摸纹路,让他感觉干燥的豆子和米粒;如果他喜欢盯着灯看,和他一起玩手电筒。为孩子提供积极的感官体验,同时确保自己也成为体验中的一员。请记住,你的孩子是引导者,所以应避免对孩子的游戏进行指导或试图教他如何"正确地"游戏。在这个愉快的过程中,不要对孩子提问和发出学习上的指令,而应关注孩子对游戏互动的积极回应。不管是眼神交流还是语言表达,我们都应给予积极的回应,这样做的目的是增强孩子进行自发性交流的欲望和提高孩子的交流能力。

第七节 学习障碍处理

学习障碍(learning disabilities,简称 LD)是一种神经发育障碍,是信息学习方面的特殊问题。其主要表现为个体在阅读、书写、算数等学业技能上存在显著且持续的困难,并对学业或职业发展造成实质性影响。这类障碍通常在儿童进入小学学习时显现,核心特征为特定领域的低成就或能力发展困难,例如口语表达(听、说)或学业技能(阅读、数学)的特殊缺陷;学习成绩或学业成就与儿童的年龄和智力水平不相符,而且不能用文化因素或缺乏教育机会等外部因素来解释。学习障碍通常与智力障碍、感官损伤(如听觉或视觉障碍)、神经系统疾病、教育机会缺失、语言不通或社会心理逆境等因素无关。

ICD-10 和 DSM-5 均将 LD 归属于神经发育障碍范畴。LD 的定义基本包含以下九个要点:①低成就或个人能力表现有显著的困难;②病因为中枢神经系统功能失调;③表现出的困难与心理发育有关;④可发生在任何年龄阶段;⑤在口语上表现出特殊的困难,如听或说;⑥在学业上表现出特殊的困难,如阅读、书写和计算等;⑦在知觉上表现出特殊的困难,如推理和思考;⑧在其他方面表现出特殊的困难,如空间关系、交流技能、动作协调等;⑨允许其他障碍与学习障碍共存。国外报道 LD 的患病率为 3%~5%。国内报道 LD 的患病率为 6.6%,男女比例为 4.3∶1。LD 由遗传、中枢神经系统损伤、功能失调或结构异常导致,亦不排除不利环境教育因素作用于易感素质儿童所致。下面将重点介绍 LD 的诊断标准和治疗方法。

一、诊断标准

诊断时首先要向家长了解患儿的出生情况、发育过程、发病过程及其表现特征,并对患儿现场行为进行观察记录和心理教育等方面的评估。必要时向教师了解患儿在校的表现。

(一)ICD-10 的诊断标准

(1)特定的学习技能损害必须达到临床显著程度,如学习成绩不良、发育迟缓先兆(如语言发育迟缓)、伴随行为问题(如冲动、注意集中困难)等。

(2)这种损害必须具有特定性,不能完全用精神发育迟滞或综合智力的轻度受损来解释。

(3)损害必须是发育性的,即上学最初几年就已存在,并非在受教育过程中才出现。

(4)没有任何外在因素的情况下可以充分说明其学习困难。

(5)不是由视听损害所导致的。

(二)DSM-5 的诊断标准

(1)学习和使用学业技能的困难,如存在至少 1 项下列所示的症状,且持续至少 6 个月。

①不准确或缓慢而费力地读字（例如，读单字时不正确地大声或缓慢、犹豫、频繁地猜测，难以念出字）。

②难以理解所阅读内容的意思（例如，可以准确地读出内容但不能理解其顺序、关系、推论或更深层次的意义）。

③拼写方面的困难（例如，可能添加、省略或替代元音或辅音）。

④书面表达方面的困难（例如，在句子中犯下多种语法或标点符号的错误；段落组织差；书面表达的思想不清晰）。

⑤难以形成数感，难以掌握数字计算（例如，数字理解能力差，不能区分数字的大小和关系；用手指加个位数字而不是像同伴那样回忆数字；在心算中迷失，也可能转换步骤）。

⑥数学推理方面的困难（例如，应用数学概念、事实或步骤去解决数量的问题有严重困难）。

（2）受影响的学业技能显著地、可量化地低于个体实际年龄所预期的水平，显著地干扰了学业表现或日常生活的活动，且可被个体的标准化成就测评和综合临床评估确认。对于17岁以上的个体，可以用标准化的工具测评其学习困难的程度。

（3）学习方面的困难始于学龄期，但直到那些对受到影响的学业技能的要求（例如，读或写冗长、复杂的报告，并且有严格的截止日期或特别沉重的学业负担）超过个体的能力时，才会完全表现出来。

（4）学习困难不能用智力障碍、未校正的视觉或听觉的敏感性、其他精神或神经病性障碍、心理社会的逆境、对学业指导的语言不精通或不充分的教育指导来解释。

DSM-5还根据给患者提供帮助后的不同结局，将特定LD的病情进行了分级：①轻度：在1个或2个学业领域存在学习困难，但其程度非常轻微，当为其提供适当的便利和支持性服务时，尤其是在学校期间，个体能够补偿或发挥功能。②中度：在1个或多个学业领域存在显著的学习困难，在学校期间，如果没有间歇的强化和特殊的教育，个体不可能变得熟练。在学校、工作场所或家庭的部分时间内，个体需要一些适当的便利和支持性服务来准确和有效地完成活动。③重度：严重的学习困难影响了多个学业领域，在学校的大部分时间内，如果没有持续的、强化的、个体化的、特殊的教育，个体不可能学会学业技能。即使在学校、工作场所或家庭中有很多适当的便利和支持性服务，个体可能仍然无法有效地完成学习活动。

二、治疗方法

孤独症儿童大多伴有不同程度的学习障碍，他们的神经心理学认知模式有异于常人，针对性的干预是以神经心理认知机制研究为基础和背景的。

（一）孤独症儿童与学习相关的神经心理认知特点

孤独症儿童存在一些核心缺陷，下面以阅读障碍和书写障碍为例加以说明。

1. 语音意识缺陷　语音意识是指个体可以察觉语音结构的3个层面（音节、声母和韵母、音位）并操纵它们。语音意识缺陷被认为是拼音文字读写障碍的核心缺陷。拼音文字读写障碍语音意识的干预就是要帮助个体感知语音结构，并且学会操纵它们。舒华等人的汉语研究发现，在学习拼音后，儿童的声母意识和声调意识得到了显著的提高。有一些汉语版本的拼音训练软件已经开发出来,患儿可以通过闯关游戏的模式,渐进地学习拼音与发音的对应、拼读的方法与规则等。研究者对此开展的预实验结果说明拼音训练对患儿的语音能力提高有显著效果。

2. 命名速度缺陷　快速命名是指个体快速通达和提取语音表征的能力。针对命名速度缺陷的训练可以通过训练阅读流畅性得以实现。训练阅读的流畅性比准确性更难,但也有研究者认为合适的早期干预可以预防流畅性读写障碍。双重缺陷理论的提出者沃尔夫认为,命名速度缺陷干预的关键是提高个体的检索速度。已往的干预主要采取"重复阅读训练",但也有研究者提出,增加"可识词汇"是减少阅读困难者和优秀阅读者之间鸿沟的关键。

3. 语素意识缺陷　语素意识指个体可以察觉并操纵语素,以及会运用造词规则的能力。汉语的语素主要包括偏旁部首、同音字、一词多义。针对语素意识缺陷的干预训练有多种模式:基于常规教学班级的模式,基于课后小组训练的模式;有的指导持续了1年,而有的只持续2个月(每周2次,每次20分钟)。无论哪一种模式,干预后,患儿在阅读测验中都表现出了明显的进步,且比对照组成绩更好。一项针对儿童的语素意识的干预指导研究发现,教师在教授新字时,利用儿童已掌握的独体字,对复杂的形声字、会意字的构成进行讲解,并利用组词可以帮助儿童区分同一个汉字的不同义项,这有利于患儿建立形-义对应,了解并学会运用形旁、声旁及"一字多义"。研究者在中国香港地区开展的课后小组干预训练中,除了运用语素造新词的训练之外,还增加了同音字训练,包含两个游戏:一个是涂色游戏,另一个是进阶游戏。

4. 视觉辨认和视觉记忆的缺陷　与正常儿童相比,读写障碍患儿的视觉记忆和视觉辨认能力低下,在视觉空间短时记忆能力、视觉结构和视觉运动整合能力方面存在缺陷。

(二)孤独症儿童学习障碍的治疗方法

1. 教育治疗　北美的常规教育倡导(regular education initiative,REI)最具代表性。REI特点是对教学方案进行分类,而非对学生的评价进行分类。REI强调早期训练患儿的语音意识和语言能力,指导患儿学习语音解码的同时理解单词的意思,进而理解词组的意思。具体方法包括练习操作音(发单音)、词组,提高理解能力以及流畅性,这有利于增强大脑联结符号与语音的能力。REI强调从预防和治疗角度关注培训患儿早期的语音意识和语音解码技能、单词识别的流畅性、意义理解、组词、书写等关键能力。行为指导步骤:①评价患儿现有能力;②每节课开始时提出一个简短的目标;③用渐进的方式呈现新概念和新材料,每步都要求患儿进行练习;④提供清晰而准确的指导与解释;⑤给患儿大量的练习时间;⑥通过观察,不断检查患儿对概念与词的理解;⑦开始练习时,给患儿提供明确的指导;⑧及时提供反馈与纠正。

2. 电脑辅助学习　相对于传统纸笔书写和阅读方式,电脑在提高患儿拼写、阅读和数学的学习兴趣方面有积极意义,且成为矫治患儿阅读障碍的一种重要手段。研究发现,用计算机将呈现的辅音延长到正常时间的1.5倍,可使接受训练的患儿成绩大大提高;随着患儿的进步,逐渐加大训练难度,使发音速度加快。研究还证实,使用声学调整的语言和电脑辅助指导,有助于改善患儿的早期学习成绩和语言能力。汉字的语音系统除了包括声母、韵母外,还包括4个声调,每个声调和具体的音节结合都会形成包含一定语音特征的带调音节,汉语有1300多个音节,对应常用的5000多个语素,这就会出现很多同音语素汉字与音节并不是完全一一对应的情况,一个汉字可对应多个读音,一个音节也可对应多个汉字,这就给语音学习带来难度。而在小学低年级患儿的语音学习中,比较困难的是声调的学习和拼音的拼读。GraphoGame 系列学习游戏是基于芬兰教授 Heikki-Lyytinen 对于读写障碍高危患儿长达 20 余年的追踪而研究的。GraphoGame 拼音游戏可以评估小学低年级患儿拼音知识的基本掌握状况,并根据其个体情况提供学习进度安排和必要的练习和辅导。这个游戏可以根据每个患儿的水平进行实时的难度调整,患儿可以独立进行游戏,难度设计也符合患儿拼音发展的要求。每天进行 15 分钟的练习,可以帮助他们克服拼读中的困难,提高拼读的速度。

3. 学习障碍患儿视知觉方面的干预　　针对学习障碍患儿视知觉缺陷的教育与矫治主要从教师或心理治疗师对患儿进行的视知觉训练入手,从而提高其视知觉认知能力。学习障碍患儿视知觉缺陷的改善主要包括视觉记忆、视知觉训练、手眼协调训练等训练内容,训练的方式主要是通过让患儿在设置好的、有目的的游戏中来完成。具体的训练技术包括方向性训练、运动感训练、颜色匹配、拼图、从图片中寻找隐藏的图形、图形辨认、几何形状的匹配和寻找遗漏部分等。目的在于提高患儿的视觉记忆水平、视知觉整合、手眼协调及视觉协调以及视觉追踪能力。

4. 药物治疗　　目前尚无特殊药物能够治疗 LD,通常给予促进脑功能、增智类药物,包括吡拉西坦(脑复康)、吡硫醇(脑复新)、γ-氨酪酸等口服治疗。伴有注意缺陷多动障碍的 LD 患儿可用托莫西汀或哌甲酯进行治疗;对伴有多动、焦虑、冲动及遗尿等症状的 LD 患儿,给予三环类抗抑郁药丙米嗪(每天 12.5～25 mg,睡前服用)或阿米替林(10～20 mg 睡前服用)均有疗效;伴有情绪障碍、人际紧张、冲动和攻击性行为的 LD 患儿则可给予小剂量利培酮或其他抗精神病药治疗。

参考文献

[1] [美] Ingersoll B,Dvortcsak A. 自闭症儿童社交游戏训练——给父母及训练师的指南[M]. 郑铮,译. 北京:中国轻工业出版社,2012.

[2] 李雪荣,万国斌,陈劲梅,等. 孤独症诊疗学[M]. 2 版. 长沙:中南大学出版社,2018.

[3] [美] Lenf R,McEachin J. 孤独症儿童行为管理策略及行为治疗课程[M]. 蔡飞,译. 北京:华夏出版社,2008.

[4] 陈小娟,张婷. 特殊儿童语言与言语治疗[M]. 南京:南京师范大学出版社,2014.

[5] 李俊平. 图解儿童感觉统合训练:全彩图解实操版[M]. 北京:朝华出版社,2018.

[6] 杨玉凤,杜亚松. 儿童孤独症谱系障碍康复训练指导[M]. 北京:人民卫生出版社,2020.

第四章
循证治疗

孤独症的防治以家庭干预为主,药物治疗为辅。由于孤独症儿童具有多方面的发育障碍和情绪活动异常,需要针对孤独症儿童的具体情况,采取教育干预、行为矫正、药物治疗等手段相结合的全面干预方法。

一、教育干预

对孤独症儿童实施教育干预的目的就是解决核心问题,同时提高其智力水平,训练其日常生活自理和独立生存技能,降低残障程度,争取让部分孤独症儿童在成人后具备自主学习、工作和生存的技能。

干预原则:①早期长程。必须早期确诊、早期干预、每日持续强化治疗。对待疑似孤独症的幼儿也必须及早实施教育干预。②科学系统。必须采用确切有效的方式对幼儿实施系统的教育干预,既包含关于孤独症儿童核心问题的干预培训,也包含促使幼儿体格发展、预防传染病、减少问题行为、发展智力、增强日常生活自理和社会适应等内容的培训。③个体化训练。根据孤独症儿童的病情、智力水平、社会活动能力等,在长期评估的基础上实施系统化的个体化训练。特别关注中重度孤独症儿童,在早期训练中师生比例为1∶1。小组培训时也需要按照孤独症儿童发育水平和行为特点加以分类。④家庭干预。需要给予孤独症儿童家长全面的帮助与指导,提高他们的参与程度,协助他们评价教育干预的合理性与可行性,并引导他们选用科学合理的训练方法。家庭经济情况、家长的情绪、周围环境与社区支持都会直接影响孤独症儿童的预后。家长要接纳现实,妥善处理孤独症儿童教育干预与日常生活、工作的关联。

二、药物治疗

目前还没有能够有效针对孤独症儿童核心症状的药物,药物治疗只是辅助性的对症处理方法。

基本原则:①权衡年龄原则。0～6岁婴幼儿以教育干预为主要治疗方法,不建议选用药物治疗。若行为问题比较突出且任何非药物治疗方法失效时,应该在严格掌握适应证或核心症状的情况下谨慎选用药物治疗。6岁以上学龄期儿童可依据其症状或合并症对日常生活或教育干预的影响程度合理选用药物治疗。②均衡药物副作用与效果的原则。药物治疗对孤独症儿童只是对症、暂时、辅助的方法。如果选用药物治疗必须在全面考查药物副作用的基础上慎重选择。③知情同意原则。对孤独症儿童,应用药物治疗之前必须先向其家长解释潜在的效果和可能的副作用,在他们完全了解和签署知情同意书的情况下,合理使用药物治疗。④对症、单一用药原则。作为辅助治疗措施,仅当某种症状特别严重(如严重的刻板重复行为、自伤自杀行为、冲动毁物行为、严重的情绪问题、严重的睡眠问题等)时,才考虑药物治疗。必须依据药物的种类、适应证、安全与效果因素选择药物,尽量单一用药。⑤逐步加大用量原则。按照孤独症儿童的年龄、体型、健康状况等个体差异确定初始用量,视临床疗效和副作用逐日或逐周递增用量,直至达到最佳治疗效果。但治疗用量不能大于药物说明书建议的最大用量。

第一节　应用行为分析疗法

一、概念

应用行为分析(applied behavior analysis,ABA)是应用心理学的一门分支学科。应用行为分析又称"行为训练法",是研究和分析行为、行为变化及影响因素,将所得结果应用于实践,以理解行为和环境之间功能的一种诊疗方法。多年来的实践研究证明,ABA是目前针对学龄前期及学龄期孤独症儿童干预最具实证支持、最有效的方法。

ABA是将各项教学目标(基本知识、技能、行为习惯等)根据特定的方法和次序,分解成一系列较小且相对独立的步骤,然后选择相应的强化方式,并根据教学任务分解所确定的先后顺序逐步地练习每个步骤。当孤独症儿童完全掌握了每个步骤的技能后就能够独自完成各项任务,并能在某些场合下运用其所学习的技能。ABA是以操作性条件反射为核心原理来改变孤独症儿童行为的:根据孤独症儿童的学习要求,创造适当的情境并选择能影响其活动的增强物,同时以孤独症儿童的自发性行为为基础,帮助其形成新的适宜行为,从而减少或改善由于孤独症症状所产生的不良行为。

二、具体内容

(一)情境设计

开始治疗前,应该先找到一个对视觉和听觉干扰较小的比较稳定的环境。例如,一对一的个体化训练室,放一张小桌子和两把小椅子(椅子的高度应该以治疗师和孤独症儿童能互相对视为准);室内摆设应尽可能简洁,以暗色调为主,但照明必须充分,周围不能有太过吸引孤独症儿童注意的物品,即使墙也应是白墙,若情况允许可以在墙面的相应部位架设可以作为观看用的单向透视镜,课堂上可依据情况采取从旁协助训练,依据课程设计要求,室内应配置适当的教具。

(二)教学目标

根据孤独症儿童的个体情况,一次设定一个教学目标。

(三)指导方式

1. 一对一的个体化训练　这是主要的训练模式,特别适用于互动、模仿、认知、语言和精细动作等项目的个体化训练以及生活自理、一步指令、粗大动作等项目。训练中一定要选择能够促进孤独症儿童行为能力提升的强化物,根据其在一对一个体化训练中的学习情况以及行为获得的进展情况,逐渐将其纳入小组或群体来进行泛化训练,使个体化训练中已习得的行为能够在群体的活动中得到应用。

2. 以游戏为中心的教学 适用于教孤独症儿童与他人进行交往互动、游戏、语言表达与语言理解等相关课程。

3. 偶发事件的教学 在日常生活(家庭、社会等)中,特别是在社会适应和人际交往中,抓住机会帮助孤独症儿童正确运用已学会的知识、技能和展示已掌握的动作、行为;抓住机会在自然情境中传授孤独症儿童基础知识、技能,训练孤独症儿童正确的动作和行为。

(四)具体时间标准

每周要保证30～40个课时的练习,即每周6～7天的练习,每天5～6个课时;每个练习的持续时间要依据孤独症儿童所处的年龄阶段、整体能力水平(专注力、情绪表达、身体素质、刻板动作等)综合确定。30月龄之前的幼儿,一般是以游戏为中心的练习,通常每次10～15分钟;3至4岁以下的幼儿,通常每次15～20分钟;4～5岁的幼儿,通常每次20～25分钟;5岁以上的幼儿,通常每次30分钟左右;学龄期孤独症儿童通常每次40分钟左右。从时间上来讲,最合理的是每周20～40个小时一对一的操作性训练课程,然后逐渐泛化,并尽早参与团体操作性训练课程。

三、技术特点

行为变化可塑性是ABA的教学核心,其核心内容为DTT(discrete trial teaching)——回合式教学。

(一)回合式教学(DTT)的特征

(1)把每一项所教的技术细化为较小的步骤,然后逐步进行训练。
(2)不断强化性的教学,反复练习每个步骤。
(3)使用提示帮助孤独症儿童做出正确的反应。
(4)使用相应的强化物及强化手段。

(二)回合式教学(DTT)的构成

回合式教学(DTT)中包含了许多"动作",每项"动作"都有具体的开端与终点,最具体的过程由以下三个部分构成。

(1)向孤独症儿童发出指令或要求。
(2)促使孤独症儿童对指令或要求做出反应。
(3)结果(对孤独症儿童的反应强化或将提示加强化)。

四、回合式教学(DTT)的五元素

DTT是ABA最主要且最富有特点的教育方法,它含有五种基本理论的教育单元。这五种基本理论又被称为"DTT五元素"。

(1)指令:运用语言给孤独症儿童的暗示,传达治疗师的需要,如"坐下""看妈妈""把皮球放在筐里"。

（2）个体反应：孤独症儿童在听到指令后的行为表现，有可能是对的，也有可能是错的。

（3）辅助：一种附加的心理暗示，有意识地引起了孤独症儿童的正确反应。

（4）强化：治疗师对孤独症儿童正确反应所给的奖励。

（5）停顿：在下一次指令前的时间空隙。

具体的操作流程如下。

（1）引起孤独症儿童的关注，让孤独症儿童能够以轻松的心态进行学习。

（2）教师或家长发出指令，指令必须简短而精确。

（3）观察孤独症儿童的反应，教师和家长在发布命令前要规定"正确反应"的时间。

（4）根据孤独症儿童的反应进行反馈，即告知孤独症儿童行为所导致的后果。如果他反应正确，则对结果给予强化，面带微笑，大声赞扬他"真棒""对了"；如果他反应不正确，则不予强化。稍作休息后，就进行下一回合。

（5）在指令与反应期间，也要加以相应的辅助。

（6）不管反应对或错，每两个回合之间都要休息几秒，这样才能为下一个回合做好准备。

（一）指令

所谓指令是指我们引导孤独症儿童做出反应的刺激，可以是语言激励，也可以是行动、肢体方式上的激励。而培养孤独症儿童对信息的理解能力，即对他人的话语与行为的反应，对孤独症儿童来说十分关键，因为它是家长与孤独症儿童能保持联系的基本要求。在教学活动中，发指令时必须坚持下列原则。

1. 同一性　当我们希望孤独症儿童走到我们眼前时，若在初次训练中发出的指令是"过来"，下次再发出同一意义的指令时，也必须用"过来"，而不能是"你给我过来""快过来"等含义相似而具体内容却不同的指令。孤独症儿童很容易混淆到底什么指令代表"走过去"，特别是在训练早期，孤独症儿童对指令的反应情况较差。当然不少人担心假如一直用同一个指令代表某个含义，那孤独症儿童如何适应现实生活？但其实随着孤独症儿童接收指令能力的提高，此原则也可逐渐放宽。

2. 不重复性　我们发现在向孤独症儿童发出指令时，其多不理会。许多人会立刻连说几个类似的指令，这会使孤独症儿童非常困惑。所以在练习之初，应强调要让孤独症儿童对每次指令都做出反应。一旦确定孤独症儿童对第1次指令没有反应，则间隔5秒后就可以再次发出类似的指令。在发第2个指令时，若孤独症儿童仍无反应，则必须给予辅助使孤独症儿童重新对指令做出反应。

3. 简单明确　指令必须简单明确。由于孤独症儿童说话时常使用单句，因此向孤独症儿童发出指令时一定不能用非常复杂的语句。

4. 及时、恰当　发出的指令一定要准确，而且要在恰当的时间发出。例如，不要在孤独症儿童情绪波动大时给予很多的指令。

5. 可实现性、可操作性　给予孤独症儿童的指令一定是其能够做到的，不然会使孤独症儿童很困惑。

发出指令时的注意事项如下。

(1)环境设计简单,目标明确,减少不必要的刺激。这点在早期培训时特别关键。

(2)观察孤独症儿童的反应,给予必要辅助。

(3)语言指令应适合孤独症儿童的能力,掌握适当、提高的原则。

(4)日常生活中随机进行的、丰富的、大量的指令练习,会让孤独症儿童更加容易接受。

(5)发出指令后必须坚持让孤独症儿童有所反应,不然便是无效指令,而无效指令所产生的结果便是孤独症儿童持续不配合。

同时,只有不断地从实验中总结经验,才有可能培养孤独症儿童很好地听指令。

(二)个体反应

当发出指令后,我们就会期待孤独症儿童做出反应。孤独症儿童的反应可能有以下几种情况。

(1)正确反应。

(2)没有反应,也无不良行为。

(3)错误反应。

(4)不恰当的反应。

1. 针对不同的个体反应,我们应如何做

(1)孤独症儿童做出正确反应时,我们需要及时强化。

(2)如果孤独症儿童没有反应,也无不良行为,等待5秒后再进行下一个回合,但并不给予强化,若在下一个回合中孤独症儿童仍旧无反应,则需要给予辅助。

(3)做出错误反应。孤独症儿童出现错误反应大概分两种情形,一种是可能指令难度太大,孤独症儿童能力达不到,所以下一个回合应给予辅助,尝试让孤独症儿童完成;如果辅助后孤独症儿童仍然做不到,可能是该指令对孤独症儿童而言确实很复杂,必须调整指令。另一种是孤独症儿童可能有意做出错误反应,这时孤独症儿童通常会注意观察治疗师对他的看法,所以需要采取忽视方法,即忽视其几秒钟之后再让其重新做,若其仍旧有意做出错误反应,可辅助其做对,或是采取负强化,使孤独症儿童明白有意做错对其毫无益处,一定不能在孤独症儿童有意做出错误反应后就不允许其完成该项目标。

(4)做出不恰当的反应。这种也可能存在两种情形:一是孤独症儿童产生了刻板行为或走开、抵抗,此时必须马上阻止他,使他明白在这时产生刻板重复行为或走开是不正确的,并马上终止此回合,重复此项目,即使需要辅助也必须使孤独症儿童对项目做出正确反应。二是孤独症儿童突然哭闹,这很有可能是其想要借此来逃避,此时应忽略并重复此项目,直至其做出正确反应。

2. 在观察孤独症儿童反应的过程中,需要注意的事项

(1)反应标准应一致,即在同样项目的某个阶段给予孤独症儿童的反应标准应一致。孤独症儿童若有进步,则可逐步改变标准。

(2)对于孤独症儿童在反应中附带的不良行为,就算他自己认为做法正常,我们也不能认为其反应是正常的,不要予以强化。

(三)辅助

在教授孤独症儿童新技能的过程中,若孤独症儿童做出不恰当反应,治疗师应怎样帮助孤独症儿童做出正确的反应？首先需要了解辅助的性质。辅助一般包括下列几项。

（1）反差辅助：通过使用反差较大的物品来帮助孤独症儿童完成指令。例如，教孤独症儿童识别水果，可以先利用水果刀作为对照物来引导孤独症儿童选择水果。

（2）语言辅助：通过语言提示进行辅助。

（3）视觉辅助：利用视觉提醒孤独症儿童必须完成的事情或必须摆放的位置、需要的物品。例如，教孤独症儿童认识水果时，把苹果和橘子放在桌面上后说出"苹果"的指令后，若孤独症儿童不能做出反应，治疗师会看向苹果以提醒孤独症儿童做出反应。

（4）方位辅助：利用方位的指示来提醒孤独症儿童完成相应的指令。例如，为了使孤独症儿童弄清楚什么是苹果，治疗师将苹果置于孤独症儿童的惯用手旁边，当治疗师向孤独症儿童发出"苹果"的指令时，孤独症儿童很可能会就近拿，这便是方位辅助。

（5）手势辅助：利用手指向目标物提示孤独症儿童。例如，当教孤独症儿童识别苹果与橘子时，或在发出"苹果"指令时，若孤独症儿童反应有误或不做出反应，则治疗师用手指向苹果以提示孤独症儿童做出反应。

（6）示范辅助：练习时通过示范帮助孤独症儿童完成相应的指令。

（7）身体辅助：采用手把手教孤独症儿童的方法加以辅助。

在上述辅助方法中，必须注意的事项有以下几项。

（1）在教孤独症儿童有效方法的同时，辅助方法应由少到多递增，再由多到少递减。辅助由少到多时，可根据下列次序进行设定：反差辅助—语言辅助—视觉辅助—方位辅助—手势辅助—示范辅助—身体辅助。当然，在实际过程中，可适当变化，不必严格遵循此次序。

（2）辅助需要准确、合理。

（四）强化

在 ABA 方法的教学中，如何实施强化是至关重要的部分，因为正确的强化措施能够构建一个激励体系，可以促进孤独症儿童能力的培养，使孤独症儿童保持训练的积极性。强化分为以下四种类型。

1. 正强化　给予一个好的刺激，让孤独症儿童知道他的行为获得了奖励。如果孤独症儿童主动向人问好，则给其糖果，这是正强化。

2. 负强化　撤去一些不良的刺激，使孤独症儿童明白自己的做法是对的。如果孤独症儿童不肯向他人打招呼，则将毛绒玩具放到其面前（孤独症儿童很怕毛绒玩具），等到其向他人打招呼时，再将毛绒玩具拿开，使其知道打招呼才是合理的做法。

3. 正惩罚　给予一个不良刺激，使孤独症儿童明白他的错误。如果孤独症儿童总是撕他人物品，对孤独症儿童撕物品后的罚站就是正惩罚。

4. 负惩罚　通过撤走一些好的刺激，使孤独症儿童明白自己的做法是错的。比如孤独症儿童正在吃冰激凌，吃的时候会将手上的脏东西擦到他人头上，那么将冰激凌直接从孤独症儿童手中拿走就是负惩罚。在 ABA 方法的教学中，一般的强化模式都是尽量采用正强化，若要采用其他强化方法，在强化后还必须给出简单任务让孤独症儿童完成，并给出正强化。

在正强化培养过程中,通常使用两种强化物:一级强化物和二级强化物。一级强化物,通常是指直接或间接地与孤独症儿童的生理需求相关的东西,如食物、饮料、亲抚、依赖物等。二级强化物通常分为以下几种:①社会性强化物:激励、赞美孤独症儿童。②灵活性强化物:暂停教学,玩孤独症儿童喜爱玩的电子游戏等。③象征意义强化物:积分、红花、钱币等。④存在性强化物:孤独症儿童顺利完成某个项目后给予使其具有成就感的物品。

正强化的技巧如下。

(1)及时夸大。一般赋予二级强化物(特别是表情等)时,应及时夸大。

(2)判断准确,以便构建孤独症儿童的赏罚机制。

(3)契约必须兑现。这对于许多人来说常会做不到,记住每次事先说好给予的强化必须都要完成。

(4)坚持原则。如果孤独症儿童不能做出正确反应,就一定不要予以强化,即使孤独症儿童持续哭闹也不能满足,否则下次其仍然会以哭闹的方法来寻求强化物。

(5)持之以恒,是构建孤独症儿童赏罚机制时最关键的原则。

(6)说明原因。给予每个奖励之前都要告知孤独症儿童予以奖励的原因。

(7)刚开始训练时要联合运用二级强化物与一级强化物,并且二级强化物要在一级强化物之前使用,目的是让二级强化物可以替代一级强化物。

(8)防止过度强化。通常要求所用的强化物必须能够切割为片状或小块状,因为这样既可以更好地让孤独症儿童维持学习能力,也可以防止孤独症儿童在这次满足后下次再强化时就不起作用了。

(9)不断变换强化物,并在每次使用前完成强化物评估。

使用强化物之前,必须完成评估。评估方法:在上课前让孤独症儿童接触大范围强化物(提供6种以上的实物或活动供选择),观察孤独症儿童对强化物的选择。

①选择2个以上实物作为强化物。

②不要直接抢走孤独症儿童选择的强化物。

③每次将2个实物同时作为强化物。

④每天可多次调查孤独症儿童的强化物(最少每天1次,多时可半小时调查1次)。

⑤当孤独症儿童选择强化物后准备上课时,可以让孤独症儿童"免费"接触强化物。

在强化物的应用中要注意避免只用1个强化物,但同时要重视强化物的安全、效能、可用性和可管理性。

当选择强化物之后,还必须选择强化方式。一般的强化方式分为如下几类。

连续强化:一般指孤独症儿童每次做对后均给予强化,往往用在学习新事物时。

固定强化:通常指每做对 n 次(n 可自行定义)后就激励1次。通常用来巩固刚开始的行为。

随机强化:通常指不固定奖励次数,随机获得。通常用于复习已经学会的技巧。

(五)停顿

在DTT训练过程中,怎样处理停顿?通常分为以下情形。

(1)给予孤独症儿童指令后,需要如何停顿?给予孤独症儿童指令后,一般暂停3~5秒,等待孤独症儿童做出反应,假如3~5秒后孤独症儿童毫无反应,重复指令1次,再暂停

3~5秒等待孤独症儿童做出反应,若仍无反应,可予以辅助。

(2)当孤独症儿童反应正确时,如何在数秒内予以鼓励?通常孤独症儿童反应正确后应尽快(于数秒内)给予二级强化物,当孤独症儿童明白反应正确后,就应在二级强化物出现后尽快给予一级强化物,但不要停顿得太久。

(3)如果DTT已经进行了一个回合,那么在进行下一个回合前一般等待3~5秒,以使孤独症儿童明白上一个回合结束。

(4)在使用DTT已完成一个训练目标后,若要完成下一个训练目标仍需等待3~5秒,但如果发现孤独症儿童已先进入间歇期,则考虑休息10~15分钟。

五、语言行为里程碑评估和安置程序

应用行为分析疗法可以用于解决孤独症儿童的语言和学习问题。《语言行为里程碑评估及安置程序》(VB-MAPP)整合了应用行为分析疗法的程序和教导方法以及斯金纳的语言行为分析方法,给语言发展迟缓的孤独症儿童提供了一个以行为为基础的语言评估程序。VB-MAPP一共有五个部分。

(一)VB-MAPP里程碑评估

VB-MAPP里程碑评估为儿童现有的语言和相关技能提供了一个具有代表性的快照。这个评估包含了170个可以测量的学习和语言里程碑,依序和均衡地跨越三个语言发展阶段(0~18月龄、19~30月龄和31~48月龄)。所评估的能力包括提要求、命名、仿说、听者反应、模仿、独立游戏、社交和社会性游戏、视觉配对、语言结构、集体技能以及早期学业技能。

(二)通过VB-MAPP障碍评估识别障碍

VB-MAPP障碍评估提供了一个包含24个常见于孤独症儿童的关于学习和掌握语言障碍的评估,这些障碍包括行为问题、教学控制、有缺陷的提要求、有缺陷的命名、有缺陷的仿说、有缺陷的模仿、有缺陷的视觉配对技能、有缺陷的听力、有缺陷的对话、有缺陷的社交能力、依赖辅助、猜想式回答、有缺陷的扫视能力、有缺陷的条件性辨别、不能泛化、动机微弱、对行为有要求就会减弱动机、依赖强化物、自我刺激、发音清晰度不足、强迫性行为、多动行为、无法与人对视以及感觉防御。通过识别这些障碍,治疗师能制订出特定的干预策略来帮助孤独症儿童克服这些障碍,从而进行更有效的学习。

(三)VB-MAPP转衔评估

VB-MAPP转衔评估包含18个评估领域,有助于判断孤独症儿童是否正在取得有意义的进步,以及是否已经具备在一个较少限制的教育环境中学习的能力。这个评估工具能为孤独症儿童个体化教育计划团队做出决策和设置优先顺序提供一种可测性方法,以满足孤独症儿童对教育的需要。这个评估由VB-MAPP的其他几个部分的总结性测量以及可以影响转衔的其他各种能力的评估组成,涉及在VB-MAPP里程碑评估中的测量总分、在VB-MAPP障碍评估中的测量总分、负面行为、教室常规遵循和集体协作能力、社交能力、独立学习能力、技能泛化能力、强化物的多样性、获得新能力的速度、在自然环境中的学习能力、任务转换能力、对改变的适应性、自发性表现、独立游戏能力、一般的自理能力(如

厕技能和进餐技能等)。

(四) VB-MAPP 任务分析和支持性能力

VB-MAPP 任务分析和支持性能力提供了关于能力的进一步分解,可作为更完整和持续的学习和语言能力的课程指南。其中大约有 750 项能力分布在 VB-MAPP 的 14 个领域,在里程碑评估并且一般性能力已经确认后,任务分析和支持性能力可以提供关于特定孤独症儿童的进一步信息。任务分析里的技能包括目标领域的各种各样的支持部分。

(1) 任务分析:指那些与特定里程碑直接相关并且代表通往那个里程碑的早期步骤。

(2) 支持性能力:指除了特定的里程碑以外,孤独症儿童必须掌握的大量语言、学习和社会方面的能力。

这些技能的重要性可能还没达到里程碑或个体化教育计划目标的程度,但它们在推动孤独症儿童的技能发展至接近普通发育儿童的过程中扮演了重要角色。这些技能同样也给家长和教师提供各种各样的活动,有助于在各种教育和社会环境中促进孤独症儿童能力的泛化、维持、自发表现、保持并扩展其功能性应用。

(五) VB-MAPP 和个体化教育计划目标

VB-MAPP 和个体化教育计划目标与上面的四个评估相对应。安置指南对里程碑评估中每个里程碑提供了具体的方向并为个体化教育计划目标提供了各种建议。有关安置的建议能帮助方案设计者平衡干预方案,并确定必要干预的所有相关部分。评估的主要目的是确定孤独症儿童技能的基础水平,并且与他同龄普通发育儿童进行比较。如果一个干预方案确有必要,那么评估的数据应该为确定一项个体化教育计划和语言课程中的基本要素提供关键信息。

第二节 关键反应训练法

一、概念

关键反应训练法(pivotal response treatment,PRT),又称关键技能培训法,是一个由回合式教学法发展起来的新型教育干预方式,应用于幼儿期和学龄期孤独症儿童。从 20 世纪 70 年代开始,该治疗方法被美国加州大学 Koegel 博士等人大力推广,旨在提高孤独症儿童的社交沟通能力、增加正向的社会行为以及减轻妨碍性质的自我刺激行为。

PRT 的主要创新点体现在:确立了一套孤独症儿童赖以蓬勃发展的关键性专业技能,使孤独症儿童在学会了这种关键性专业技能之后,可以自然而然地推动其他专业应用领域的发展;指出了治疗师及家长所需要了解的七大准则和相关方法,并借此评价家长和治疗师的指导水平和参与程度;还总结归纳出在自然条件中使用应用行为分析理论的方式,从而使孤独症儿童从固定环境下"一对一"的干预模式中走向自然环境中。

PRT 的培养目标主要聚焦于语言表达、人际关系、共同注意以及良好的行为等方面,有助于孤独症儿童的家长在更短时间内教授孤独症儿童更多的技能,提高训练效率,同时使其他家庭成员也更容易参加与配合,从而让孤独症儿童在功能性领域上有更深入的发展。

二、基本原则

(一)在自然情境中进行干预

PRT强调在自然情境,如家里或者社区中进行训练,以增强孤独症儿童对真实自然环境的适应能力。

(二)尊重孤独症儿童的兴趣

教学过程由孤独症儿童主导,例如开展孤独症儿童自己选择的活动。这既能激励孤独症儿童,又能够让孤独症儿童充满好奇心和保持参与感。例如,孤独症儿童喜欢玩乐高,家长可以在孤独症儿童玩乐高过程中创造对话机会,从而关注孤独症儿童的需求,尊重他们的兴趣,进而激起他们主动参与的动机,并学会积极回应外界刺激。

(三)强调家长参与

建议和孤独症儿童在日常生活中有过互动交往的人参与到训练当中,尤其是亲密接触的人。此外,PRT提倡家长与治疗师在运用训练的方式与技能上保持一致的教学风格。

(四)充分利用自然强化物

PRT强调在自然情境中进行治疗,也强调充分使用自然强化物对孤独症儿童进行奖励(强化)。自然强化物是在实际生活中做出目标行为后得到的强化(奖励)。

例如,当孤独症儿童表现出"我想喝果汁"的愿望时,孤独症儿童获得了强化物——果汁。自然强化物可以帮助孤独症儿童巩固、发展和泛化学习能力。同时,成人可以将强化物与正面行为配对,有助于亲子关系的和谐。

三、四大关键点

(一)训练的动机操作

训练的动机操作要注意以下几点。

(1)让孤独症儿童有自由选择活动内容和奖励项目的机会。

(2)要有任务切换。通过变换任务,孤独症儿童才会有不同的学习机会,避免产生厌倦心理,保持学习动力。

(3)新旧技能交替。在学习过程中,要注重简单任务与困难任务交替,这样孤独症儿童才能更好地完成所学任务。

(4)自然性强化以及强化孤独症儿童的努力,即家长要及时、合理地奖励孤独症儿童的合理行为。

(二)多重反应

孤独症儿童通常只关注事物的单一特征,而忽略其他方面特征。治疗师及家属在干预过程中,应注重向孩子呈现事物的多样化属性(如色彩、形态、大小等),可采用旁白式陈述方式配合丰富的形容词进行描述,以帮助儿童全面感知事物的特性。

(三)自我管理

自我管理的功能基于自主观察。经过锻炼,孤独症儿童能够学习观察和记录自己的活动,增强自主能力,并把这些技能运用到培养社交能力和动作的灵活性中。首先是通过研究目标行为,确定可行策略,并确定其外在激励物,然后对目标行为进行基线评价,选取最容易进行的方式开始实施。在开始阶段寻找一种比较明确的记录方式,如在表上划格打勾,或使用计数器等,再逐步撤销或辅助。

(四)主动性社会互动

缺乏主动性社会互动是孤独症儿童发育过程中一个明显的缺陷。只有当孤独症儿童进行主动沟通时,才能提高功能的复杂性;让孤独症儿童成为主动的社交参与者,促进互动,在主动学习中积累知识,增加获得知识的途径。主动性社会互动主要表现为提要求、主动问问题、主动发表评论、主动邀请他人玩耍以及发起社交对话。

四、操作要点

(一)指令简短清晰

孤独症儿童的注意往往十分短暂,并且理解能力存在缺陷,因此治疗师在进行训练时,指令应该尽量简短并清晰。这能让孤独症儿童充分理解并执行,有助于孤独症儿童积极地参与并回应刺激。

例如,治疗师在训练孤独症儿童学洗手时,孤独症儿童却在看天花板,根本不注意治疗师。那么,治疗师可以轻拍孤独症儿童肩膀,待孤独症儿童有反应时直接说"洗手"。治疗师通过拍孤独症儿童肩膀、与孤独症儿童进行眼神交流来获得孤独症儿童的注意,"洗手"这一指导语是简短并清晰的。

(二)训练中注意新旧技能的穿插

在实际训练时,治疗师或家长应当引导孤独症儿童适当复习学过的旧技能,对于新技能的训练最好也要以旧技能的获得为前提,这样才能让孤独症儿童将学到的技能连贯地运用起来。温习已掌握的技能也有助于提高孤独症儿童的自信心,更有效地促进其行为发展。

(三)充分利用自然强化机制

孤独症儿童的训练建议采用自然情境中的强化策略:一方面利用儿童生活环境中的自发动机实施教学,另一方面通过建立治疗师与儿童的情感联结,使治疗师本身成为具有强化作用的教学媒介。以语言训练为例,当儿童在无法自行开门时主动表达"开门"需求,他人帮助开门的行为结果即构成自然强化——这不仅验证了行为与结果间的功能性关联,更体现了强化机制的实践应用。在此过程中,儿童通过语言表达获得环境反馈,逐步建立言语行为与环境变化之间的逻辑联结。

孤独症儿童如果在开门后立刻就受到了家长的口头赞扬,这样的行为与行为后果之间并不存在着逻辑的关系,属于人为的奖励。如果孤独症儿童的活动能力经常获得一定的奖励,孤独症儿童将更加易于应对将来的环境。

(四)奖励孤独症儿童的合理努力

孤独症儿童在进行复杂目标任务的同时,很难一次学会,必须进行很多次的重复练习,所以治疗师(家长)必须在其每个阶段的目标实现后予以相应奖励,从而提高孤独症儿童之后参加练习的积极性与兴趣。

例如,教孤独症儿童说"球"这个字,如果他本来能清楚地说出"球",却仅含糊地说"qi",那就不能把球递给他(即给其强化物),因为未达到要求。但对完全不会说话的孤独症儿童,如果不是很明确地说出"球",而是发出"qi",又或者是有这样的口型时,也应该将球递给他,并予以强化,因为其做出了一种正确的尝试。通过强化合理性尝试,可促使孤独症儿童继续努力,使他在未来有机会说出"球"这个字。

第三节 结构化教学法

一、概念

结构化教学是一门教学模式,源于美国北卡罗来纳大学教堂山分校医学院的课堂。其针对孤独症儿童的思想、学习和行为特点,充分发挥孤独症儿童的强项,弥补和避开其弱项。孤独症儿童在家庭中接受结构化教学时,需专业人员对孤独症儿童进行评估,从而有效制订干预计划。采用个体化、系统化的培养与干预计划,可以从整体上改善孤独症儿童的核心症状,让孤独症儿童尽快融入社会。

结构化教学法尤其适合有学习障碍的孤独症儿童,注意不集中的孤独症儿童,无法有组织、有次序地完成工作的孤独症儿童,伴有情绪障碍的孤独症儿童以及沟通障碍的孤独症儿童等。

二、应用原则

结构化教学法的应用原则有以下三项:①家长参与的原则:结构化教学法提倡家长为协助者,也是主要的干预者,家长要参与全部干预过程,并且父母双方需要以积极的心态相互支持,密切结合现实生活中的实用原则,随时调整干预计划,避免一成不变的学习形式。②个体化的原则:结构化教学法的主要特征是强调教育干预的中心是个人,从孤独症儿童现有技能和兴趣基础上建立科学的、有针对性的教育干预计划。③系统化的原则:个体化教学要参考孤独症儿童心理教育评估的结果,在对孤独症儿童进行全面细致的个体化评估后,根据孤独症儿童能力和行为特点设计系统化的干预内容。

结构化教学法的四个要素分别是环境结构化、程序时间表、视觉线索和个人工作系统。

环境结构化指将孤独症儿童所处的环境明确划分为固定区域,如学习区、游戏区、工作区等。通过分区创造一种清晰、规范、安全的氛围从而减少陌生环境造成的恐慌和不安,提高孤独症儿童的安全性。环境结构化除了进行合理分区,还包括在环境中提供大量的视觉提示或视觉线索,引导孤独症儿童独立学习或生活。如在教室饮水处,贴上孤独症儿童的照片,让孤独症儿童根据照片找到杯子并将杯子归位;在排队的地方贴上小脚印,通过脚印的视觉提示引导孤独症儿童独立排队……这些环境布置也是环境结构化的一部分,其目的是帮助、引导孤独症儿童更好地参与集体生活。

程序时间表是借助照片、图片、文字等视觉线索,按照从上到下或者从左到右的顺序,给孤独症儿童呈现一天或者某一时间段的作息安排,从而帮助孤独症儿童了解活动安排、预知活动变更,减少孤独症儿童面对未知事物和突如其来的改变而产生的情绪及行为问题。例如,孤独症儿童普遍惧怕看医生,可以在看医生之前给孤独症儿童呈现当天的程序时间表,早上吃饭、8点去公园玩、10点看医生、12点吃麦片,以这样的方式给孤独症儿童呈现作息安排,首先让孤独症儿童预知要发生什么,并以他喜欢的事物作为前期的铺垫和后期的强化,从而有效帮助孤独症儿童克服恐惧。

视觉线索是借助图片、文字等手段的相互配合,使任务更便于理解、更明确。它包括三个方面,分别是视觉清晰显示、视觉教学、视觉组织。视觉清晰显示是通过鲜艳的颜色、放大的文字标注重点信息,帮助孤独症儿童接收重点信息。视觉教学是通过图片、图形、文字的提示,帮助孤独症儿童了解如何完成任务,如串珠子时给予动作拆分图片提示,孤独症儿童通过看图片就知道要如何完成串珠子。视觉组织是通过视觉引导将空间与活动联系起来,帮助孤独症儿童理解完成的概念。

个人工作系统是通过环境结构化、程序时间表、视觉线索等要素建立的一个系统,其目的是传达给孤独症儿童四个基本信息,包括要做什么、做多少、什么时候结束以及做完之后做什么,从而使孤独症儿童可以独立完成任务清单。对于孤独症儿童来说,完成的概念是非常抽象的,很多孤独症儿童出现做事情不知道何时结束的问题,如有的孤独症儿童洗袜子,能完成所有步骤,但是不知道什么时候停止,如果没有人提醒,他就可以一直洗下去。个人工作系统的亮点就是将完成的概念变得具体、清晰、可量化,帮助孤独症儿童建立完成的概念,并且使孤独症儿童的独立性、自我管理能力以及成就感逐步得到提升。

结构化教学法倡导在干预过程中,尊重孤独症文化。结构化教学的目的不是让孤独症儿童看起来"正常"或是治愈孤独症,而是把目标放得很长远,让孤独症儿童尽可能适应主流文化,使他们在社会中找到自我价值。就像近视的人,在没有发明眼镜前,近视的人可能会受到歧视,可能会受到关爱。但是当近视的人戴上眼镜后,他们也可以在社会中工作,不会有人觉得他们是特别的,也不会给他们过多的关爱。结构化教学就是孤独症儿童的"眼镜",最大可能地帮助他们适应社会。基于孤独症的文化特质,结构化教学通过利用清晰的视觉提示将信息进行串联统合,帮助孤独症儿童有效地接收信息,尽可能地帮助孤独症儿童了解之后的行程安排,缓解环境变化带来的焦虑。

第四节　自然发展行为干预疗法

自然发展行为干预疗法(naturalistic developmental behavioral intervention,NDBI)是在自然环境中,利用自然发生的生活事件,治疗师通过行为干预的策略,帮助孤独症儿童改善核心症状,促进他们提升社交、认知、适应行为等重要领域发展能力的治疗方法。2015年 *Journal of Autism and Developmental Disorders* 首次提出了自然发展行为干预模式的理念,其被称为未来孤独症干预的主要方法。

实施 NDBI 的核心部分分为三个方面:自然干预目标、提供自然干预措施的环境、教学策略。

一、自然干预目标

自然干预目标通常涉及整个发展领域，如感知、社交、语言、游戏及运动系统。和高度结构化的方法一样，自然发展行为干预疗法也注重跨领域的认知与技能之间的融合，并在干预活动的各个层面上推动新学知识的发展。自然发展行为干预疗法旨在使某个方面的知识得到发展（如学习一个新单词或手势）并从一开始就与其他领域的技能发展（如使用单词或手势来维持与另一个人或其他活动的接触）相结合。因此，在自然发展行为干预疗法中，技能通常不是独立教授的，而是在孤独症儿童与多种材料和多人的典型日常互动的过程中教授的。自然发展行为干预疗法没有企图扩大孤独症儿童在技术范畴内的行为技能，而只是创造了一种基础设施，以帮助其高效学习生活中用到的技能支持广泛技能发展的课程的核心部分，包含关心他人、模仿他人、利用共同注意分享个人情感与兴趣、参加互相协作、互惠的共同活动，以及理解人与人间之间利用手势、声调、表情与文字传达意义的能力。随着这个核心的建立，孤独症儿童在所有发展领域（如单词、手势、短语、游戏行为和序列）中理解与创造新形式和更复杂形式的能力得到了发展。

为了建立一个强大的学习基础设施，干预目标侧重于发展已被证明是某些发展成就的先导的知识和能力，或已知可以增强这些成就的知识和能力。与孤独症儿童特别相关的两个能力是共同注意和模仿。共同注意是指为了与他人分享关于物体/事件的信息而使用手势、凝视和（或）语言。例如，当孤独症儿童指着环境中的某物，目的是向另一个人展示这个物体或评论一个事件时，就会出现共同注意。共同注意手势的发展，特别是启动共同注意，与正常儿童和孤独症儿童更好的语言技能有关。

二、提供自然干预措施的环境

文献已经证明，孤独症儿童的经历会影响他们的神经生物学发展，并且经历对神经生物学发展有级联效应。早期的学习环境需要让孤独症儿童体验到他们自己行为的偶然性。越来越多的证据表明，与没有意义的社会参与的教学情况相比，当学习活动融入富含情感意义的社会互动时学习效果会得到加强。为孤独症儿童提供在社会参与的环境中学习的机会，可为孤独症儿童了解他们周围的社会环境奠定基础。自然发展行为干预疗法通常是通过建立成人-孤独症儿童参与活动来实现的，这些活动将转化为熟悉的日常生活惯例。基于偶然性的技能培养在这种参与性环境中更为有效。因此，学习环境的特定特征，包括正在进行的活动，孤独症儿童与成人之间的关系，以及孤独症儿童对活动和互动的情感效价，有助于新发展技能的学习和推广。

三、教学策略

自然发展行为干预疗法可有效促进孤独症儿童各方面能力的发展。例如，将给孤独症儿童穿上衬衫这一日常活动变得有趣可能会提高他们的接受性语言技能以及促进他们的社会互动。孤独症儿童可能按照指示去拿他的衬衫，在那里他必须从一堆衣服中选择衬衫，然后鼓励他向他的家人展示他的红衬衫并说："看！我的红衬衫！"，必要时给予提示。通过结合行为策略，如建模、塑造、连锁、提示和差异强化，支持孤独症儿童扩展语言；增加游戏行为的复杂性、社会需求或在常规中的动作序列的数量,可让孤独症儿童掌握更多的技能。随着孤独症儿童参与活动时间的延长和参与活动质量的提升,成人在参与中融入了越来越多的符号和类型,以及符号组合(例如,联合游戏的非语言和讲话的语言)。在这些支持的联合活动中,干预者系统地扩展了孤独症儿童的社交技能和游戏技能,以及与年龄相适应的认知技能、运动技能和适应技能。这些以孤独症儿童为中心的日常活动的奖励提高了孤独症儿童的参与动机,减少了孤独症儿童社会适应过程中不良行为的发生。

第五节 人际关系发展干预疗法

人际关系发展干预疗法(relationship development intervention,RDI)是近年来由临床心理学家 Steven Gutstein 教授根据孤独症儿童的核心问题而提出的训练疗法。该疗法主要关注于孤独症儿童人际关系与社会适应能力的培养,并注重家长的"引导式介入",在客观评价孤独症儿童当前社会发展水平的基础上,通过系统的教育方式循序渐进地激发孤独症儿童运用社会化技巧的动力,从而将其所掌握的社交技巧在不同的情境中迁移,最后使孤独症儿童发展出与他人共享经验、获得交流快乐和构建长期友好人际关系的能力。

人际关系发展干预疗法的核心是"分享"感觉与体验,以训练孤独症儿童对他人的感觉、情感、体验为重点。

人际关系发展干预疗法以活动为主要锻炼手段,利用各种精心设计的活动,使孤独症儿童积极投入,感受到与他人联系和交流所产生的积极情感体验,进而提高语言与交流技能。在活动中,孤独症儿童只是参与者,而家长和治疗师则是"互动对象"和"助玩者"。家长和治疗师要成为积极的引导者,在训练中引导互动过程;要学会运用夸张的表情和语调获得孤独症儿童最大的注意和回应;在游戏最初尽量少使用语言,让孤独症儿童注意到家长或治疗师的表情并将它们作为互动的信息。例如,"我失声了"这个游戏,就是让孤独症儿童通过看引导者的眼神去拿指定的物体,或者通过眼神告诉孤独症儿童他喜欢的东西在哪里。

当孤独症儿童经过训练掌握了基本的人际交往技能,能够进行人际交往后,可以将成人-孤独症儿童的交往模式逐步过渡到与同伴的交往模式,通过小组训练培养孤独症儿童的团体合作能力。人际关系发展干预疗法的主要目标之一,是让孤独症儿童重视小组实践,与同龄的孤独症儿童一起玩耍,培养友谊。通过团体游戏,让孤独症儿童在游戏中发展与同伴分享的能力。孤独症儿童之间进行更多的共同调控才能获得共同体验,有助于提高孤独症儿童的人际交往能力。

和传统的孤独症治疗方法相比,人际关系发展干预疗法具有一定的优势。传统的孤独症训练方法,如应用行为分析法、结构化教学法,都以塑造正确的行为为主要目标,训练孤独症儿童在各种状况下做出适当的回应。例如应该怎样打招呼,想要东西时要说什么等。这些都是基本生存技能,在人际关系发展干预疗法中要将这些技能作为基础。人际关系发展干预疗法最重要的功能是情感体验分享,让孤独症儿童体会到与他人交流时最真切的情感。家长或治疗师应该创设恰当的情境和动作来使孤独症儿童享受他们的情绪反应,这些体验带来的效益是应用其他方法无法获得的。

第六节 物 理 治 疗

物理治疗主要包括重复经颅磁刺激和脑电生物反馈训练。

一、重复经颅磁刺激

孤独症儿童大脑皮质神经的兴奋性、可塑性与正常儿童有所不同。正常儿童对神经元的可塑性信号变化保持高度兴奋性,继而维持对正常信号的接收、辨识和处理,但由于孤独症儿童的皮质神经兴奋性和可塑性出现异常,从而造成信息处理的异常,因而调整皮质神经兴奋性和可塑性就成为治疗孤独症儿童的关键方法之一。重复经颅磁刺激(rTMS)是无创且安全系数很高的新型治疗手段,可调节磁刺激部位、频率和强度,可兴奋或抑制特定脑区,从而影响神经及精神的活动。作为孤独症康复治疗的辅助手段,恰当的康复训练配合重复经颅磁刺激可改善孤独症儿童的症状。

二、脑电生物反馈训练

脑电生物反馈训练(NFB)是应用操作条件反射的原理,针对性地训练相应脑区脑电活动的一种训练方法。它能刺激大脑皮质控制不良的脑电波形,强化良好的大脑皮质电活动,有助于调节大脑中相对特定部位的脑电活动。通过脑电生物反馈训练检测孤独症儿童脑电信号的改变,并将语音和图像变化反馈给孤独症儿童,其接收反馈后调节脑电波形,进而实现正面控制脑电活动的目的,从而提高孤独症儿童的注意水平。虽然脑电生物反馈训练无法替代以往的康复治疗方式,但可以作为孤独症的辅助治疗方式。6～120 Hz区域脑电波可抑制孤独症儿童相对应的运动性行为,脑电生物反馈训练利用该原理正向调节相应的40 Hz Gamma脑电活动,调节大脑兴奋/抑制之间的平衡,降低Δ/β比例,改善孤独症儿童多动的临床症状,提高孤独症儿童的自我调节水平和能力。

第七节 药 物 治 疗

随着对孤独症的了解不断深入,各国专家对孤独症儿童干预提出了各种不同的药物治疗方案。多数药物治疗可以为孤独症儿童带来积极的干预效果,但寻找正确之路的过程仍令人迷茫。目前有很多看似有效且盛行的治疗方案不仅消耗家长的时间、精力和金钱,而且难以获得实际效果。本节整合了现有经过科学验证的、可能有效的药物治疗方法以供家长和学者进行参考,并根据学龄期孤独症儿童的具体情况指导家长选择更适合的药物治疗方案。

目前孤独症药物治疗可分为传统精神药物治疗和补充替代药物治疗,传统精神药物治疗可用于治疗孤独症的共存病或者用于控制症状,但并不能用于治疗核心症状。因此,很多家庭还会寻求补充替代药物治疗。传统精神药物治疗和补充替代药物治疗还有许多区别,见图4-1。

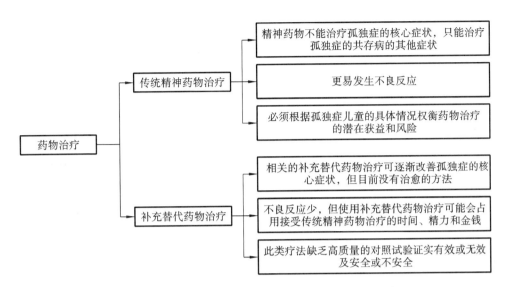

图 4-1 传统精神药物治疗和补充替代药物治疗的区别

一、传统精神药物治疗

孤独症的临床表现因疾病严重程度不同而不同,因此必须通过不断评估来设计及制订个体化治疗方案,主要治疗为发育治疗和行为治疗,通常包含在早期干预或学校干预项目中。孤独症儿童接受最大限度的行为支持和教育支持后,包括提高理解能力和沟通能力的支持后,精神药物干预可有效辅助行为干预与环境干预。

精神药物不能治疗孤独症本身,用药前必须采取教育和行为干预,排除精神、躯体共存病,并且权衡社会心理和环境应激因素。在考虑给予精神药物治疗时,除了进行全面的医学评估,还需由行为分析学家或行为心理学家开展正式的行为分析,以便明确症状性质。这可由孤独症儿童学校教育团队安排,具体取决于当地的医疗系统和资源。

孤独症儿童的精神药物治疗原则与其他精神障碍儿童相同。应针对已明确定义的特定症状使用药物,并持续评估(最好使用量表)以监测疗效,还须定期重新评估是否需要继续治疗。

与非孤独症儿童相比,孤独症儿童对精神药物治疗更加敏感且更易发生不良反应。此外,孤独症儿童难以沟通及识别情绪,故不易确定主要目标症状,如焦虑、冲动和发怒,也不易选择最佳的精神药物。同理,很难监测药物引起的某些不良反应,如口干和头晕等潜在表现。

(一)治疗前评估

若孤独症儿童行为严重影响自身治疗,或存在必须要处理的因素,如精神共病、社会心理及环境应激因素,则可能需要进行药物治疗。然而,对于学龄期孤独症儿童,难以确定针对哪些症状给药。虽然评估儿童行为的方法较多,但其中很少针对孤独症儿童进行评估。行为量表必须与相关临床和病史信息联合使用,可能需要进行彻底的临床评估,包括搜集多方面的信息（如家长和学校教师），以确定最相关的目标行为。

儿童行为治疗师开展功能性行为评估（functional behavioral assessment，FBA）具有参考价值。功能性行为评估是正规的系统观察评估，包括确定目标行为、前奏事件及结局，以更好地理解行为的功能。理解行为的功能有助于临床医生选择适当的药物进行治疗。例如，攻击性行为可能由冲动、焦虑、易激惹或其他精神问题（如情绪障碍或精神病性障碍）引起，这些问题均可用不同的精神药物进行治疗。

如果没有条件进行功能性行为评估，临床医生应从以下角度识别并描述每种目标行为（表4-1），可向孤独症儿童照护者和教师搜集信息。

表 4-1　目标行为及其严重程度

问题	回答
症状持续多久了？有多严重？	
哪些因素（如时间、环境、需求等）能够引发或加重症状？是否可用行为干预？	
牙痛或其他部位疼痛、便秘或胃肠道不适、感染、睡眠、癫痫发作、月经周期等因素是否促成该行为发病？	
哪些因素可以使其好转？行为干预的疗效如何？	
病程如何？变好还是变差？	
是否会影响其日常生活？	
目前有哪些支持措施（如行为治疗、教育课程、临时看护和家庭支持）可用？	

如果症状符合精神共病标准，如抑郁、注意缺陷多动障碍或焦虑，则应采取相应治疗。如果儿童和青少年以此作为第二诊断而非首要诊断，应注意药效可能不同。

（二）适应证

对于学龄期孤独症儿童，药物治疗主要用于治疗精神共病或神经发育障碍，或影响生命安全、妨碍社会化进程或影响整体功能的症状。考虑对学龄期孤独症儿童的目标症状进行药物治疗时，必须根据学龄期孤独症儿童的具体情况对潜在获益和风险进行权衡，一般应在充分实施行为和环境干预后，再考虑采取药物治疗。

（三）目标症状

对孤独症儿童采取行为、环境干预措施后，如果目标症状未见改善或改善不足，则可能需要采取药物治疗以控制症状。

不同症状应选用的药物见表4-2。

表 4-2　不同症状应选用的药物

症状	可供选择的药物
多动、冲动及注意不集中	兴奋性药物（如哌甲酯、右苯丙胺）；α2 受体激动剂（如胍法辛）；托莫西汀；非典型抗精神病药（如利培酮）以及抗癫痫的心境稳定剂（如丙戊酸）等

续表

症状	可供选择的药物
适应不良性行为、问题行为、易激惹（如攻击、情感爆发和自伤）	非典型抗精神病药利培酮和阿立哌唑是美国FDA仅批准的两种用于治疗孤独症儿童适应不良性行为、问题行为及易激惹的药物。超适应证使用的药物包括非典型抗精神病药（奥氮平、氯氮平、喹硫平、齐拉西酮）、典型抗精神病药（氟哌啶醇）、抗癫痫药、α2受体激动剂、心境稳定剂、选择性5-羟色胺再摄取抑制剂（SSRI）以及β受体阻滞剂
刻板重复行为（刻板重复行为是孤独症的核心症状，焦虑或其他病症也可使其加重。如果这些行为影响了功能且非药物干预效果欠佳，可能有必要使用药物治疗，但应用药物治疗前需权衡利弊）	使用氟西汀、舍曲林或其他SSRI作为初始治疗药物。虽然尚无高质量的证据支持SSRI对孤独症儿童的刻板重复行为有直接益处，但通过减轻焦虑，SSRI可能具有间接作用。此外，SSRI的严重不良反应比其他潜在治疗方式要少。尚不清楚SSRI是否有助于治疗未合并焦虑的刻板重复行为
焦虑	丁螺环酮（抗焦虑药）和米氮平
心境不稳定	非典型抗精神病药（奥氮平、氯氮平、喹硫平、齐拉西酮）、SSRI和心境稳定剂（如锂盐）
抑郁	尚无足够数量的相关随机对照试验，因此SSRI和5-羟色胺去甲肾上腺素再摄取抑制剂（SNRI）治疗儿童孤独症和抑郁障碍的疗效不明，无法得出任何定论。孤独症儿童若出现明确的抑郁症状时，如早醒、精神运动性障碍、厌食、情绪相较于基线状态发生改变等，可能需要使用SSRI/SNRI
癫痫发作	相比一般人群，孤独症儿童更易出现癫痫发作。孤独症儿童癫痫发作与非孤独症儿童癫痫发作的药物治疗相似
睡眠障碍	支持对儿童睡眠障碍进行药物治疗的证据极少，美国FDA尚未批准任何药物用于治疗孤独症儿童的睡眠障碍。但一些药物已在临床应用，如尼普拉嗪（组胺H1受体拮抗剂）、可乐定（α2受体激动剂）及某些镇静药物（如利培酮、某些抗癫痫药或某些抗抑郁药）
异态睡眠（异态睡眠或非快动眼睡眠相觉醒障碍包括睡行症、夜惊和觉醒混淆）	氯硝西泮及三环类抗抑郁药已被用于治疗孤独症儿童的非快动眼睡眠相觉醒障碍。目前尚无高质量证据支持其使用

（四）药物的选择

为孤独症儿童选择药物时主要考虑以下因素：使用药物后目标症状是否有得到改善的可能性；潜在不良反应；可行性因素，如可用的剂型、用药方案、具体费用和需要复查检测的生化指标等。

目前美国FDA批准的专门治疗孤独症的精神药物只有两种,即利培酮和阿立哌唑。然而,很多其他药物也在超适应证使用,超适应证用药时应告知孤独症儿童照护人。

目前孤独症儿童接受精神药物干预的具体治疗方法大多参考了非孤独症儿童的共病研究,如强迫障碍、焦虑障碍等。孤独症儿童药物治疗的研究通常为小型回顾性非盲设计;这些研究受限于没有根据孤独症人群标准化的诊断工具。应注意利培酮和阿立哌唑大多治疗破坏性行为,哌甲酯治疗破坏性行为和注意缺陷多动障碍。

二、补充替代药物治疗

补充疗法是指与传统疗法联合使用的方法,替代疗法是指传统疗法的替代方法,有一定证据支持的传统治疗联合补充治疗常称为"综合医学"。一些治疗措施最初视为补充性干预,在有科学证据支持其应用时,可以成为传统治疗的实践即循证治疗的一部分。

家长和医护人员选择补充替代药物治疗是因为传统药物治疗对孤独症缺乏效果且传统药物的副作用较多,将补充替代药物治疗作为传统药物治疗的补充,可以尽可能帮助到孤独症儿童。家长选择补充替代药物治疗的其他原因可能如下:此种疗法的确能治疗多种症状,包括孤独症的核心症状、注意不集中、胃肠道症状和睡眠障碍;同时促进健康生活方式。某些治疗基于针对家长认为可能促发了孤独症的生物学条件(即孤独症的病因),而无论是否有科学证据支持该假说。孤独症的补充替代疗法多种多样,可以是基于生物学的疗法(如给予维生素或矿物质补充剂、特殊膳食等),也可以是更具侵入性的疗法(如螯合治疗和注射药物等)。有关孤独症补充替代疗法的医学文献有限,尽管如此,负责治疗孤独症儿童的医护人员仍有必要了解这些疗法,以便帮助孤独症儿童家长区分其中哪些是有效的、哪些经证实无效或可能有害。

一些生物学假说提出,孤独症的发生与下列因素有关:胃肠道异常(如微生态失调(菌群异常)或"肠漏"),提示应使用抗真菌药、益生菌等;食物过敏,提示应使用特殊饮食(如无麸质无酪蛋白饮食);自身免疫异常提示应使用免疫治疗;代谢异常(如谷胱甘肽合成异常、叶酸代谢异常),提示应使用抗氧化剂;重金属中毒(尤其是汞中毒),提示应使用螯合治疗;营养失衡,提示应使用营养补充剂;炎症,提示应使用免疫球蛋白抗炎。

根据不同的发生假说演变出了不同的补充替代药物治疗,可将其分为以下几类。

(一)没有益处

促胰液素:不推荐对孤独症儿童使用促胰液素,促胰液素无法改善孤独症儿童的核心症状。促胰液素是一种胃肠激素,可抑制肠道运动和胃酸释放,刺激胰液和碳酸氢盐的分泌。促胰液素可以用于治疗孤独症的依据在于,有假说认为孤独症与胃肠系统异常相关。不过,很少有证据支持该假说。既往16项随机对照试验(共计900余例孤独症儿童参与)未能证实促胰液素可改善孤独症的核心症状。严重副作用未见报道。

(二)可能有益但有潜在风险

无麸质无酪蛋白饮食:不建议对孤独症儿童采用无麸质无酪蛋白(gluten-free casein-free,GFCF)饮食,除非证实其有乳糜泻或确实对麸质敏感。GFCF饮食的疗效证据较弱且有限,严格遵循GFCF饮食很困难,且可能导致营养不良(如缺乏钙、维生素D、氨基酸),除非由注册营养师进行营养监测。尽管缺乏证据,一些家长仍会让孤独症儿童遵循 GFCF 饮食。需要明确告知此类家长,孤独症儿童需要摄入足够的维生素 D、钙和蛋白质。米乳、杏仁乳和土豆乳无法提供充足的蛋白质。孤独症儿童采用 GFCF 饮食的依据是,有假说认为肠道通透性增加会使麸质和酪蛋白肽从肠道漏出,引起阿片样物质活性增高,从而导致孤独症症状。然而,孤独症儿童的乳糜泻发病率并未增高,尿液中的阿片样化合物也未过量。既往多项研究通过随机试验评估了 GFCF 饮食对孤独症儿童的作用,结果发现支持 GFCF 饮食有益的证据较弱且有限。研究提示,遵循 GFCF 饮食的儿童与遵循常规饮食的儿童相比,医生报告的孤独症核心症状、家长报告的功能水平以及行为障碍均相似。由于存在不一致性、不准确性和偏倚风险,该疗法的使用有限。

(三)益处不明且可能有风险

静脉注射免疫球蛋白:如果没有静脉注射免疫球蛋白(intravenous immunoglobulin, IVIG)的其他指征(如已证实的免疫缺陷),不推荐使用 IVIG 治疗孤独症。对孤独症儿童使用 IVIG 及其他免疫疗法的依据在于,有假说认为孤独症与免疫系统失调有关,支持该假说的试验非常有限。虽然部分小型开放性试验显示 IVIG 改善了孤独症儿童的某些行为学症状,但现有证据不一致,且常见不良反应。仅有的一项随机安慰剂对照盲法研究纳入了 12 例孤独症男性,发现 IVIG 组和安慰剂组的医生评定结果相似,但对于异常行为量表(aberrant behavior checklist,ABC)或症状量表的某些分量表评分,IVIG 组较基线改善更大,研究者指出,IVIG 可能只对特定患者有益,并告诫不要滥用 IVIG。IVIG 价格昂贵,IVIG 和其他免疫疗法的不良反应还包括可传播血源性病原体。

螯合治疗:不推荐使用螯合剂治疗孤独症。螯合治疗没有疗效证据,还可能造成严重伤害。螯合是通过给予螯合剂从体内清除重金属的过程,如给予乙二胺四乙酸(ethylene diamine tetra-acetic acid,EDTA)、2,3-二巯基丁二酸(2,3-dimercaptosuccinic acid,DMSA)、2,3-二巯基-1-丙磺酸盐(2,3-dimercapto-1-propyl sulfonate,DMPS)。使用螯合剂治疗孤独症的依据在于,有假说认为孤独症儿童的行为是继发于汞或其他重金属中毒,而这些患儿不能有效排出重金属。不过,支持该假说的证据很少。汞中毒的临床表现与孤独症的临床表现并不相似,尚无证据支持重金属中毒与孤独症之间存在因果关系。对照试验尚未充分研究螯合治疗(包括非处方口服产品或直肠给药产品)治疗孤独症的安全性和有效性。仅有的随机试验存在方法学局限性。螯合剂可非特异性结合离子,除了可减少有毒的重金属,还可降低钙、铁和镁水平。使用螯合剂治疗经证实的重金属中毒时,需行密切监测。使用 EDTA 钠(非 EDTA 钙)进行螯合治疗已有发生低钙血症致死的报道。

抗微生物药物:不推荐使用抗微生物药物治疗孤独症,包括抗真菌药(如制霉菌素、氟康唑)、抗生素或抗病毒药。这些药物的疗效未经证实,且可能造成不良反应。使用抗微生物药物的依据是,有假说认为孤独症个体存在肠道微生物群失衡表现(如酵母菌或细菌过度生长)。很少有对照试验评估孤独症儿童使用抗微生物药物的疗效,不良反应有过敏反应、肝毒性、贫血、腹泻以及剥脱性皮炎等。

维生素 B_6 和镁补充剂:不推荐使用维生素 B_6(吡哆醇)和镁补充剂治疗孤独症。虽然维生素 B_6 和镁补充剂(加镁是为了减少维生素 B_6 的副作用)治疗精神障碍由来已久,但很少有高质量研究专门评估维生素 B_6 和镁补充剂用于孤独症。既往有研究纳入了 3 项有方法学缺陷的小型随机试验($n=33$),发现当前证据不能得出定论,且大剂量使用维生素 B_6(>100 mg/d)可能导致神经病变。

其他药物:维生素 A、维生素 D。不推荐在证据缺乏的情况下补充维生素 A 和(或)维生素 D 等。上述治疗鉴于缺乏经证实的益处且可能有害,不推荐用于孤独症儿童。

(四)可能有益且风险较低

莱菔硫烷:可能有一定益处,但还需进一步研究证实其益处及作用机制。莱菔硫烷是一种来源于花椰菜芽提取物的抗氧化剂,可增加特定基因的活性,以防止需氧细胞发生氧化应激、炎症及 DNA 损伤。有假说认为,莱菔硫烷可逆转与孤独症有关的异常,包括神经炎症、氧化应激、谷胱甘肽合成减少、线粒体功能减退和氧化磷酸化水平降低。一项试验评估了莱菔硫烷对孤独症的作用,13~27 岁的年轻男性随机接受为期 18 周的每日应用莱菔硫烷(29 例)或安慰剂(15 例)。在治疗期间,家长和医生评定的 ABC 量表、社交反应量表(第 2 版)(SRS-2)及临床疗效总评量表(CGI)显示,莱菔硫烷组的行为较基线改善。停用莱菔硫烷后,受试者的行为恢复至基线水平。后续的一项安慰剂对照随机试验纳入了 57 例 3~12 岁孤独症儿童,15 周后有 45 例(莱菔硫烷组 22 例,安慰剂组 23 例)接受了随访,但其临床效果不同(CGI 和 SRS-2 显示无获益,ABC 量表显示有改善),不及年轻男性试验中显著。两项试验中莱菔硫烷的耐受性均良好,但样本量太小,不能充分评估不良反应。虽然这些结果令人振奋,但还需开展更多研究。在开展进一步研究之前,不会专门推荐孤独症儿童食用花椰菜芽或其他富含莱菔硫烷的食物(如抱子甘蓝),但鉴于这些食物有其他健康益处,故也不反对食用。

ω-3 脂肪酸:可能有一定益处,但还需进一步研究证实 ω-3 脂肪酸的益处及其机制。ω-3 脂肪酸是对心血管有益的必需脂肪酸,包括二十碳五烯酸(eicosapentaenoic acid,EPA)和二十二碳六烯酸(docosahexaenoic acid,DHA)。一项研究提示,孤独症儿童的血浆 ω-3 脂肪酸浓度降低,但尚未发现明确的临床关联。一些系统评价通过随机试验评估了 ω-3 脂肪酸用于治疗孤独症,但其结果并不一致。大多数试验发现,补充 ω-3 脂肪酸无法改善孤独症的核心症状或相关症状,但也不太可能对孤独症儿童有害。一篇 meta 分析显示,补充 ω-3 脂肪酸能小幅度改善孤独症儿童的语言、社交缺陷及相关症状(如注意不集中、易激惹、行为障碍、认知障碍),但这些结果受限于纳入的研究质量不高。美国心脏协会建议每周食用 2 份鱼类有益于心血管健康。补充 ω-3 脂肪酸的常见副作用包括胃肠道不适,如恶心、腹泻。评估孤独症儿童个体补充 ω-3 脂肪酸的研究未报道重大副作用。患有出血性疾病的儿童或对鱼类过敏的儿童应谨慎补充 ω-3 脂肪酸。目前尚无 ω-3 脂肪酸的具体给药指南,孤独症儿童研究所用的剂量为 1.3 g/d 和 1.5 g/d。

益生菌:可能有一定益处,但还需进一步研究证实益生菌的益处及其机制。有假说认为,益生菌可纠正孤独症个体的肠道菌群失衡。美国 FDA 对益生菌的监管取决于其所属类型,如生物制品、药物、膳食补充剂、医疗食品,不同的类型监管程度也不同。监管不够严格的益生菌产品可能含有未标明的成分或菌种。虽然肠道菌群与孤独症之间的关系仍然备受关注且正在开展相关研究,但尚无充分证据明确两者有无因果关系。有研究也提示偏食及进食不足等会影响孤独症儿童的肠道菌群,而不是肠道菌群导致了孤独症状。暂不鼓励使用益生菌治疗孤独症,虽然益生菌不太可能有害,但尚未有高质量、大样本研究其用于孤独症儿童。一项纳入 6 项临床试验的系统评价认为,益生菌对孤独症儿童的胃肠道或行为症状疗效有限。这些试验采用了不同的菌株、益生菌浓度及治疗时间。但一些研究也表明益生菌可能对其他疾病有益,如急性胃肠炎、功能性腹痛。

褪黑素:可能有一定益处,但还需进一步研究证实褪黑素的益处及其机制。观察性开放性研究及随机安慰剂对照试验发现,褪黑素有益于孤独症儿童的睡眠维持。一篇 meta 分析纳入了 5 项随机交叉试验(共纳入 57 例孤独症儿童),与安慰剂相比,褪黑素使睡眠时间延长 73 分钟,使入睡潜伏期缩短 66 分钟,但并未影响夜间觉醒,其副作用也极少。在个体研究中,剂量为 0.75~10 mg/d,治疗持续时间为 14 日~6 个月。这些结果表明,在短期内(即不超过 6 个月),睡前 30 分钟给予孤独症儿童 1~10 mg 褪黑素可有效帮助其入睡及延长睡眠时间。然而,目前尚无给药指南,也没有长期用药及副作用的相关信息。褪黑素的副作用可能包括觉醒困难、日间嗜睡及遗尿症。对于睡眠习惯适当且采用行为或环境干预后仍存在入睡困难和难以维持睡眠的孤独症儿童,建议使用小剂量褪黑素。起始剂量通常为 0.5~1 mg(取决于年龄),可根据需要每次增加 1 mg 至最大剂量 10 mg。褪黑素为非处方药,不需要医生开具处方。该药不受 FDA 监管,但家长或其他照护人在购买褪黑素时应选择褪黑素为唯一活性成分的制剂。

缩宫素:可能有一定益处,但还需进一步研究证实缩宫素的益处及其机制。虽然小型或开放性试验显示,缩宫素可能具有改善孤独症儿童社交能力的作用,但一项盲法随机试验并未发现该治疗有益。该研究将 290 例孤独症儿童(3~17 岁,根据年龄和口头表达能力分组)随机分组接受 24 周的鼻内缩宫素(目标剂量 48 IU/d)或安慰剂治疗,该研究提示口头表达流利的受试者和流利度最低的受试者,均未见这两种治疗的结果存在差异;根据基线缩宫素水平分析时亦如此。故目前的研究并未提示缩宫素可改善孤独症儿童的社交能力,还需进一步的随机试验才能确定可否推荐将缩宫素用于改善孤独症儿童的社交能力。

其他药物:口服铁补充剂、可乐定等。营养补充剂(如上述 ω-3 脂肪酸、维生素 B_6 和镁补充剂,以及铁补充剂等)被归为食物,而不是药物。因此,它们受到不同的监管和质量控制。这些补充剂可能存在污染物,可能与处方药发生相互作用,但尚未有研究者就此开展系统性研究。

综上所述,医生需要评估所有药物治疗(传统精神药物治疗和补充替代药物治疗)的用法、用量及实际效果。在评估一项研究的实际效果时,应寻找是否有同质性病例定义、潜在混杂变量的控制、一致的给药方法、恰当的对照组、恰当的盲法、有效的结局测量指标和足够的样本量等客观因素。同时还必须考虑孤独症的自然病程、其他干预的效果(如传统的教育和行为干预),以及安慰剂效应。孤独症本身的病因病理生理学不明、病程波动、有主观症状以及有效循证治疗很少,使其更容易受到安慰剂效应的影响。就证据的等级而言,随机、双盲、安慰剂对照研究的证据等级最高。然而,此类研究通常很难在孤独症儿童中开展。因此,很多药物治疗的证据来自队列研究、病例对照研究及病例报告。鉴于孤独症的表现具有异质性,在评估孤独症儿童的干预措施时,选择恰当的结局测量指标也有挑战性。常用于诊断的评估工具可能无法显示核心症状的逐渐改善。除此之外,也应注意到使用药物治疗可能会占用普通替代疗法的时间和资金。有关药物治疗的数据很少,尚不清楚发生过敏反应、全身毒性和(或)局部毒性的风险大小。在帮助照护人评估孤独症儿童使用药物治疗的相关信息时，医护人员发挥着重要作用。虽然孤独症儿童的照护人可能寻求药物治疗，但也应更重视医护人员的推荐。照护人通常不会向医生透露使用了相应药物治疗，医生必须专门询问药物的使用情况。治疗孤独症儿童的医生应了解各类药物治疗的原则和指征，并提供有关潜在利弊的权衡信息及建议。许多照护人使用了不止一种治疗。如果照护人正在考虑使用缺乏支持性数据的药物治疗，医护人员应强调只用一种新疗法和收集客观结局数据的重要性。与正常儿童一样，对孤独症儿童也要鼓励其保持健康的生活方式，包括健康饮食（如摄入足够的必需营养素）、经常锻炼、保证充足睡眠、寻求社会支持和避免摄入神经毒素等。

第八节　肠菌移植

肠菌移植，又称粪菌移植（fecal microbiota transplantation，FMT）是指收集健康供体的粪便加工处理后，移植到受体的肠道内。前文孤独症发生假说中提到，孤独症的发生可能与胃肠道异常、食物敏感、自身免疫异常、代谢异常、重金属中毒、营养失衡及炎症有关。既往一些较大的临床研究均提示，FMT能显著改善其他疾病中的胃肠道异常、食物敏感、自身免疫异常、代谢异常、营养失衡及炎症等种种表现，而孤独症儿童也常常伴随着这些症状，故近几年提出了采用FMT对孤独症儿童进行治疗。

FMT对孤独症的治疗目前仍处于探索阶段，该治疗手段的循证治疗依据并不充足，不同医疗机构采用的针对孤独症儿童的FMT方案不同，目前比较这些方案效果的研究很少且检验效能不足。目前孤独症仍以干预治疗及教育为主，药物治疗及其他中医药治疗为辅，但现有证据支持对孤独症儿童提供FMT，以改善孤独症儿童的胃肠道症状，并期望能改善孤独症儿童的核心症状。故本节将详细介绍学龄期孤独症儿童FMT的进展及临床应用方案。

一、相关概念及机制

肠道微生物又称肠道菌群或肠道微生态，肠道菌群量占人体总微生物量的78%。人体内有400~500种肠道细菌，是人体肠道中一个复杂而庞大的微生物菌群，主要由变形菌门、放线菌门和拟杆菌门等构成。近年来越来越多的研究开始关注肠道菌群对大脑中枢神经系统的影响，如肠道菌群可以影响人的情绪、行为、认知功能等，多数学者认为肠道菌群、肠道以及大脑三者间有着密切的信息交流，由此提出了微生物-肠-脑轴。肠道菌群可以通过影响微生物-肠-脑轴的功能、神经递质和炎症反应，参与肠道和中枢神经系统的双向调节，从而影响宿主的脑功能。已有大量研究证明，肠道菌群通过微生物-肠-脑轴参与孤独症的发生与发展。肠道菌群介导的对宿主有益的作用包括：维生素的合成、膳食中碳水化合物的发酵、胆汁和宿主激素的代谢，以及竞争性排斥病原体在肠道中定植。肠道菌群还可通过与肠道上皮的相互作用，影响免疫系统的发育和成熟。研究发现，孤独症儿童的肠道菌群多样性降低，且细菌量也比同龄正常儿童少。将正常儿童的粪便菌群移植给孤独症儿童，可使缺失的菌株恢复并打破孤独症儿童胃肠道症状和核心症状难以改善的恶性循环。

随着对肠道菌群研究的不断深入，FMT治疗的概念应运而生。FMT治疗是指将健康供体粪便中的具有功能的菌群移植到受体肠道内，调节受体已经失衡的肠道菌群，实现对肠道及肠道外疾病的治疗，让供体的肠道重新"控制局面"，修复原本的肠道炎症和肠道内环境，改善肠道通透性，从而改善孤独症儿童胃肠道症状和神经发育障碍导致的各种行为问题。

二、疗效及安全性

（一）治愈率

不同医药公司及医院提供的FMT方案是不同的，但其治愈率均超过60%。一项对190例孤独症儿童的研究表明，应用FMT后，治愈儿童为125例，治愈率可达65.79%。

（二）疗效

为获得最佳疗效，可能需要实施多次FMT，因此建议至少连续进行4次。一项随机试验纳入了135例口服胶囊行FMT的孤独症儿童，经肠道准备后行FMT。1次FMT的有效率约为55.47%，2次FMT的有效率约为58.71%，3次FMT的有效率增至69.05%，4次FMT的有效率增至72.73%，该研究还提示实施FMT后肠道菌群的改变可能是持久的。

（三）不良事件和并发症

没有基础共存疾病的儿童对FMT耐受良好；轻度至中度不良事件一般呈自限性，如发热、腹痛腹泻、恶心呕吐等。

（四）潜在风险

潜在风险主要为肠道菌群移植过程中的操作并发症，已有FMT相关并发症见诸报道，包括插入鼻胃管后上消化道出血、结肠镜操作期间结肠穿孔，此类并发症的发病率可能与因其他指征行这些操作时相近。此外，还有一些感染传播风险，提示FMT可能引起感染因子的传播，一项监测报告纳入了超过10000份FMT制剂，7例患者在采用一名产志贺毒素大肠埃希菌定植供者的粪便行FMT后，发生了不良事件，该菌未被筛查所发现。即便采用无症状、无疾病接触史的供者，仍有FMT受者出现诸如病毒急性胃肠炎。降低传播风险的策略包括仔细选择FMT候选者，以及遵循供者选择指南。

三、实施方案

（一）适合FMT治疗的患者

已经确诊为孤独症的学龄期儿童。

（二）治疗前评估

1.病史和体格检查 对于适合行FMT的患者，采集病史的目的是指导移植途径的选择。应评估患者有无吞咽困难史，或是妨碍FMT胶囊通过或造成胶囊过早破裂的其他问题。可能妨碍FMT胶囊口服给药的情况包括已知食管狭窄、Zenker憩室、胃轻瘫和既往小肠梗阻等消化道梗阻性疾病。病史中还应包括既往手术史，如结肠次全切除术或结肠造口术，因为结肠黏膜区域减少时通过结肠镜行FMT的效果可能会减弱。此外，需要评估

FMT受者的镇静需求以及内镜相关风险。

2. 实验室检查 目前没有关于行FMT前受者实验室检查方法的标准指南,常规会检查病毒性肝炎(甲肝、乙肝、丙肝)、HIV及梅毒(进行血源性疾病的血清学抗体检测),还会通过粪便培养检测肠道病原体以及粪便显微镜检查虫卵和寄生虫,并筛查粪便有无多重耐药微生物。

（三）移植途径的选择

FMT可通过以下方式进行:口服胶囊、下消化道途径(结肠镜、保留灌肠)或上消化道途径(鼻空肠(naso-jejunum,NJ)管/鼻十二指肠(nasoduodenum,ND)管)。具体选择取决于临床情况、可选方案和患者意愿,目前暂无试验比较不同移植途径的效果。

1. 口服胶囊 通过口服胶囊行FMT既便捷又无创。

2. 结肠镜 经结肠镜行FMT能够将供者的粪便菌群移植到盲肠和远端小肠。此外,还可以观察结肠是否有炎症、假膜、息肉或癌症。不过结肠镜具有操作相关风险,并会增加医疗资源的使用及成本。

3. 保留灌肠 通过保留灌肠移植供者粪便菌群最远能够将粪便送达结肠脾曲。这种方法的费用不高,且操作风险较低。患者在家使用灌肠工具也能成功行FMT,但可能难以将供者的粪便保留在体内,因此可能需要多次治疗。

4. 上消化道途径 通过NJ管或ND管行FMT能够将供者的粪便送入小肠,再遍及整个结肠。放置NJ管或ND管会引起不适,并且需要通过影像学检查确认导管的放置情况。经上消化道行FMT也伴有一定的呕吐和误吸风险。

目前普遍更支持经结肠镜或口服胶囊行FMT,如果不能开展其他方法则可通过保留灌肠实施。尽量选择经口服胶囊行FMT,如果无法采用口服胶囊,可经结肠镜行FMT,并在次日进行保留灌肠。如果经口服胶囊、结肠镜或保留灌肠的方式都不可行,则通过内镜下放置NJ管或ND管行FMT,优先选择NJ管。

FMT实施途径的选择部分取决于患者偏好、个体风险、可用资源、专业技术以及费用。应再次说明的是,虽然FMT能显著改善孤独症儿童的胃肠道症状及部分神经系统症状,但对于学龄期孤独症儿童,是否能选用FMT进行治疗,治疗效果能否达到家长的预期仍是未可知的,具体情况仍应咨询医生。

第九节 中医药治疗

中医古代书籍中虽然未记载"孤独症"该病名,但纵观古代医者的各种论述,孤独症的核心症状与"语迟""童昏""无慧""清狂""目无情"等相关。

一、病因病机

中医关于孤独症病位的说法不一,但多数医家认为孤独症病位在脑,与肝、心、肾三个脏腑紧密相关。病机多归属于脑神不足及脑神惑乱。

《素问·五脏生成》中认为:"诸髓者,皆属于脑。"大脑位处颅内,由髓聚集而成;古代有关大脑功能的记载众多,如《素问·脉要精微论》中提及:"头者,精明之府。"清代著名医家王清任在《医林改错·脑髓论》指出:"灵机记性不在心在脑。"由此可见,古人早已意识到大脑与人精神运动之间的密切联系,大脑直接主导着人的视、听、说、动作以及情感、思考、记忆等。

(一)先天不足,肾精亏虚

肾乃先天之本,肾主藏精且生髓。脑为髓海,由髓汇集而成。《医方集解》指出:"肾精不足则志气衰,不上通与心,故迷惑善忘也。"可见若先天肾精不足,就会由于肾精亏虚而无法化髓充养于脑,进而神明失用,元神失养,从而导致精神活动失常。孤独症儿童的家长多伴有身体状态欠佳,且母亲体质常见衰弱,或高龄怀孕,故而胎儿先天的禀赋缺陷;或其母亲在妊娠期间有感受外邪,跌仆受伤,或遭受重大精神刺激,或误服药物等,都会造成胎儿元气受损;而上述种种原因均可造成先天肾精不足,脑失所养。此外,在生产过程中,如生产过久或对胎吸、产钳等的应用不恰当,也会直接损伤元神之府。《灵枢·脉度》中认为:"肾气通于耳,肾和则能闻五音矣。"耳为聆听器官,耳朵的敏感与否,与肾精是否充沛有关,若肾气不通于耳则会出现充耳不闻、听而不闻等症状。此外,临床中患儿精亏髓少,骨骼失于濡养,则会出现生长发育迟缓,囟门迟闭,身材矮小,肌软无力等症状。若脑髓不充,则有智力水平低下、语言发育迟缓等表现。

(二)神失所养,心窍不通

古代医家认为心主神志、藏神,说明心具有主导人的生理行为和意识思维活动的功能。人体所有的生命活动以及人的精神、心理活动都是"神"的外在表现。如《素问·灵兰秘典论》指出:"心者,君主之官也,神明出焉。"《灵枢·邪客》中认为:"心者,五藏六府之大主也,精神之所舍也。"由此可见心是负责调节人精神活动和思想运动的主要脏器。当心正常发挥主神志的功能时,人就会表现为行动敏捷,精神饱满,思路清晰,思考灵活。若心主神志功能失常,则人会表现为神志不清,精神萎靡,反应迟钝等。《素问·阴阳应象大论》指出"心主舌",心气足,通于舌,舌头方能柔软灵活,语言表达才能自然流利。心气短则舌强语謇,饮食偏执等。孤独症儿童则表现为语少、语错、不语、吐词不清等症状。孤独症儿童神情冷漠,不辨亲疏,不善社交,喜自言自语,听而不闻,行为刻板,兴趣范围狭窄,貌聪无慧等表现均由心神失养所引起。如气郁化火,火热内扰心神,则出现睡眠障碍,甚至狂妄暴躁。如气郁生痰,痰浊上蒙心窍则出现表情冷淡、精神痴呆、语言表达不清晰、喜自言自语、行为失常等症状。

(三)肝失条达,升发不利

肝主疏泄,主司调畅气机与情志。肝的疏泄功能良好,则体内气机条达,情绪畅快。肝失疏泄就会引起肝气郁结,心情低沉与抑郁。若在长期的异常情感影响下,肝就会出现疏泄功能失常,从而出现肝气失疏,情志郁结。多数孤独症儿童行为方式异于常人,在生活中往往会遭受大量批评和责备,使患儿精神健康受到了很大的损害。这些长期的不良因素影响,导致患儿肝气郁滞,从而干扰了肝主疏泄的正常作用;肝失疏泄时间长,会影响肝主疏泄的功能,还会影响到后天脾胃的运化功能。在临床上肝失疏泄往往见于疾病初期,表现为精神压抑,心情低沉,态度冷淡,郁郁寡欢,病情随心境的不同而变化。病程日久,因肝气郁结，气郁化火，继而热扰心神，则更容易导致脾气暴躁易怒。若肝火上炎直攻头面，则会面红目赤，热盛耗伤津液，则大便硬结，小便发黄。肝的生理功能是主升发、主气机的条达，升发在儿童的生长发育中发挥重大作用。如果长时间肝气郁滞，升发不畅，就会造成儿童生长发育迟缓，心理和性格上的孤僻，行为刻板，最后形成自我封闭状态。肝开窍于目，肝经循行向上系于目系，因此肝的生理功能也与人眼的活动状态有关。由于孤独症儿童肝的疏泄功能异常以及升发不利，所以多伴有不愿与人对视以及眼神回避的症状。

二、临证思路

孤独症儿童多先天不足，脏腑失调。孤独症是一种形神共患疾病。病位在脑，与心、肝、脾、肺、肾有密切的关系。病机多责于脑神惑乱与脑神不足。年幼病始，患儿形神未定，身心本应有蓬勃生长之势，神机却为封藏不利之象，当属胎怯神衰，若及早诊治调理，使之康复健全尚有可能。根据病位的不同，应以补精育神为法，分别予以补肾填髓、健脾养心、滋补肝肾之法，以达养形充脑之功。药物多选用甘温之品，通过填精补髓，滋养肝肾，以激发生化之源，健脾养心。可选用熟地黄、益智仁、山茱萸、枸杞、山药、黄精、茯苓、太子参、黄芪、炒白术、当归、龙眼肉等。

孤独症儿童发病日久，久病必虚，久病必瘀，此时病情多是痰瘀虚火交杂，已失去补精全神的最好时机，此时治疗当以保障形体健康为先，先行八纲辨证后，根据个体需要予滋补肝肾、健养心脾、清肝泻火、化痰开窍、化瘀通经之法，以预防虚火痰瘀的产生，药物多用川芎、桃仁、红花、麝香等以达活血化瘀之功；用制半夏、橘红、茯苓、竹茹、枳实、石菖蒲、远志等以健脾豁痰开窍；用牡丹皮、焦栀子、龙胆草、黄芩、决明子、莲子等以舒肝清心。

三、中医治疗原则

此病治疗以调治肝、肾、心、脾，醒脑开窍为基本原则。偏于肾精不足者，治疗宜滋补肝肾；偏于心肝火旺者，治疗宜清心平肝；偏于痰蒙心窍者，治疗宜豁痰开窍；偏于心脾两虚者，治疗宜健脾养心。通过辨证口服中药、中成药，施以针刺、艾灸、推拿治疗、耳穴疗法、穴位埋线、穴位注射、中药药浴、物理因子治疗、中医五行音乐疗法、中医心理疗法，并辅以康复训练和特殊教育等综合疗法以增强疗效，尽可能做到早发现、早诊断、早治疗，并能坚持长期诊治。

（一）中药治疗

1. 心肝火旺证

（1）临床表现：急躁易怒，多动冲动，注意不集中，情绪不稳，喜怒无常，不服管教，不语或少语，爱自言自语，或嗓音洪亮，行为呆板，或生性孤僻，不爱对视，或夜寐不安，大便干结，小便发黄，舌质红或舌边及舌尖红，苔薄黄，脉弦或数，指纹紫滞。

（2）治疗：宜平肝清心，安神定志，拟用龙胆泻肝汤合安神定志丸加减。药物多用柴胡、黄连、龙胆草、栀子、生地黄、当归、远志、石菖蒲、茯神、珍珠母、龙齿等。

（3）药物加减：无法入眠、夜寐欠安者，加酸枣仁、五味子、夜交藤；便秘者，加大黄、厚朴、枳实；癫痫发作者，加僵蚕、钩藤、全蝎等。

2. 痰蒙心窍证

(1)临床表现:喃喃自语,语词不清,生性孤僻,动作刻板,双目不视人,伴有表情冷漠,神情呆滞,与人对视而不见,对指令充耳不闻,舌质淡,舌体胖大,苔腻,脉滑,指纹淡紫。

(2)治疗:宜豁痰宁心,醒脑开窍,拟用涤痰汤加减。药物多用半夏、陈皮、茯苓、竹茹、胆南星、石菖蒲、白术、远志、瓜蒌等。

(3)药物加减:有抽搐发作者,加全蝎、僵蚕;纳呆、便秘者,加枳实、连翘;精神抑郁者,加柴胡、郁金、合欢皮等。

3. 心脾两虚证

(1)临床表现:不语或少语,说话反复,行为刻板,性情孤僻,面色无华,伴少气懒言,易神疲乏力,胆小易惊,夜寐易醒,稍动汗出,四肢不温,食纳欠佳,舌淡,苔薄白,脉细弱,指纹色淡。

(2)治疗:宜健脾益气,养心安神,拟用归脾汤合养心汤等加减。药物多用茯神、龙眼肉、太子参、酸枣仁、山药、黄芪、白术、远志、当归、五味子等。

(3)药物加减:郁郁寡欢,安静少言者,加用合欢花、柴胡、川楝子;纳呆食少者,加神曲、茯苓、炒麦芽;泄泻者,加炮姜炭、煨葛根;肢冷不温者,加桂枝、干姜、熟附子;久病气血亏虚者,加大枣、熟地黄等。

4. 肾精不足证

(1)临床表现:语言发育迟缓,话少,反应迟钝,动作刻板,伴运动发育迟滞,身材矮小,四肢痿软无力,舌淡红,脉细弱,指纹沉而色淡。

(2)治疗:宜滋补肝肾,填精益髓,拟用地黄丸合菖蒲丸加减。药物多用熟地黄、山茱萸、牡丹皮、茯苓、山药、泽泻、石菖蒲、龟甲、益智仁等。

(3)药物加减:四肢不温者,加桂枝、干姜、熟附子;生长不良者,加补骨脂、杜仲、骨碎补;智力障碍者,加远志、茯神;四肢肌软无力者,加杜仲、当归;发稀不长者,加何首乌、侧柏叶、肉苁蓉。

(二)中成药

(1)龙胆泻肝丸(龙胆、炒栀子、黄芩、柴胡、泽泻、当归、生地黄、车前子、木通、炙甘草)。

建议用法用量:口服,3~6 g,每日2次。用于心肝火旺证。

(2)苏合香丸(冰片、苏合香、人工麝香、水牛角浓缩粉、安息香、香附、檀香、沉香、丁香、木香、制乳香、朱砂、白术、荜茇、诃子肉)。

建议用法用量:口服,1/2丸,每日2次。用于痰蒙心窍证。

(3)归脾丸(党参、炙甘草、炙黄芪、炒白术、茯苓、制远志、龙眼肉、炒酸枣仁、木香、当归、大枣)。

建议用法用量:口服,4 g,每日2次。用于心脾两虚证。

(4)六味地黄丸(熟地黄、牡丹皮、白茯苓、山茱萸、泽泻、干山药):浓缩丸。

建议用法用量:口服,4~6丸,每日2次。用于肾精不足证。

(5)左归丸(熟地黄、山茱萸、山药、枸杞子 菟丝子、牛膝、龟甲胶、鹿角胶)。

建议用法用量:口服,4~6 g,每日2次。用于肾精不足证。

(三) 中药膏方

根据中医四诊合参,辨证施治,医养结合,将方药制成膏剂,其口感佳,更易于被孤独症儿童接受。

(四) 针刺疗法

针刺疗法起源于新石器时代以砭石治病的"砭刺",现指采用特殊的针具(常用"毫针"),通过一定的针刺手法刺激人体的腧穴或部位,以预防和治疗疾病的方法。针刺治疗孤独症在中医古籍中已有类似记载,且现代临床研究也客观评价了针刺治疗孤独症的有效性和安全性。目前针刺治疗孤独症主要有体针疗法、头针疗法、靳三针疗法、舌针疗法、电针疗法、眼针疗法等。

1. 体针疗法 在人体经络上的腧穴进行针刺以防治疾病的方法。

(1) 主穴:内关穴、神门穴、涌泉穴、悬钟穴。

(2) 配穴:心肝火旺型配少府穴、行间穴;肝郁气滞型配合谷穴、太冲穴;痰迷心窍型配丰隆穴、大陵穴;肾精亏虚型配太溪穴、肾俞穴;心脾两虚型配三阴交穴、足三里穴;语言障碍者配哑门穴、风府穴。

(3) 操作技法:毫针常规针刺,捻转进针得气,肝郁气滞型用导法,肾精亏虚型和心脾两虚型用补法,心肝火旺型和痰迷心窍型用泻法。

2. 头针疗法 在头皮部特定的穴线或刺激区进行针刺以防治疾病的方法。它是以传统针灸学脏腑经络理论为指导,结合现代解剖学、神经生理学、大脑皮质功能定位理论及生物全息理论所形成的特殊治疗手段。随着各医家对针刺头部腧穴治疗疾病的经验积累与理论发展,呈现出国际标准头针、焦顺发头针、于致顺头针、方云鹏头针等不同头针流派,各学术流派既相通又独具特色。头针治疗孤独症主要选取焦顺发头针刺激区。

(1) 主穴:精神情感区、言语一区、言语二区、言语三区。

(2) 配穴:视觉障碍者配视区;听力障碍者配晕听区;感觉统合失调者配平衡区;精细动作差者配运用区;行为狂躁者配制狂区。

(3) 操作技法:根据穴线选择不同型号的毫针,针体与头皮成 15°~30°角,针尖向穴线方向刺入。头部神经末梢丰富,传统的沿头皮斜向捻转进针,患儿比较痛苦,进针宜飞针刺入后,快速推进,行针宜快速捻转不提插,部分患儿头皮较硬或有瘢痕时不应强行推进或捻转,针刺敏感患儿只留针,进针、行针、起针应尽量在"瞬间"完成,以提高疗效和减少患儿针刺痛苦及减轻患儿心理恐惧。

3. 靳三针疗法 靳瑞教授所创立的以"三个穴位"为主方,突出"治神调神"特色的针灸学术体系。它在临床上治疗各类疾病尤其是儿童脑病方面疗效确切,已被国家中医药管理局认定为治疗孤独症的中医适宜疗法。

(1) 主穴:自闭八项(四神针、智三针、脑三针、颞三针、颞上三针、启闭针、手智针、足智针)。

(2) 配穴:好动、注意不集中者配定神针;流涎、语言障碍者配舌三针;听力障碍者配耳三针;手运动功能障碍者配手三针;足运动功能障碍者配足三针;有癫痫病史者配痫三针。

(3) 操作技法:针刺过程注重医者和孤独症儿童两神合一,入针时应将针慢慢靠近穴位皮肤,让患儿感知即将要进行针刺。进针需在"瞬间"完成破皮,以最大限度减轻患儿疼痛,甚至无痛,再缓慢捻转入针,入针探穴的同时观察患儿表情变化,体会针下感觉变化,避免刺伤血管和神经,以得气为度。行针手法采取捻转飞法,促使针感加强,气至病所。

4. 舌针疗法 管正斋老中医根据舌与脏腑经络关系的理论结合祖传针法及自身临床经验,最先提出并创立的一种特殊针法,是经其嫡系及学术继承人继承与发展的针灸学术体系。它以毫针刺激舌体上的特定穴位治疗疾病的方法。孙介光教授等编著的《实用舌针学》出版后使舌针疗法得到广泛应用,2012年世界针灸学会联合会在北京孤独症康复中心启动舌针疗法治疗孤独症的临床推广应用。

(1)主穴:脑枢穴、脑中穴、脑源穴、襞中穴、心穴。

(2)操作技法:针刺前给予患儿3%过氧化氢或洗必泰漱口液清洁口腔。针刺心穴前患儿自然伸舌体于口外或医者垫纱布固定于口外;针刺脑枢穴、脑中穴、脑源穴、襞中穴前,嘱患儿将舌卷起,舌尖抵住上门齿,或舌尖向上反卷,用上下门齿夹住舌,将舌固定。用拇指、食指、中指捏住毫针针柄,快速刺入或小幅度快速提插或捻转后,快速出针,不留针。严格把握针刺的手法与深度,手法的要领以补法好似"蜻蜓点水",泻法有如"蚊蝱着体"为佳。

5. 电针疗法 将毫针刺入腧穴得气后,再在针柄上接通接近人体生物电的脉冲电流,利用针和电的双重刺激以防治疾病的方法。

(1)主穴:百会穴、四神聪穴、神庭穴、本神穴、印堂穴、脑户穴、脑空穴、内关穴、言语一区、言语二区、言语三区。

(2)操作技法:应用电针疗法的过程中需保证电针仪的电流输出性能良好,百会穴向头后方向刺入,四神聪穴向百会穴方向刺入,余穴常规针刺得气,百会穴、四神聪穴呈"十"字形铜片接正极电导线,神庭穴接负极电导线,频率为75 Hz,电针电流应缓慢递增,以患儿"感觉阈"为度,不可突然增强,同时应用时警惕"电针耐受"现象的发生,可通过间歇通电或适当加大电流量来防范。每日1次,每次50分钟。

6. 眼针疗法 彭静山教授受古代名医华佗观眼识病理论启发而首创的一种微针疗法。研究者经过长期临床观察眼络脉形状和颜色的实践,并根据八廓八卦结合经络循行将眼部划分为八区十三穴,且被现代解剖论证是科学的。眼针疗法是在眼眶周围的眼穴进行针刺以治疗疾病的方法。随后经其学术继承人的继承与发展,眼针疗法的临床适应证不断扩大,并得以在国内外推广应用。

(1)主穴:肝区、肾区、心区。

(2)操作技法:患儿取合适体位,常规消毒针刺区,选取0.34 mm×15 mm(0.5寸)的不锈钢针灸针。一手将眼睑按压在手指下面,另一手持针稳、准、快地刺入穴位,刺入后患儿有针刺得气感即可,若无得气,可将针上提1/3换方向刺入,或用手刮针柄,或在针旁同一方向再刺入一针,使之得气。留针5～15分钟,不宜过久。起针时用手指捏住针柄活动几下,缓慢拔出针体1/2,稍停几秒钟,再慢慢提出,切不可快速出针,然后快速用消毒干棉球压迫针孔。针刺手法不熟练的医者,切勿轻试眶内刺,可在距眼眶边缘2 mm的框外行点刺、横刺、埋针、豆贴压、按压等刺激眼区。

（五）艾灸疗法

艾灸疗法是用以艾绒为主的施灸材料，烧灼、熏熨人体的一定部位或腧穴，激发和调整人体脏腑、经络及神经系统功能以防治疾病的方法。基于"脑-肠轴"理论，肠道菌群通过微生物-肠-脑轴与大脑进行双向信息交流而参与孤独症的发病过程。临床研究报道，艾灸可通过调节肠道微生态平衡，促进孤独症儿童胃肠功能与大脑神经功能的良性互动，从而减轻孤独症的核心症状。

（1）主穴：百会穴、神阙穴、脾俞穴、中脘穴。

（2）操作技法：医者将点燃的艾段置于艾灸盒内，合上盒盖，用松紧绳将艾灸盒固定于施灸穴位，每周一、周三、周五艾灸百会穴和神阙穴，每周二、周四、周六艾灸脾俞穴和中脘穴。施灸过程中，医者不可一心二用，应注意根据艾段燃烧情况，旋转盒周控温盖和按压置艾深度来调节温度，以局部温热感为宜，避免烫伤患儿皮肤。艾灸后应注意彻底扑灭艾段，避免引起火灾。每次半小时，每周6次。

（六）小儿推拿疗法

小儿推拿疗法是在中医理论指导下，根据小儿的生理病理特点，以辨证论治为原则，辅以中草药油、水等介质，运用特殊的手法技巧作用于特定部位或体表穴位以防治儿科疾病的方法。其主要通过调动小儿自身免疫调节能力，改善机体内环境，调节脏腑器官的生理功能，提高机体免疫力，起到保健、治疗、康复作用。临床研究报道，通过推拿可将外力刺激经神经通路传至中枢，借早期神经网络的适应性"剪修"特性预防及纠正异常神经发育，从而在治疗孤独症方面发挥一定的疗效。目前报道，推拿治疗孤独症的主要方案有经典四大手法、头面部推拿、胸腹部推拿、背俞督脉推拿、振腹推拿等，综合运用多种手法以达疗效。

推拿疗法选穴及操作技法如下。

开天门穴、推坎宫穴、清肝经、清心经、补脾经、补肾经、清天河水；叩击百会穴、言语一区、言语二区、言语三区；顺时针按揉水沟穴、地仓穴、下关穴、翳风穴、颊车穴、承浆穴、印堂穴、脑户穴、哑门穴、大椎穴、合谷穴、太冲穴、少海穴、血海穴、足三里穴、丰隆穴，每穴1分钟；常规捏脊5遍，再捏三提一，3遍后轻揉背部放松肌肉。推拿时需借助介质以润滑，过程中手法始终稳、柔、均，推拿后避免受风受寒，防止出现病情加重或变生其他疾病。

（七）耳穴疗法

耳穴疗法是通过刺激耳部穴位或阳性反应点（变色、变形、丘疹、脱屑、血管变化、压痛敏感、耳穴探测仪找出的敏感点等）以防治疾病的方法。《灵枢·口问》记载"耳者，宗脉之所聚也"，耳形似"倒置胎儿"，耳廓皮肤表面与人体脏腑、经络、四肢百骸相通。耳穴能较好地反映机体生理、病理变化，其分布有规律可循，定位主要参考《耳穴名称与定位》（GB/T 13734—2008）。目前刺激耳穴主要有耳豆或磁珠贴压、埋针、针刺、放血、按摩等方法。耳穴疗法治疗孤独症以耳穴贴压法居多，也可选用揿针刺激。

（1）主穴：脑干、神门、交感、皮质下。

（2）配穴：好动、注意不集中者配肝、内分泌。睡眠障碍者配枕、心。容易生病者配肺、脾。挑食、厌食者配口、胃。语言障碍者配口、舌。

(3)操作技法:选好合适体位,耳面朝医者,一般选取5~10个耳穴,不可选取耳廓皮肤有破损、溃疡、湿疹、冻疮等处耳穴,严格消毒,待其干燥后,用镊子夹取王不留行贴或磁珠贴,准确贴压于所选的耳穴表面,完毕后嘱患儿按压贴压处4~6次/日,30~60秒/次,按压手法由轻到重,不可用力过度,以使耳廓产生酸胀、灼热感为度,年龄小、不配合者由家长代为按压。每次贴压单耳,2~3次/日,交替轮用。

(八)穴位注射疗法

穴位注射疗法是将适量中西药物的注射液注入一定穴位,通过针刺与药物对穴位的双重刺激以防治疾病的方法。它是传统中医学的针刺疗法与现代医学的封闭疗法相结合的产物。临床报道用于治疗孤独症的穴位注射药液主要有鼠神经生长因子(mNGF)注射液、维生素B_{12}注射液、复方麝香注射液、胞磷胆碱钠注射液、奥拉西坦注射液等,上述注射液可单独使用,亦可选两种注射液交替注射。

(1)主穴:参照前面针刺疗法辨证取穴或依症状取2~4个腧穴。

(2)操作技法:根据注射部位和药量选择不同规格的注射器和针头,一般以2 ml和5 ml注射器以及5~7号注射针头较为常用,抽好药液,排出空气备用。严格消毒注射部位,手持注射器将针头按照针刺穴位要求的角度和方向快速刺入皮下或肌层,进针应避开神经干,出现强烈触电感时应退针或改变方向,以防伤及神经。进针得气后回抽注射器内芯,检查无出血即可将药液推入;若有出血,将针头上提,改变进针的角度、深度或方向,再次回抽注射器内芯,检查无出血后再将药液推入。推药前务必做到:①要有得气感,即"酸、麻、胀、痛、重等";②注射器回抽无出血,以防伤及大、中血管。推药速度和刺激强度一般以患儿能耐受为宜,初次接受穴位注射者不宜推入过快和刺激过强,亦可根据患儿体质和病情来定。推药后拔出针头,用消毒干棉球按压针孔,以防出血。穴位注射后局部出现酸胀感持续一段时间属正常现象,无须处理,若局部出现轻微不适,可热敷或轻柔按摩。每穴每次0.4~1 ml,隔日1次,每周3次。

(九)穴位埋线疗法

穴位埋线疗法是将羊肠线埋入穴位内,利用线对穴位的持续刺激以防治疾病的方法。它是在中医经络理论指导下,将传统针灸方式与现代医疗器械相结合,融多种疗法与效应于一体的复合性治疗方法。其长效的针感在治疗慢性顽固性疾病方面具有显著优势。其所使用的生物可降解材料在外科的成熟应用和一次性无菌埋线包的开发,使其变得方便、可控、有效、损伤小,且易被患儿及其家长接受。

(1)主穴一:神庭穴、百会穴、神门穴、视区。

(2)主穴二:中脘穴、气海穴、关元穴、双天枢穴、双足三里穴。

(3)操作技法:埋线前全面仔细了解和评估患儿的身体状态,埋线治疗过程中严格遵守无菌原则是保证患儿治疗安全的最好方法。根据腧穴定位取合适体位,选取合适套管和线,头部埋线时应剪除腧穴周围头发,先用2%碘酊消毒2次,再用75%酒精脱碘,从定点由内向外,消毒至距定点100 mm的区域。医者按外科无菌要求操作,先用镊子取线放置在刺针套管内备用,一手拇、食指分开并绷紧进针部位皮肤,另一手持刺针快速刺入皮肤,慢慢推进体会组织层次感,得气后边推针芯边退针管,使线注入穴位皮下组织或肌层内。不留针,先用消毒干棉球按压针孔周围,再持针轻微捻转并慢慢提出皮外,出针后用创可贴贴敷针孔。

（十）中药药浴疗法

中药药浴疗法是根据中医辨证论治合理选用中药,煎汤熏洗患病处或全身,利用药物的药效与水的温热作用、物理作用以防治疾病的方法。临床报道中药药浴治疗孤独症选方具有安神定志、醒神开窍作用,同时水的温热刺激使新陈代谢加快,降低触觉敏感度,可减少孤独症儿童自我刺激的异常行为。

（1）心肝火旺证:磁石 15 g,远志 10 g,石菖 10 g,龟板 10 g,郁金 6 g,五味子 6 g,莲子心 3 g。

（2）心脾两虚证:酸枣仁 15 g,白芍 10 g,石菖蒲 10 g,远志 9 g,红景天 6 g,肉桂 3 g,细辛 2 g,黄连 1 g。

（3）操作方法:辨证选方,用水 1000 ml 浸泡药物 1 小时,文火煎 30 分钟后冷却到 40 ℃左右,将药液倒入水桶或浴盆中,加水稀释至 2000 ml,泡洗手脚或全身,每次 20 分钟,每周 3 次。

（十一）物理因子疗法

物理因子疗法是用自然界或人工制造的物理因子作用于人体以防治疾病、恢复或改善身体功能和结构的方法。物理因子疗法主要有电疗法、磁疗法、水疗法、超声波疗法、传导热疗法等。临床报道,物理因子疗法治疗孤独症可选用经络导平、经颅磁刺激、经颅超声波、脑电生物反馈训练。

（1）操作方法:物理因子疗法治疗前应排除有癫痫发作史或脑电图异常者;应排除颅内高压或合并重要脏器疾病者;应排除体内金属植入者,并去除患儿身上的手表、硬币等金属物品。

（2）经络导平:根据体针辨证取穴,心肝火旺证、痰蒙心窍证用泻法,将主穴接负极片,相应配穴接正极片;心脾两虚证、肾精亏虚证用补法,将主穴接正极片,相应配穴接负极片。每次 25 分钟,每周 5 次。

（3）经颅磁刺激:采用 Rapid2 型磁刺激仪,频率 10 Hz,刺激强度 90%MT,刺激背外侧前额叶皮质（DLPFC）,单个序列 20 个脉冲,时间 2 秒,时间间隔 19 秒,合计 100 个序列,每次 30 分钟,每周 5 次。

（4）经颅超声波:将经颅超声-神经肌肉刺激治疗仪的探头作用于双侧太阳穴,调整治疗频率 800 kHz,0.6 W/cm^2,每次 20 分钟,每周 5 次。

（5）脑电生物反馈训练:将配套电极分别置于头顶部和耳部,系统收集患儿的脑电波,通过各项界面图像予以反馈和调节,用基线测试和调节游戏界面的难易程度。每次 30 分钟,每周 5 次。

(十二)中医五行音乐疗法

中医五行音乐疗法是根据五行学说,将五脏的肝、心、脾、肺、肾分别与五音的角、徵、宫、商、羽相对应,以某一特定调式为主的音乐来调理脏腑失衡状态的治疗方法。国内第一套五行音乐疗法乐曲是由我国著名作曲家石峰根据中国古代五音理论创作的《五音疗效音乐正调式》,包含角、徵、宫、商、羽五种乐律,他创作的《中国传统五行音乐正调式》将五音分类置于五张光盘,现将其融入现代医疗器械中,创造出"五行体感音波治疗系统",对于治疗孤独症儿童应用较广。

(1)主方。肝郁气滞型:角调。痰迷心窍型:徵调。肾精亏虚型:羽调。心脾两虚型:徵调、宫调。心肝火旺型:徵调、角调。

(2)操作方法:治疗前应尽量排除治疗过程中的各种干扰,并及时了解患儿遵从度以及病情,根据五行生克乘侮规律辨证施乐,做好音乐处方。患儿采取仰卧位,置于体感音乐按摩床,头部枕在配备的枕式音响中央,并确认患儿背部及四肢与体感音乐床垫直接接触,使用治疗系统配备的播放器播放处方曲目,调整振动频率及音量,以患儿感觉舒适为宜,治疗过程中协助患儿佩戴眼罩,嘱其自然放松。每次 30 分钟,隔天 1 次。治疗儿童孤独症相关腧穴见表4-3至表4-10。

表 4-3　人体腧穴表解

穴名	定位	穴位图
百会穴	在头部,前发际正中直上 5 寸,或折耳,两耳尖连线的中点	

续表

穴名	定位	穴位图
四神聪穴	在头部,百会穴前后左右各旁开1寸	
脑户穴	在头部,枕外隆凸的上缘凹陷中	
脑空穴	在头部,横平枕外隆凸的上缘,风池穴直上	

续表

穴名	定位	穴位图
印堂穴	在头部,两眉毛内侧端中间的凹陷中	
神庭穴	在头部,前发际正中直上0.5寸	
本神穴	在头部,前发际上0.5寸,头正中线旁开3寸	

续表

穴名	定位	穴位图
阳白穴	在头部,眉上1寸,瞳孔直上	
翳风穴	在颈部,耳垂后方,乳突下端前方凹陷中	
廉泉穴	在颈前区,喉结上方,舌骨上缘凹陷中,前正中线上	

续表

穴名	定位	穴位图
风府穴	在颈后区,枕外隆凸直下,两侧斜方肌之间凹陷中	
风池穴	在颈后区,枕骨之下,胸锁乳突肌上端与斜方肌上端之间的凹陷中	

续表

穴名	定位	穴位图
哑门穴	在颈后区，第2颈椎棘突上际凹陷中，后正中线上	
水沟穴	在面部，人中沟的上1/3至中1/3交点处	
听宫穴	在面部，耳屏正中前缘与下颌骨髁突后缘之间的凹陷中	

续表

穴名	定位	穴位图
听会穴	在面部,耳屏间切迹与下颌骨髁突之间的凹陷中	
完骨穴	在颈前部,耳后乳突的后下方凹陷中	
地仓穴	在面部,口角旁开0.4寸	

续表

穴名	定位	穴位图
下关穴	在面部，颧弓下缘中央与下颌切迹之间凹陷中	
颊车穴	在面部，下颌角前上方约1横指	
承浆穴	在面部，颏唇沟的正中凹陷处	

续表

穴名	定位	穴位图
少府穴	在手掌,横平第5掌指关节近端,第4、5掌骨之间	
合谷穴	在手背,第1、2掌骨间,第2掌骨桡侧的中点处	

续表

穴名	定位	穴位图
神门穴	在腕前内侧,腕掌侧横纹尺侧端,尺侧腕屈肌腱的桡侧缘	
外关穴	在前臂后区,腕背侧横纹上2寸,尺骨与桡骨间隙中点	
少海穴	在肘前内侧,横平肘横纹,肱骨内上髁前缘	

续表

穴名	定位	穴位图
曲池穴	在肘区,尺泽穴与肱骨外上髁连线的中点处。尺泽穴:在肘区,肘横纹上,肱二头肌腱桡侧缘凹陷中	
内关穴	在前臂前区,腕掌侧横纹上2寸,掌长肌腱与桡侧腕屈肌腱之间	
大陵穴	在腕前区,腕掌侧横纹中,掌长肌腱和桡侧腕屈肌腱之间	

续表

穴名	定位	穴位图
劳宫穴	在掌区,横平第3掌指关节近端,第2、3掌骨之间偏于第3掌骨	
天枢穴	在腹部,横平脐中,前正中线旁开2寸	
神阙穴	在脐区,脐中央	

第四章 循证治疗

续表

穴名	定位	穴位图
气海穴	在下腹部,脐中下1.5寸,前正中线上	
关元穴	在下腹部,脐中下3寸,前正中线上	
中脘穴	在上腹部,脐中上4寸,前正中线上	

续表

穴名	定位	穴位图
脾俞穴	在脊柱区，第 11 胸椎棘突下缘，后正中线旁开 1.5 寸	
肾俞穴	在脊柱区，第 2 腰椎棘突下，后正中线旁开 1.5 寸	
大椎穴	在脊柱区，第 7 颈椎棘突下凹陷中，后正中线上	

续表

穴名	定位	穴位图
血海穴	在股前内侧,髌底内侧端上2寸,股内侧肌隆起处	
隐白穴	在足趾,大趾末节内侧,趾甲根角侧后方0.1寸	
三阴交穴	在小腿内侧,内踝尖上3寸,胫骨内侧缘后际	

穴名	定位	穴位图
足三里穴	在小腿外侧,犊鼻穴下3寸,犊鼻穴与解溪穴连线上。犊鼻穴:在膝前区,髌韧带外侧凹陷中;解溪穴:在踝区,踝关节前面中央凹陷中,踇长伸肌腱与趾长伸肌腱之间	
丰隆穴	在小腿外侧,外踝尖上8寸,胫骨前肌的外缘	

续表

穴名	定位	穴位图
悬钟穴	在小腿外侧,外踝尖上3寸,腓骨前缘	
行间穴	在足背,第1、2趾间,趾蹼缘后方赤白肉际处	

续表

穴名	定位	穴位图
太冲穴	在足背，第1、2跖骨间，跖骨底结合部前方凹陷中	
涌泉穴	在足底，屈足卷趾时足心最凹陷中，约为足底第2、第3趾蹼缘与足跟连线的前1/3与后2/3交点凹陷中	

穴名	定位	穴位图
太溪穴	在踝区,内踝尖与跟腱之间的凹陷中	
照海穴	在踝区,内踝尖下1寸,内踝下缘边际凹陷中	
申脉穴	在踝区,外踝尖直下,外踝下缘与跟骨之间凹陷中	

表 4-4 头皮针腧穴表解

穴名	定位	穴位图
运动区	上点在前后正中线中点后 0.5 cm 处,下点在眉枕线和鬓角前缘相交处,两点连线的区域	

续表

穴名	定位	穴位图
精神情感区	在前后正中线旁 2 cm,从运动区平行前移 3 cm 开始向前引 4 cm 长的区域	
言语一区	运动区连线的下 2/5 区域	
言语二区	从顶骨结节引一与前后正中线的平行线,从顶骨结节沿该线向后 2 cm 处往下引 3 cm 的区域	
言语三区	从晕听区中点向后引 4 cm 长的水平线所在的区域	
运用区	从顶骨结节向乳突中部引一直线和与该线夹角为 40°的前后两线,各长 3 cm 所围成的区域	
晕听区	从耳尖直上 1.5 cm 处,向前后各引 2 cm 的水平线所在的区域	
平衡区	沿枕外隆凸水平线,旁开前后正中线 3.5 cm,向下引垂直线 4 cm 所在的区域	
制狂区	在平衡区中间	
视区	从旁开前后正中线 1 cm 的平行线与枕外隆凸水平线的交点开始,向上引 4 cm 的区域	

表 4-5　靳三针腧穴表解

穴名	定位	穴位图
四神针	百会穴前后左右各旁开 1.5 寸	

续表

穴名	定位	穴位图
脑三针	针脑户穴、双侧脑空穴	
启闭针	针隐白穴、水沟穴、听宫穴	
手智针	针内关穴、神门穴、劳宫穴	
手三针	针曲池穴、合谷穴、外关穴	

续表

穴名	定位	穴位图
足三针	针足三里穴、三阴交穴、太冲穴	
痫三针	针内关穴、申脉穴、照海穴	
智三针	神庭穴为第一针，双侧本神穴为第二针、第三针	

续表

穴名	定位	穴位图
舌三针	廉泉穴为舌一针,其左右各旁开0.8寸为舌二、舌三针	
颞三针	耳尖直上发际上2寸为颞一针,在颞一针水平向前后各旁开1寸为颞二针、颞三针	

续表

穴名	定位	穴位图
颞上三针	左耳尖直上入发际3寸为颞上一针,在颞上一针水平向前后各旁开1寸为颞上二针、颞上三针	
定神针	印堂穴直上0.5寸为定神一针,左阳白穴直上0.5寸为定神二针,右阳白穴上0.5寸为定神三针	

续表

穴名	定位	穴位图
足智针	涌泉穴为第一针,足底第2、3趾趾缝纹头端与足跟连线的中点(泉中穴)为第二针,平第二针向内旁开一指宽处(泉内穴)为第三针	
耳三针	针听宫穴、听会穴、完骨穴	

表 4-6　舌针腧穴表解

穴名	定位	穴位图
心穴	舌尖上 3 分	
脑枢穴	位于舌蒂之上段	
襞中穴	位于舌下襞的正中点	
脑中穴	位于舌蒂中间凹陷处	
脑源穴	位于脑中穴与脑枢穴中间旁开舌蒂外边缘处	

表 4-7　眼针腧穴表解

眼针分区	卦名	左眼顺时针划区	右眼逆时针划区	穴位图
肝区	震	自 3 时至 4 时 30 分	自 9 时至 7 时 30 分	
肾区	坎	自 0 时至 1 时 30 分	自 12 时至 10 时 30 分	
心区	离	自 6 时至 7 时 30 分	自 6 时至 4 时 30 分	

表 4-8　小儿推拿腧穴表解

穴名	定位	穴位图
开天门穴	自眉心起至前发际成一直线	
推坎宫穴	自眉心起至眉梢成一横线	
清肝经	食指掌面末节横纹至指尖	

续表

穴名	定位	穴位图
清心经	中指掌面末节横纹至指尖	
补脾经	拇指桡侧自指尖至指根处	
补肾经	小指掌面稍偏尺侧，自小指指根至指尖	

穴名	定位	穴位图
清天河水	在前臂内侧正中,自腕横纹至肘横纹成一直线	
捏脊	第七颈椎棘突下凹陷中至尾骨端与肛门连续的中点处	

表 4-9 耳腧穴表解

穴名	定位	穴位图
肺	心区的周围	
脑干	在轮屏切迹处	
皮质下	在对耳屏内侧面	
肝	在耳甲艇的后下部	
舌	在耳垂正面中上部	
心	在耳甲腔中心凹陷处	
胃	在耳轮脚消失处周围	
口	在耳轮脚下方前1/3处	
枕	在对耳屏外侧面的后部	
神门	在三角窝后1/3的上部	
交感	在对耳轮下角前端与耳轮内缘交界处	
内分泌	在耳甲腔底部,屏间切迹内0.5 cm处	
脾	在耳甲腔外上方,耳轮脚消失处与轮屏切迹连线的中点	

表 4-10　五行五音配属表解

五行	五音	五脏	五志	主治功效
木	角	肝	怒	疏肝解郁、安神助眠
火	徵	心	喜	调畅血脉、振奋精神
土	宫	脾	思	健脾助运、增进食欲
金	商	肺	悲	善制躁怒、使人安宁
水	羽	肾	恐	发人深思、启迪心灵

（十三）中医心理疗法

中医心理疗法是在中医心理学理论指导下，借助语言、行为及特意安排的场景等，唤醒患者或咨询者防治心身问题的积极因素，促进或调整机体的功能活动，以维护和促进心身健康的方法。其渊源追溯至远古时期的祝由术，《黄帝内经》提到人的心理活动与疾病的产生、转变、传播及其预后紧密相关，强调应以"治神"为主，后有不少医者独立地应用中医心理学进行心理咨询的实践活动，但这种实践活动绝大多数是在具体的诊疗活动中开展的，中医古籍医案或现临床研究个案治疗中有此相关记录。现临床报道中医心理疗法治疗孤独症儿童的方法有情志相胜法、移精变气法和开导劝慰法，可调节孤独症儿童的情绪及心理状态，从而增强孤独症儿童的脑功能以及促进其大脑神经发育、增强突触可塑性，以提高孤独症儿童的智力水平，提高其适应新环境的能力，拓宽其兴趣范围，增强其人际交往能力。

情志相胜法是利用一种情志纠正另一种情志的方法。该方法以"怒、喜、思、悲、恐"五情相生相克的规律为指导，古人认为怒克思、思克恐、恐克喜、喜克悲、悲克怒，因此可采用"悲胜怒、怒胜思、思胜恐、恐胜喜、喜胜悲"的规律对孤独症儿童的情绪进行调理。临床中使用较多的是"思胜恐"及"喜胜悲"疗法，有学者认为孤独症儿童不愿接触新环境，害怕生活模式改变，喜欢有规律的运动，如喜欢转圈、圆形的物体等，都是由其缺乏安全感所致。孤独症儿童心常恐惧，恐伤肾，肾精不足则会出现智力发育迟缓、语言发育迟缓等症状，可通过说理开导的方法以减缓孤独症儿童的恐惧。此外孤独症儿童因行为方式异常，智力障碍，在日常生活中会遇到许多批评与指责，多有悲忧情绪，悲伤肺，肺气不足则易少气懒言，不语或少语，医者可以通过游戏等方式，让愉快喜悦的情绪去缓解其悲忧。

移精变气法是通过转移孤独症儿童的关注目标点，转移心神、舒肝解忧以通调气血、改善精神障碍的一种心理治疗方法。人体气机紊乱则易生病。孤独症儿童气机多闭塞，通过移精变气法可达到行气解郁、疏通心气、固守肾精的目的，进而打开孤独症儿童封闭的神识，增强其对新环境、新事物的接受能力。

开导劝慰法是通过对孤独症儿童的耐心开导、以减轻其焦虑及恐惧等不良情绪，从而帮助其重拾信心的方法。通过引导孤独症儿童慢慢接纳新事物及新环境，帮助其更好地融入社会。

操作方法：设立单独中医心理治疗诊室，医生和孤独症儿童或其家属"一对一"进行交流，密切注意其情绪变化，诱导其尽吐病情，了解症结所在，用中医心理学方法引导正向积极因素发挥作用。

四、家庭康复及食疗

(1)音乐疗法:常听中医五行音乐、奥尔夫音乐、佛经音乐,每天听4~6次,每次听20~30分钟。

(2)中医按摩。

①宁心安神、镇静定志:选取百会穴、四神聪穴、安神穴、神门穴。

②促进语言发育:选取风池穴、风府穴、翳风穴、哑门穴、地仓穴、内关穴、劳宫穴。

(3)中医食疗。

①菊楂决明饮。

【功效】疏风平肝,安神益脑。

【配方】菊花5 g、合欢花5 g、决明子10 g、乌梅10 g、桂圆10 g、枸杞10 g、生山楂片15 g、冰糖10 g。将决明子捣碎,与其他药物同煮,煮取汁饮,加入适量冰糖,代茶饮,每周饮用1~3次。

②熟地百合龙齿汤。

【功效】滋补肝肾。适用于烦躁易怒、易冲动患儿。

【配方】百合15 g、熟地黄15 g、炒黑芝麻25 g、龙齿15 g。龙齿先煎40分钟,再加入剩余药物,煮取汁饮,每日1次,每周饮用1~3次。

③猪心大枣汤。

【功效】改善焦虑、镇静安神,促进睡眠。

【配方】猪心1个、大枣5个、小麦60 g、甘草3 g、石菖蒲20 g、炒柏子仁15 g、石决明25 g、生龙骨20 g、生牡蛎25 g、钩藤20 g(后下)。先煮生龙骨、生牡蛎2小时,再放入余下配料一起煮汤,煮1~2小时,每次饮汤1小碗,食猪心1小块,每周用2~3次,连用3~4周。

参考文献

[1] 王子慧.经颅磁治疗仪在孤独症谱系障碍孤独症儿童中的治疗效果[J].长治医学院学报,2022,36(5):355-358.

[2] 李哲,周海荣,吴文英,等.脑电生物反馈联合听觉统合训练治疗孤独症儿童谱系障碍的疗效观察[J].现代医学与健康研究(电子版),2022,6(6):108-110.

[3] 唐顺峰,张俊华.中医治疗孤独症[M].哈尔滨:黑龙江科学技术出版社,2018.

[4] 戴淑凤,单海军.儿童发育与行为疾病中医外治疗法图谱[M].北京:北京大学医学出版社,2022.

[5] 胡卫国,胡骁维.世界卫生组织标准针灸经穴定位[M].北京:人民卫生出版社,2017.

[6] 梁繁荣.针灸学[M].上海:上海科学技术出版社,2012.

[7] 刘振寰.实用儿童针灸学图谱[M].北京:北京大学医学出版社,2019.

[8] 庄礼兴.靳三针疗法精要[M].广州:广东科技出版社,2020.

[9] 焦顺发.焦顺发头针[M].北京:中国中医药出版社,2019.

[10] 杨玉凤,杜亚松.儿童孤独症谱系障碍康复训练指导[M].北京:人民卫生出版社,2020.

[11] 彭静山,彭筱山,王鹏琴.眼针疗法[M].2版.沈阳:辽宁科学技术出版社,2018.

[12] 孙介光,孙雪然.实用舌针学[M].北京:人民军医出版社,2008.

[13] 刘继洪.耳穴诊疗入门[M].北京:中国中医药出版社,2020.

[14] 赵宁侠,高峰,张宁勃,等.眼针配合穴位注射治疗孤独症儿童目光交流障碍临床研究[J].中华中医药杂志,2017,32(10):4741-4742.

[15] 张文柳,刘芳,唐芝娟,等.以枢调神理论穴位埋线疗法对孤独症谱系障碍儿童认知及语言功能的影响[J].广州中医药大学学报,2021,38(5):954-961.

[16] 杨超华,李恩耀,张继伟,等.基于"肠-脑轴"理论的艾灸对孤独症谱系障碍心脾两虚型患儿胃肠功能及认知功能的影响[J].河南医学研究,2022,31(11):1934-1937.

[17] 白青云,孔亚敏,马丙祥,等.脏腑经穴推拿联合康复训练治疗孤独症谱系障碍临床研究[J].新中医,2022,54(3):203-207.

[18] 周丛笑.小儿运脾推拿法治疗孤独症谱系障碍的临床疗效及对肠道菌群的影响[D].北京:北京中医药大学,2021.

[19] 宓宝来.振腹推拿干预孤独症儿童临床疗效观察及肠道菌群变化[D].北京:北京中医药大学,2021.

[20] 孔亚敏,白青云,刘佳音.三部推拿开窍法联合康复训练治疗孤独症谱系障碍患儿的临床疗效观察及作用机制探究[J].天津中医药,2021,38(3):328-332.

[21] 冯祥,葛君芸,蒋全睿,等.中医推拿干预孤独症谱系障碍患儿的临床观察[J].中医药临床杂志,2020,32(2):358-361.

[22] 赵宁侠,李辉,郭凯,等.中药药浴配合耳穴贴压对孤独症谱系障碍患儿异常行为的改善效果[J].临床医学研究与实践,2019,4(27):126-127.

[23] 金炳旭,李诺,赵勇,等.穴位埋线对自闭症儿童共同注意及社交沟通能力的影响:随机对照研究[J].中国针灸,2020,40(2):162-166.

[24] 刘玉玲,黄蓉.重复经颅磁刺激联合脑电生物反馈治疗在孤独症患儿康复治疗中的应用[J].保健医学研究与实践,2022,19(5):70-73.

[25] 李梦青,姜志梅,李雪梅,等.rTMS结合脑电生物反馈对孤独症谱系障碍儿童刻板行为的疗效[J].中国康复,2018,33(2):114-117.

[26] 周莹莹,刘勇,王春南.超声波联合五行音乐治疗孤独症谱系障碍临床观察[J].中国中医药现代远程教育,2023,21(4):128-130.

[27] 张奕,韩布新.中医心理治疗在孤独症谱系障碍干预中的价值[J].医学综述,2019,25(18):3641-3646,3651.

[28] 周莹莹,刘勇,王春南.超声波联合五行音乐治疗孤独症谱系障碍临床观察[J].中国中医药现代远程教育,2023,21(4):128-130.

第五章
情绪和行为问题解决

第一节 焦 虑

焦虑是孤独症儿童常见的情绪表现,若不能及时发现孤独症儿童此类不良情绪,则会对他们的治疗和预后产生消极的影响,同时也会加重照护人的压力,孤独症儿童家庭的生活质量也会随之下降。本节主要介绍孤独症儿童焦虑障碍的发病率、发病机制、影响因素、临床表现、测量工具及干预措施。

一、孤独症儿童共病焦虑障碍的发病率

焦虑障碍是目前孤独症儿童常见的一种共病,约有40%的孤独症儿童符合焦虑障碍的临床诊断标准,而普通人群中只有10%的儿童符合这一标准。在已有实证文献中,孤独症儿童焦虑障碍的总体发病率很高,为20%~35%,高于正常学龄前儿童的10%~20%。与正常发育儿童以及其他神经系统发育障碍儿童相比,孤独症儿童的焦虑水平更高,0~3岁孤独症儿童焦虑的发病率高于其他有精神障碍的儿童。总的来说,许多研究表明,孤独症儿童对焦虑症状的易感性强,并且大多在早期(即在学龄前)表现出来。孤独症儿童焦虑障碍的表现多由照护人或学校教师提供相关信息。由于照护人的焦虑程度远高于学校教师,导致在问卷调查时照护人对患儿焦虑的评分远高于学校教师。在使用不同量表评估后,均得出这样的一致结论。同样临床医生诊断时,焦虑障碍的患病率也不高。原因可能是其他人远没有照护人自身的焦虑程度高。学校教师和临床医生的评分都很低,这可能反映了孤独症儿童的焦虑症状难以评估的问题,这种难以评估性会使孤独症儿童的焦虑障碍的诊断不够准确。2015年美国精神病协会修订的《精神障碍的诊断和统计手册》(第五版)(DSM-5)中的儿童焦虑诊断标准,将儿童焦虑障碍划分为:恐惧障碍或广场恐惧症、特定恐惧症、社交恐怖症、广泛性焦虑、创伤后应激障碍、急性应激障碍以及分离焦虑障碍。这也是当前国内、国际通用的儿童焦虑障碍分类标准。孤独症儿童广泛性焦虑的发病率远高于普通人群和其他智力障碍人群,但分离焦虑障碍和恐惧症的发病率较低,这大体上与早期对孤独症儿童焦虑发病率的meta分析一致。

二、孤独症儿童焦虑障碍的发病机制

焦虑障碍可能是孤独症在一系列相关应激源刺激下产生的结果;也可能焦虑障碍和孤独症之间相互影响,即孤独症相关的应激源导致焦虑,焦虑又使孤独症的核心症状加重;或者焦虑可能是孤独症的特征症状之一。

相关研究表明,侧前额叶皮质是调节焦虑、情绪行为及社交行为的重要神经中枢。孤独症焦虑障碍患儿杏仁核脑区过度活跃,杏仁核体积减小,并向外侧延伸至基底外侧核和中央核,基底外侧复合体与影响认知、动机和应激反应的脑区(包括前额叶皮质、海马、伏隔核和引发去甲肾上腺素介导的应激反应的后脑区)双向沟通。杏仁核与内侧前额叶皮质可能通过协同其他边缘结构调节焦虑。因此认为孤独症患者和焦虑障碍患者的共同病因可能为杏仁核、海马、前额叶腹内侧皮质和脑岛等存在结构和功能异常。

据相关神经电生理研究表明,错误相关负电位、静息态额叶脑电活动的不对称性这两个已确定的脑电图指标均与孤独症焦虑症状有关,其中孤独症儿童的社交恐惧与错误相关负电位有关。

三、孤独症儿童焦虑障碍的影响因素

持续的社会排斥、对社交缺陷的意识,以及在社交场合缺乏灵活性和社会刺激的混乱会导致孤独症儿童焦虑水平增高。相关研究发现,社交退缩与焦虑的严重程度加深呈正相关,社交能力低于平均水平的儿童更易出现焦虑障碍。在某些对刻板重复行为和焦虑障碍的研究中发现,与轻度刻板重复行为的儿童相比,中度和重度刻板重复行为的儿童的焦虑障碍发生率更高。此外,也有其他研究发现,孤独症儿童的焦虑障碍与对立行为和攻击性、行为问题、易怒性和超敏性显著相关。睡眠障碍是被研究最多的临床相关因素,大部分研究表明睡眠障碍与焦虑障碍呈中度正相关,有报道称睡眠障碍每增加1个单位,焦虑障碍就会增加1.55个单位。焦虑障碍与关于其他临床相关因素,如饮食问题、躯体症状之间存在中等效应大小的正相关关系,如湿疹并发焦虑障碍的概率是预期的1.84倍。也有研究表明焦虑障碍与认知功能之间呈正相关,智力水平高的儿童的焦虑障碍发病率约是智力水平低的儿童的2倍,认知功能处于平均水平的儿童的焦虑障碍得分要比认知功能低于平均水平的儿童高2.28个单位,而认知功能高于平均水平的儿童的焦虑障碍得分比认知功能低于平均水平的儿童高8.47个单位。此外,语言功能较高的儿童也更有可能产生焦虑障碍,语言发育迟缓和一般发育迟缓与焦虑障碍同时发生的概率低于预期。

四、孤独症儿童焦虑障碍的临床表现

焦虑障碍是以焦虑情绪体验为主要特征的,由于不适应所处环境而会产生阵发性或持续性的过度紧张、担忧、害怕等情绪,同时伴有自主神经功能紊乱、运动性不安、认知及行为障碍等症状。提心吊胆、烦躁、恐惧、绝望、痛苦、忧虑紧张不安等是焦虑障碍的精神症状;躯体症状则为一系列自主神经系统功能亢进表现(如心悸、气短、胸闷、口干、出汗、恶心、食欲不振、窒息感、无法深度睡眠、肌紧张性震颤、颤抖或颜面潮红、苍白等)。对针头、注射器、血液、细菌、医生、昆虫和动物的恐惧,是孤独症儿童最常见的特定恐惧障碍表现。此外,他们在被社会评价、未达到社会或绩效相关的期望、公共演讲等情境下,最容易出现社交焦虑,而关于学校、财务、未来、天气、自然灾害等方面的焦虑也经常出现。当孤独症儿童经历焦虑时,噪声、颤抖、咬指甲、拔头发以及抠皮肤等这些刻板重复行为往往会增加。焦虑还会导致他们的行为失调,如眼神接触不良、负面情绪(恐惧、易怒)和交流方面的变化(口吃、发声增多、语言交流减少)等。胃肠道和睡眠问题的出现,甚至是部分癫痫发作,也有可能反映孤独症儿童出现了焦虑。

五、孤独症儿童焦虑障碍的测量工具

目前,孤独症儿童焦虑障碍的测量工具大多是他评量表。这些量表的内容大多是在现有焦虑障碍测量量表的基础上进行扩展、删减、修改或补遗形成的子量表,包括正在开发或最近已经开发的与孤独症人群焦虑障碍相关的量表项目。孤独症儿童焦虑量表-家长版(anxiety scale for children with autism spectrum disorder-parent version, ASC-ASD-P),改编自儿童焦虑和抑郁量表修订版,其中包括旨在捕捉非典型孤独症特定焦虑症状的附加项目,这是为了记录孤独症儿童的焦虑症状。ASC-ASD-P具有良好的内部一致性、有效性,间隔时间一个月的重测信度良好等特性。

儿童行为检查表(child behavior checklist, CBCL)是用于评估4~18岁儿童青少年行为、情绪、社会能力的量表。CBCL在国际上应用广泛,专门用于评估4~18岁儿童青少年的精神分裂、抑郁、焦虑、躯体主诉、社交退缩、多动、攻击性、违纪、行为、情绪等问题,量表中包括20项能力评估的项目和120项行为和情绪问题的项目。该量表将20个能力评估项目分为活动、社会和学校三个方面内容,由家长或其他监护人询问并记录儿童青少年的运动、爱好、工作、交往的程度以及参与活动的数量和质量等,进一步询问儿童青少年与其兄弟姐妹、同龄人和父母的关系,以及儿童青少年如何在学校参与活动,三个方面评估项目的原始分数之和即为总分。虽然CBCL不是专门用来筛查孤独症儿童的量表,但它在识别孤独症儿童的情绪问题方面很有用,且有实证研究证明了根据CBCL评估孤独症儿童的焦虑障碍可以从内化和外化两个维度进行。

Vineland适应性行为量表Ⅱ(Vineland adaptive behavior scales, VABS-Ⅱ)是可以对孤独症儿童的适应性功能进行测量的工具,因为它适用于评估各种能力水平的儿童,包括孤独症儿童。受访者对儿童在每个项目上的能力进行评分,评分范围为0~2分,分数越高表示能力水平越高,旨在捕捉他们在沟通、社交和日常生活领域的能力。研究发现接受性语言的测量与孤独症儿童的智力水平相关,因此选择了交流领域接受性语言的V级分数来评估他们的功能水平。

儿童焦虑抑郁量表-修订版(revised children's anxiety and depression scale, RCADS)是测量6~18岁儿童青少年焦虑和抑郁的自陈量表,具有良好的心理学测量指标。它由47个项目组成,对应6个分量表:重度抑郁障碍(10个项目)、恐惧障碍(9个项目)、社交恐惧障碍(9个项目)、分离焦虑障碍(7个项目)、广泛性焦虑障碍(6个项目)和强迫障碍(6个项目)。参与者按1(从不)、2(偶尔)、3(经常)、4(总是)的计分方法回答问题。RCADS得出两个总分:总焦虑总分(由5个焦虑分量表组成)和总内化总分(由所有6个分量表组成)。

但有研究发现高功能孤独症青少年的 RCADS 才具有可接受的内部一致性,其 RCADS 总分与 CBCL 焦虑、抑郁子量表之间具有适度的收敛性,因此认为 RCADS 可能更适用于评估孤独症儿童。

六、孤独症儿童焦虑障碍的干预措施

苯二氮䓬类药物过去被广泛用于治疗普通人群的焦虑障碍,虽然长期使用具有依赖成瘾的缺点,但在选择性 5-羟色胺再摄取抑制剂(SSRI)生效或认知行为疗法(CBT)开始之前,它对焦虑严重症状的短期管理非常有效。短效苯二氮䓬类药物,如阿普唑仑可能与戒断症状有关,而长效苯二氮䓬类药物如氯硝西泮是可用的。耐受性和无成瘾性使得 SSRI 更适合用于长期治疗。一项关于患有焦虑障碍的孤独症儿童使用利培酮的双盲、安慰剂对照试验显示,与对照组相比,干预组 57% 的儿童在 12 周的试验中焦虑障碍明显减轻,他们的焦虑、攻击性和自我创伤行为较前好转。而一项西酞普兰对患有孤独症和焦虑障碍的儿童青少年影响的研究表明,17 名 4~15 岁的儿童青少年接受了平均 7 个月的开放标签西酞普兰试验(5~40 mg),根据临床整体印象量表,其中 10 名受试者(59%)有显著改善,但有 4 名出现了包括失眠和抽搐在内的副作用。从研究来看,SSRI 的反应率约为 66.7%,在这些药物中,西酞普兰(孤独症研究中最常用的药物)耐受性最好。但对于孤独症儿童的焦虑障碍,SSRI 都应该从低剂量开始使用,逐渐增加到治疗水平,以避免焦虑障碍的初始恶化。近年来,在因伴焦虑障碍在儿童精神科就诊的孤独症儿童中,我们根据不同年龄和不同焦虑表现给予孤独症儿童不同类型和剂量的 SSRI。6 岁及以下儿童多不使用药物治疗,而是以行为干预和家长培训为主。对于 6~12 岁儿童,我们主要选用舍曲林、氟西汀或氟伏沙明中的一种使用。舍曲林起始剂量为 25 mg/d,每日上午一次,建议在餐后一小时服用。观察儿童有无明显的胃肠道反应,有些儿童反应较大甚至出现头痛等不耐受的不良反应,此时我们需要停药且换用氟西汀或氟伏沙明。原则上每 1~2 周调整一次用药,每次加量 25 mg,直至儿童的焦虑障碍得到明显改善,达到有效治疗的最低剂量即停止加量。氟西汀一般从 10 mg/d 的起始剂量开始,但该药物起效较慢,有时需要告知家长观察 2 周甚至更长时间。因为氟西汀是 2D6 酶强抑制剂,因此氟西汀的剂量建议不超过 60 mg/d,且服用时尽量减少联合使用经 2D6 酶代谢的药物。而氟伏沙明具有改善睡眠的作用,对于夜间睡眠不好的儿童可以选用,而具有强迫行为、刻板重复行为的儿童也可以优先考虑氟伏沙明。起始剂量为每次 25 mg,每日 2 次。遵循每隔 1~2 周加量的原则,氟伏沙明每次加用 25 mg,直至达到有效治疗的最低剂量,原则上用量不超过 200 mg/d。对于 13~17 岁的青少年,我们在使用 SSRI 时可以酌情加大剂量,如舍曲林的起始剂量可以调整至 50 mg/d,但若不耐受则需缓慢加量或者适当减量。虽然焦虑障碍需要长期治疗,但如果没有其他共存疾病,大多数患者在适当的治疗后都会有所改善。早期出现焦虑障碍的儿童青少年通常需要更耗时的治疗。如果药物治疗有效,应继续治疗 12 个月。当停止使用 SSRI 时,需缓慢、渐进地减量,并监测是否有复发的迹象。而患有焦虑障碍的孤独症儿童可能会在停药后表现出急性症状,如心率和血压升高、出汗和肌肉紧张,以及易怒、攻击性强、财产破坏和自伤等,可乐定和普萘洛尔可改善这些停药症状。因我国 CFDA 对儿童用药要求严格,虽然以上药物在国外焦虑障碍的儿童中广泛使用,但有些并不体现在我国使用说明书中,因此儿童精神科医生使用时需要特别留意,建议与儿童的合法监护人签署超使用说明书的用药知情同意书。

认知行为疗法(cognitive behavioral therapy,CBT)是治疗孤独症儿童焦虑障碍的主要手段,CBT背景理论认为病理性焦虑障碍是过度生理刺激、认知扭曲和回避行为相互作用的结果。因此,CBT干预的认知要素包括情绪识别、挑衅性结论、认知重建计划和旨在恢复扭曲思想的行动。其基本组成部分包括感官调节技能的教学(以减少正常的觉醒和适应不良的想法),通过循序渐进的方式让人暴露在恐惧刺激中来管理焦虑症状,以及防止让人习惯焦虑的逃避行为。CBT的优点是,通过改善社会互动和关系可以减轻孤独症儿童的焦虑程度,特别是社交焦虑。这是在不同的背景下由不同的专业人员可提供的广泛的项目疗法,适用于社区心理健康项目和学校。学校生活需要社交能力,这可能会增高孤独症儿童的焦虑水平,但学校可以通过CBT帮助孤独症儿童提高灵活性和适应能力,从而在以后的年龄阶段出现更少的问题。但是由于CBT需要一定的语言技能,其更适用于高功能孤独症儿童。而智力水平、语言技能水平为中等或更低功能的儿童,以及有攻击性和(或)自伤行为的儿童,则需要采用更多的家长管理策略,因此以家庭为中心的改良版CBT更适合他们。可以确定的是,平行应用CBT,可以增强孤独症儿童伴焦虑障碍的药物治疗的积极反应。但无论是终生药物治疗或CBT,或两者兼而用之,对许多孤独症儿童来说并不罕见,因此我们对其家属关于治疗预期的宣教至关重要,我们只能最大限度地减轻孤独症儿童的症状,并不能做到使其完全的恢复。

第二节 抑 郁

孤独症儿童在学龄期容易出现抑郁,大多表现为情绪低落、烦躁不安、为小事发脾气、哭闹不止,照护人安抚无效等。家长常为此苦恼,更不知如何去帮助他们。本节主要介绍孤独症儿童抑郁情绪的发病率、发病机制、影响因素、临床表现、测量工具及干预措施。

一、孤独症儿童共病抑郁障碍的发病率

相关数据显示,孤独症儿童中有19.8%被诊断患有抑郁障碍,而普通人群只有6%;70%的成年孤独症患者一生中至少有过一次严重的抑郁发作,50%的患者一生中会反复出现抑郁发作。我们不难发现,抑郁障碍也是孤独症儿童常见的情绪问题之一。孤独症儿童抑郁障碍的发病率是正常发育儿童的4倍,相关研究也表明孤独症与抑郁障碍都是遗传性疾病,共病抑郁障碍的孤独症儿童比不共病抑郁障碍的孤独症儿童有更高的抑郁障碍家族史发病率。

二、孤独症儿童抑郁障碍的发病机制

孤独症共病抑郁障碍的病理机制尚不能明确。曾有研究对104例孤独症儿童的基因型进行分析,发现5-羟色胺2A受体基因(HTR2A)单核苷酸rs63111多态性可能调节其抑郁症状的严重程度,因此也推测5-羟色胺水平的变化通过各种机制影响大脑,这一抑制

性神经递质在情绪障碍和孤独症发展中起主要作用。还有一种推测是脑区的异常反应与孤独症儿童发生抑郁障碍相关。有研究应用脑弥散张量成像技术，探讨了脑白质微观结构的完整性与高功能孤独症患者抑郁症状之间的关系，结果发现其脑白质微结构异常与抑郁症状相关，且主要发生在内囊前肢和放射冠区。在另一项关于孤独症儿童的研究发现，孤独症儿童大脑的默认网络、听觉网络、感觉运动区域、注意网络功能发生改变，其中伴抑郁障碍的孤独症儿童主要表现为大脑感觉运动区域、注意网络功能下降，且注意网络中右侧额中回（眶部）功能的改变与孤独症核心症状及抑郁情绪评分存在相关性。因此推测孤独症儿童大脑中存在多个网络功能的改变，并且其伴抑郁障碍的机制主要与大脑感觉运动区域、注意网络功能下降有关。这种功能下降可能导致其无法与外界进行正常的沟通，无法产生相应的情感反应，与其孤独症核心症状和抑郁障碍的发生均相关。

三、孤独症儿童抑郁障碍的影响因素

研究发现影响孤独症儿童发生抑郁障碍及抑郁严重程度的因素是多样的，抑郁障碍家族史、年龄大、认知水平高、社交能力强以及孤独症诊断年龄延迟等都与孤独症儿童抑郁障碍的增加有关。而在临床经验和相关研究中，孤独症共病抑郁障碍儿童的孤独症核心症状是轻于单纯孤独症儿童的，即儿童孤独症症状越轻，抑郁水平越高。

目前认为智力水平与孤独症儿童抑郁的发病呈正相关，智力水平越高，抑郁障碍的发病率越高。在低智力水平（即智商<70）的孤独症儿童中，抑郁障碍的发病率较低，即高功能孤独症儿童比低功能孤独症儿童更有可能共病抑郁障碍。一是可能由于智力水平低的儿童无法正确表达他们的想法与感受，这使得他们的症状难以被识别，从而导致诊断抑郁障碍变得困难；二是可能由于患有孤独症且智力水平达到或高于平均水平的儿童可能更清楚自己的缺陷，尤其在青少年时期其社会意识增强，而自我价值感降低，这可能更易诱发抑郁障碍。

性别或许也是孤独症儿童抑郁障碍发病率的影响因素之一。有研究发现，孤独症女童抑郁水平高于孤独症男童，但也有研究显示在学龄期患有孤独症的男童发生抑郁障碍的可能性高于女童。这样的差异可能因为男童的孤独症发病率远高于女童，致使研究样本中女童数量过少，难以产生具有统计学意义的研究结果，性别对孤独症儿童出现抑郁障碍的具体影响仍需进一步明确。

孤独症儿童的抑郁症状会随年龄的增长而发生变化。患有孤独症的青少年往往会比儿童时期感受到更多的孤独感，因为随着其年龄增长，对社交活动的需求增大，当自身需求与环境不相称时便容易出现抑郁障碍。有关数据表明，孤独症患者抑郁障碍的患病率呈现阶段性变化，从青春期到中年，抑郁障碍的发病率逐渐上升，但在老年期有下降的趋势。

现今家庭成员越来越多地参与到孤独症儿童的生活中，如父母、兄弟姐妹、祖父母等对孤独症儿童的治疗预后产生了重要影响。与独生的孤独症儿童相比，有兄弟姐妹的孤独症儿童沟通能力更好，且抑郁率明显降低，原因可能是家庭成员与其之间的互动交流可促进其社交能力的发展，有效降低抑郁障碍的发病率。但兄弟姐妹间争吵、父母离异、家人离世等消极因素也会给他们带来不良影响，增高其抑郁障碍的发病率。

随着孤独症儿童年龄的增长,因其需要融入更大的环境、面对更多的同伴、学习更多的技能,社会环境因素对他们的影响逐渐突显。孤独症儿童同伴数量越多、与同伴关系越好,孤独感就越少,其社交意识的增强可减轻抑郁的症状。但如果适应不良则会导致诸多问题,因为社交意识越强,越能意识到自己在社会环境中的角色和需要承担的责任,失败等消极事件可导致他们的自尊心降低和气馁,增加抑郁障碍的发病率。有学者曾对791例孤独症儿童进行调查,57%的母亲表示患儿曾遭受过嘲笑和欺凌,其沟通障碍可使嘲笑或欺凌带来的负面情绪被放大,从而更容易导致抑郁。这些都表明社会支持是影响孤独症儿童抑郁的重要因素。

四、孤独症儿童抑郁障碍的临床表现

一项对正常发育的学龄前儿童的研究发现,易怒和悲伤是抑郁最敏感的预测因素(98%的学龄前儿童有易怒和悲伤),而快感缺乏是较为具体的表现。对于孤独症儿童来说,常见的表现还有烦躁、焦虑、激动、易怒、限制性及重复性行为增加、进食或睡眠障碍,以及拒绝参加学校活动等,甚至有自伤行为及自杀倾向。孤独症青少年自杀的风险更高,在患有抑郁障碍的孤独症青少年中,有48%的人有自杀意念和自伤行为,自杀死亡的风险是普通青少年的9倍。而在年龄较小的孤独症伴抑郁障碍的儿童中,可能会出现参与以死亡或自杀为主题的活动或游戏,因为他们的语言能力有限,他们倾向于通过玩耍来表达这种想法,认识此对于评估年幼儿童的抑郁症状是至关重要的。孤独症儿童抑郁障碍的具体表现形式会因年龄和发育成熟水平的不同而异,但共同点为对活动的兴趣下降、感觉没有价值或内疚、集中注意或做决定的能力下降。

一般来说,孤独症女童抑郁时更多表现为食欲或体重的变化、哭泣的频率增加、内疚或自卑的感觉加重,而男童可能以快感缺乏、社交退缩、情绪或精力的变化为主。考虑到许多孤独症儿童在沟通方面有明显的障碍,悲伤、绝望或不感兴趣的主观状态可能非常难以表达,因此抑郁障碍的识别和诊断在很大程度上依赖于其照护人的观察。往往从儿童悲伤冷漠的表情、哭泣频率的增加、易怒与攻击性程度的增加,以及自我照顾能力的下降等这些非典型表现中可以推断出他们精神状态的变化。

随着抑郁障碍的发作,孤独症核心症状的增强和减弱均有报道。孤独症儿童对重复行为的兴趣丧失和专注力的下降,一般伴随着更多的社交退缩和适应功能的降低。虽然没有证实孤独症症状随抑郁障碍发作而波动的方式,但有许多研究表明,孤独症症状偏离基线时可能意味着抑郁障碍的发作。在临床上,与基线相比的行为变化是一个相对容易得到的信息,这或许对筛查孤独症儿童的抑郁障碍有较大的帮助。

五、孤独症儿童抑郁障碍的测量工具

目前还没有专门用于评估孤独症儿童抑郁程度的量表,临床和研究中常用汉密尔顿抑郁量表和贝克抑郁量表,还有医院焦虑抑郁量表及简化情绪量表等。这些量表各具优点,但量表中的许多问题对于孤独症儿童来说可能很难回答,他们的父母或其他照护人可能也很难代表他们回答。例如,汉密尔顿抑郁量表和贝克抑郁量表中包含的一些问题,要求孤独症儿童主观地评估他们类似"内疚"这样的情绪,这对具有社交障碍、述情障碍和洞察力

差的孤独症儿童来说是很有挑战的。而有关食欲、睡眠、活动兴趣和精神运动障碍的评估也可能会被孤独症的症状所掩盖。此外，在这些量表中比较缺乏与孤独症相关症状变化（如适应不良行为等）的评估内容。因此，我们期待有更全面、更科学的测量工具可以用于评估孤独症儿童的抑郁情绪。

六、孤独症儿童抑郁障碍的干预措施

心理治疗、物理治疗及药物治疗通常都是我们干预孤独症儿童抑郁障碍的选择。心理治疗中，认知行为疗法和正念减压疗法是较为常用的方式。认知行为疗法是一种针对儿童心理-社会的干预方法，其对孤独症儿童抑郁、焦虑和压力症状均有减轻的效果，且效果较为持久。正念减压疗法是以正念禅修处理压力、疼痛和疾病，并结合运动和心理治疗理论与方法的团体训练课程。正念减压疗法可以减少焦虑、抑郁的情绪，同时增加高功能孤独症儿童的积极情绪。有研究发现，在减轻孤独症儿童抑郁方面，正念减压疗法和认知行为疗法的疗效相当，但对于认知水平较低的孤独症儿童来说，正念减压疗法更容易接受，因为认知行为疗法需要较高的认知水平和沟通能力。此外，还有类似心理教育、视觉模拟量表、团体治疗等心理治疗方法。重复经颅磁刺激（rTMS）是一种非侵入性脑刺激技术，对患有孤独症和重度抑郁障碍的儿童有很好的耐受性，可以改善抑郁症状，并对孤独症核心症状产生积极影响。

选择性 5-羟色胺再摄取抑制剂（SSRI）是治疗抑郁障碍的一线药物，但关于 SSRI 治疗孤独症共病抑郁障碍的相关研究较少，SSRI 对孤独症儿童的抑郁症状改善程度与单纯抑郁障碍的患者疗效是否一样，仍需进一步地探究。不同国家对未成年人使用抗抑郁药的规定稍有不同，但总体意见相似。有研究表明，舍曲林可以用来治疗未成年人抑郁障碍。对于 12 岁以下儿童，临床上多从小剂量开始滴定，25 mg/d，叮嘱家长在儿童早餐或中餐后服用，服用后观察有无明显的药物不良反应。舍曲林在儿童中常见的不良反应以胃肠道反应及头痛、头晕为主，若儿童出现食欲不佳、食量减少等变化，需要观察 1～3 日，一般 3 日后胃肠道反应会逐渐消失。有些耐受性差的儿童，可能需要更长时间，1 周左右这些早期不良反应可能会逐渐消失。还有些儿童在服用舍曲林的早期可能出现自伤行为，甚至会有自杀意念。若儿童不能耐受，出现了严重的不良反应则要立即停药，一般 1～2 日药物可完全代谢。一般说来，大部分儿童的舍曲林可以在 1 周后加大剂量到 50 mg/d，以 50 mg/d 的剂量再维持 1 周，若儿童的情绪改善则无需加量；若抑郁情绪持续存在，我们可以根据儿童情况逐渐加大剂量，但儿童的最大治疗剂量为 100 mg/d，对于 13～17 岁的青少年，根据个体差异，剂量最大可以增加到 150～200 mg/d。由于儿童代谢较成人（含老年人）快，其特点是用药早期容易出现不良反应，而中后期其血药浓度却低于使用同等剂量的成人（含老年人）。需要注意的是，在使用过程中，需定期复查舍曲林的血药浓度。除此之外，氟西汀也可以用来治疗儿童、青少年抑郁障碍，起始剂量推荐 10 mg/d，最大剂量建议为 60 mg/d。可以每隔 1 周左右加大剂量 10 mg，待日剂量到 20 mg 以上时，若儿童情绪有所改善，且进食规律，对药物耐受性良好，无明显不良反应，则可以每周增加 20 mg。我们在给儿童加大剂量的过程中需观察他们的体重、身高和服药后的精神状况、情绪、行为、睡眠、进食量等多方面的变化，尤其在用药前建议儿童检查血常规、肝肾功能、性激素水平和心电图，在服药

2~4周后建议再次复测以上这些指标及血药浓度。如果儿童在服药后出现说明书上少见或未见的情况,而服药前未曾出现,我们要考虑是否与药物相关,此时可停药观察,若停药后这些状况消失,应考虑与药物的相关性较大。对未成年患者,尤其是学龄期儿童使用抗抑郁药时需格外谨慎。

第三节 易 怒

以发脾气、自伤和攻击行为为特征的易怒在患有孤独症的儿童中经常发生,有的儿童甚至会出现暴怒,这会导致照护人越发痛苦,也使儿童的社会功能明显受损,给照护人带来更多挑战,这是孤独症儿童到青春期后就医最常见的原因。但目前关于孤独症儿童易怒的研究较少,本节主要简单介绍了易怒相关的情况。

一、孤独症儿童共病易怒的发病率

相关研究表明,超过 85% 的孤独症儿童出现过易怒症状。大样本研究表明,近 60% 的孤独症儿童表现出精神紧张、神经过敏、烦躁或愤怒,1/4 的孤独症儿童存在超出正常范围的攻击性行为,42% 的孤独症儿童会出现暴怒、自伤等。

二、孤独症儿童易怒的表现及诱因

孤独症儿童通常难以调节行为,虽然易怒和攻击性行为可能不常见,但他们的一些行为极具挑战性。易怒表现为严重的发脾气、哭泣、扯头发、自伤以及咬人等攻击性行为。孤独症儿童发现自己处于陌生或令人沮丧的环境中,可能会引发焦虑和困惑,从而导致对他人和(或)对自身的攻击。孤独症儿童的易怒可能是由孤独症的核心症状引起的,人际和社会沟通困难使其难以与他人交流自己的想法、感受及需求,阻止或中断自己的重复行为、遭受同伴排斥等,这样的负面社会经历可能会让他们产生敌意和愤怒感,厌恶的感官体验可能会导致挫败感和高度易感性。孤独症儿童中常见的不服从行为,也可能与易怒症状有关。在孤独症儿童中,不服从行为一般发生在家长对其施加限制时(例如,家长想让患儿就寝从而限制患儿玩电子游戏的愿望时),当这些限制被患儿视为达到愿望或目标的阻力时,即容易产生挫败感,从而增加愤怒的风险。而对于孤独症儿童,不服从行为可能是获得限制性和重复性行为和活动的一种方式。此外,由于对同一性的坚持,可能会使孤独症儿童倾向于将家长的日常限制视为挑战易怒的因素。另有研究发现,在孤独症儿童中,焦虑与易怒呈正相关,即焦虑的体验导致烦躁性加强,而高功能孤独症儿童的焦虑和易怒水平更高。癫痫发作、胃肠道问题、疼痛或感染、睡眠障碍、多动等也会引发或加剧孤独症儿童的易怒症状。临床在处理易怒症状时,要明确孤独症儿童易怒症状产生的原因或诱因,进行针对性的干预,恰当的行为干预和药物治疗通常会改善孤独症儿童的社会功能和预后。

三、孤独症儿童易怒的测量工具

情感反应指数(ARI)是家长评定易怒程度的一种方法,广泛用于患有情绪障碍的孤独症儿童,也是目前为数不多的适合孤独症儿童的易怒测量工具。ARI包含六个症状项目和一个关于烦躁的损害项目。易怒是一种以愤怒为特征的容易烦恼和敏感的情绪。具体来说,ARI旨在以大多数儿童和家长都能接受的方式检查易怒的三个方面阈值。该量表旨在确定易怒情绪,而不是其可能的后果,如敌意,即对特定的人不喜欢,或产生攻击性行为(如殴打他人或破坏财产)。敌意和攻击性可能伴随易怒而发生,也可能不发生。例如,家长可以观察到,当孩子的愿望落空时,他们会表现出非攻击性的"呼哧呼哧"的声音。对孩子来说,易怒可能是一种不一定会激发攻击性行为的感觉。以前测量易怒或特质性易怒的量表经常包含攻击性、非社会或过度活跃的行为和症状,如"对财产的无利可图的损害""我觉得我可能会失去控制,伤害某人"等。此外,ARI是专门为从青少年及其家长那里获得可用信息而设计的。

ARI是作为家长和自评的衡量标准而创建的。家长会看到下面的指导句子:在过去的6个月里,与其他同龄的孩子相比,以下每一个陈述描述了你孩子的行为/感受的程度如何?请试着回答所有问题。自我报告的版本除了涉及你的行为/感受之外,其余是一样的。在自我介绍之后,被调查者被提出了六个与易怒相关的感受/行为相关的项目,以及一个评估易怒导致损害的问题。每个项目都有三个层次的回答类别:"不真实""有点真实""肯定真实"。得分分别为0、1、2分。可能的得分范围为0~12分。总分是六个项目的总和。

四、孤独症儿童易怒的干预

许多研究证实了行为干预治疗对孤独症儿童易怒症状的效果,行为干预治疗在改善儿童整体社会功能的同时也可以减少易怒的发生。有研究明确表明使用认知行为疗法的儿童在情绪调节方面、精神病理学方面(如内化和易怒等外化症状),以及适应行为方面有显著的作用。

治疗性身体包裹(therapeutic body wraps,TBW),也称为被单包裹疗法,是由护士或职业治疗师进行的辅助治疗,治疗期间将儿童包裹在被单中,通常单次治疗持续45 min。有研究招募了48例有严重伤害行为的孤独症儿童,分别给予干被单包裹法和潮湿被单包裹法干预。结果发现与治疗前相比,治疗后干、湿被单包裹组异常行为量表易怒分量表(aberrant behavior checklist subscale scores for irritability,ABC-I)评分均显著降低。

动物辅助干预(animal-assisted intervention,AAI)也是一种有效的行为干预手段,为孤独症儿童提供与动物互动的体验,从而降低儿童压力或焦虑水平,解决其社交问题和适应不良行为。美国一项研究利用骑马辅助治疗127例6~16岁的孤独症儿童,治疗1个月后这些儿童的易怒症状明显减轻。在治疗结束6个月时的随访评估也发现,其易怒症状评分仍低于基线值,这证明动物辅助干预的疗效可以持续较长的时间。

营养因素在孤独症的治疗中也发挥着积极作用。多项研究表明,孤独症儿童表现出肠道微生物组成异常,益生菌不仅可减轻孤独症儿童的胃肠道症状,还能改善其易怒症状。日本一项研究发现,在4~9岁有便秘的孤独症儿童饮食中补充益生菌,不仅能改善其便秘和肠道功能失调症状,还能降低其血清炎症细胞因子水平,同时改善易怒症状。维生素D、ω-3不饱和脂肪酸和萝卜硫素等也可以减轻孤独症儿童的易怒症状。还有研究对5~17岁的孤独症儿童给予4周低水平的激光治疗,发现这可显著减少孤独症儿童的易怒症状和其他行为问题,且这些积极的变化可以继续保持。

尽管很多证据支持使用非药物干预治疗易怒症状的效果不错,但是当孤独症儿童出现严重的攻击性行为或自伤行为等情况时,非药物干预往往无法取得理想效果,这时需要药物来控制易怒症状,以保证孤独症儿童及其照护人的基本安全。所以非药物干预通常在患者临床症状稳定的情况下使用。孤独症儿童到青春期后,大多数照护人是因孩子出现明显的易怒症状(如伤人或自伤行为)才会求助于医疗机构,因此,临床上使用药物控制易怒症状更为常见,研究也更为广泛。目前临床上用于治疗孤独症易怒症状的药物主要是抗精神病药,早期有研究支持抗惊厥药、抗抑郁药可改善孤独症易怒症状,近几年也发现了其他一些治疗易怒的药物。相关数据显示,利培酮对孤独症儿童易怒症状的改善程度优于阿立哌唑,但其他非典型抗精神病药治疗孤独症易怒症状的研究很少。孤独症儿童常有口服用药困难及服药依从性差的问题,阿立哌唑、利培酮和帕利哌酮等抗精神病药长效针剂则具有良好的耐受性和依从性。在未成年人身上使用这些长效针剂时,需要签署超使用说明书的知情同意书。我国已批准阿立哌唑和利培酮用于治疗孤独症患者,但帕立哌酮长效针剂只批准用于治疗18岁以上精神分裂症及重性精神病患者。对于年龄接近18岁的青少年,在使用口服帕立哌酮控制易怒时若有明显效果,我们可以考虑换用帕立哌酮长效针剂,这可以解决孤独症儿童服药困难问题。此外,有证据表明,金刚烷胺与利培酮联合使用有助于改善孤独症儿童易怒症状和其他异常行为,而辛伐他汀、尼古丁、十六酰胺乙醇等单用或作为辅助用药均可改善孤独症儿童的易怒症状。目前还有一些主流观点认为,孤独症的发生与炎症、免疫等因素有关,少量感染性微生物对免疫系统的刺激或许可防止炎症性疾病的发展,从而改善易怒症状。

第四节 双相障碍

孤独症儿童常常会出现双相障碍的表现。双相障碍也称双相情感障碍,是指临床上既有躁狂或轻躁狂发作,又有抑郁发作的常见的精神障碍。双相障碍临床表现复杂,一般呈发作性病程,躁狂和抑郁常反复循环或交替出现,也可以混合方式存在,每次发作症状往往持续一段时间,可在儿童期起病。大多数孤独症儿童被诊断出至少有一种伴随障碍,心境障碍是孤独症儿童常见的合并症之一。孤独症儿童的合并症会导致明显的临床退化,从而增加患儿及其家庭的疾病负担。临床研究表明,孤独症儿童的双相障碍发病率为 $0.7\% \sim 27.3\%$,适当的药物治疗可改善患儿功能以提高生活质量。孤独症共病双相障碍的诊疗颇具挑战性:临床表现复杂多样,症状不典型,增大了诊断的难度;药物治疗证据相当缺乏,且患儿容易对特定精神药物异常敏感,增大了药物治疗的难度。

一、双相障碍的病因和发病机制

双相障碍的病因和发病机制尚不清楚,有研究提示遗传因素、神经生化因素和心理社会因素等对本病的发病有明显影响。

(一)遗传因素

家系研究和双生子研究均表明遗传因素与双相障碍有密切关系。双相障碍患儿中有双相障碍阳性家族史者占比较双相障碍成人患者更高,一级亲属终生患病率远高于一般人群。双相障碍先证者亲属患病率远高于一般人群,血缘关系越近,患病率越高。

(二)神经生化因素

双相障碍儿童患者存在单胺系统和胆碱能系统的失衡,特别是单胺系统起了重要的作用,涉及的神经递质主要是5-羟色胺、去甲肾上腺素和多巴胺。对双相障碍患儿的影像学研究显示,患儿额叶、颞叶和皮质下边缘结构等部位存在脑结构、功能和代谢的异常,但是目前研究结果并不一致,需进一步研究。

(三)心理-社会因素

研究表明,双相障碍发作前常伴有相关应激、负面生活事件,不良的家庭环境,如父母关系不和、离婚,不良的养育方式、虐待等会诱发双相障碍的发生。

二、临床表现

许多孤独症儿童的情绪变化很容易被忽视,部分原因是他们没有足够的语言能力来表达感受。此外,孤独症儿童存在与双相障碍相同的症状。但过多消费、兴奋话多,在孤独症儿童中很少见。孤独症儿童的行为问题可以表现为其他形式,如语言攻击性增加、社交攻击性增加、躁动不安等。

(一)躁狂发作

1. 基本特征

(1)情感障碍:表现为情感高涨,自我感觉良好,主观体验特别愉快、兴奋,整日兴高采烈。但情绪不稳定,时而欢快,时而激动易怒,对挫折和批评的耐受性差等。

(2)思维障碍:表现为思维奔逸、自觉聪明、反应敏捷、夸大观念、注意分散、随境转移等。

(3)精神运动性兴奋:表现为精力充沛、话多、活动过多、喜欢交往、坐立不安、举止轻浮、好与人争论、好管闲事、行为冲动、好斗等。

(4)躯体症状:可出现食欲增强或减退、体重减轻、腹痛、睡眠障碍等。

(二)轻躁狂

1. 基本特征 轻躁狂指临床表现较轻的躁狂发作,患者存在持续的心境高涨、精力充沛、活动增多、自我感觉良好、睡眠需求减少、注意不集中、轻度挥霍、行为鲁莽、易激惹等,不伴有幻觉、妄想等精神病性症状。这种情况与患者平时的一贯表现不一样,一般不影响社会功能。

2. 共病孤独症的特点 共病孤独症儿童常见的临床表现包括烦躁、不安、焦虑,伴高度的易激惹、敌意及攻击性。孤独症特有的思维方式可能激化,近乎精神障碍的症状。患者原有的特殊兴趣变得更加强烈,刻板重复行为显著增加。患者识别及赋予自身情绪和行为意义的能力发生改变,焦虑、内在紧张及情绪失调加剧,致使自身陷入崩溃。有些发作期患者,双相症状明显,导致首诊医生在门诊可能忽略了其神经系统发育问题。在病房住院观察期间,可能会逐渐发现患者还存在孤独症表现。

最后,患者可出现带有被害及夸大性质的幻觉妄想。加之患者的家人经常称,患者在儿童期及青少年期即经常表现出某些"怪癖",常导致患者被误诊为精神分裂症或其他精神病性障碍。

(三)抑郁发作期

1. 基本特征

(1)情感障碍:表现为情感低落,失去快感,伤心哭泣,自我评价过低,对以前喜欢的各种活动兴趣减退甚至丧失,严重者可有自杀观念和行为。有的患者表现为情绪不稳定,易激惹,好发脾气,烦躁。

(2)思维障碍:表现为思维迟缓,反应慢,语量减少,声音低沉,语速慢,自卑自责,有自杀观念。

(3)精神运动性迟滞或激越:精神运动性迟滞的患者活动明显减少,常呆坐不语,行为缓慢,严重者可出现亚木僵状态。精神运动性激越的患者脑中反复思考一些没有目的的事情,在行为上则表现为烦躁不安,紧张,有时不能控制自己的行为。

(4)躯体症状:在儿童青少年抑郁障碍中比较常见,如睡眠障碍、精力缺失、食欲下降、体重增加或者减轻,同时可有非特异性疼痛,如头痛、胸痛、胃痛、腹痛、眩晕、胸闷等。

(5)精神病性症状:抑郁发作期的患者可出现幻觉和妄想,多见于青少年。幻觉和妄想多与情感相协调,以关系妄想和被害妄想较常见。

2. 共病孤独症的特点

(1)患者突出的临床表现往往并非显著的抑郁心境,而是易激惹性及对立行为的增加,伴适应不良行为的恶化,尤其是自伤及攻击性行为。孤独症患者特殊及受限的兴趣可能变得更加强烈,也可能恰恰相反,即被患者完全搁置;后一种情况下,外界容易误认为患者的孤独症核心症状较前改善。

(2)另外,孤独症儿童更容易出现重复性思维及严重的抑郁性思维反刍,伴再体验的现象;其中一些再体验会以生动心理表征的形式呈现,可能被描述为对话的声音或幻视。此时,患者同样非常容易被误诊为精神分裂症。

(3)其他运动障碍以及紧张症,在孤独症共病双相障碍患者中相当常见,尤其是青少年及成年早期患者。这些患者常存在自伤及违拗。

三、病程及预后

双相障碍常反复发作,部分患者呈慢性进行性加重病程,首发症状多为抑郁发作。与成人相比,儿童双相障碍的病程长,倾向于慢性,对治疗的反应差,常合并其他精神障碍,半数以上患者社会功能损害明显,但从远期预后来看与成人并无不同。一般来讲,伴有精神病性症状、快速循环发作、混合发作的患者社会功能损害更严重。

四、诊断与鉴别诊断

(一)诊断要点

1. 抑郁发作

(1)患者的临床症状以心境低落或易激惹为主,同时可具有兴趣减退、快感缺失、精力下降/疲惫感、自我评价过低、联想困难、自杀观念或行为、睡眠障碍、食欲降低、体重明显减轻等症状。

(2)社会功能受损,妨碍学习、工作或社交活动,给患者造成痛苦或不良后果。

(3)病程至少已持续2周。

(4)排除器质性精神障碍、精神活性物质和非成瘾物质所致的抑郁。

2. 躁狂发作　患者的临床症状以心境高涨或易激惹为主,同时可有语量增多、思维奔逸、夸大观念、注意分散、活动过多、睡眠障碍、食欲增强或减退等症状。社会功能受损,严重妨碍学习、工作或社交活动,给自己或他人造成危险和不良后果。病程至少已持续1周。排除器质性精神障碍、精神活性物质和非成瘾物质所致的躁狂。

(二)鉴别诊断

1. 注意缺陷多动障碍　双相障碍躁狂发作有活动过多、注意分散、易激惹、攻击性行为、睡眠障碍和学习成绩下降等表现,类似于注意缺陷多动障碍,应予鉴别。注意缺陷多动障碍一般发病早,多在7岁以前发病,通常在4～5岁症状就比较明显,而儿童双相障碍躁狂发作多在青春期后。从病程上来看,注意缺陷多动障碍多为持续性病程,而儿童双相障碍呈发作性病程。并且注意缺陷多动障碍缺乏双相障碍所具备的情感高涨、思维奔逸、自我评价高等症状,但孤独症儿童伴有双相障碍者的语言表达能力差,情感表现不典型,可能不会出现自我评价高,情感高涨可能表现为烦躁、不安及冲动、易激惹等不典型症状,增加了鉴别的难度。

2. 器质性精神障碍　器质性精神障碍和躯体疾病所致的精神障碍也可出现抑郁或躁狂症状,但二者都有明确的致病因素,体格检查和相关辅助检查结果阳性,且随着原发疾病的好转,抑郁或躁狂症状逐渐缓解,这些都有助于与儿童双向障碍相鉴别。

3. 品行障碍　双相障碍儿童可出现明显的行为障碍如攻击性行为、破坏性行为、逃学、偷窃、离家出走等,所以应和品行障碍儿童相鉴别。品行障碍儿童的行为障碍特点是反复持续存在,是一种不良的行为模式,程度较双相障碍儿童的行为障碍严重。且品行障碍没有双相障碍一些典型症状如情感高涨或低落、思维奔逸或迟缓、夸大观念、睡眠障碍等。

4. 精神分裂症　双相障碍常伴有与情感不协调的精神病性症状,再加上孤独症儿童不能清楚表达内心体验,常被误诊为精神分裂症。这需要详细了解病史、观察病情转归,甚至长期追踪才可明确诊断。

五、药物治疗

目前尚缺乏针对孤独症共病双相障碍药物治疗的随机对照研究,临床用药应遵循等级原则,针对双相障碍的治疗,药物治疗原则上从小剂量开始,缓慢加量,并监测疗效和不良反应,足疗程治疗。双相障碍药物治疗主要包括使用心境稳定剂、抗精神病药、抗抑郁药及苯二氮䓬类药物。

(一)心境稳定剂

对于孤独症共病双相障碍的患者,尤其是双相障碍家族史阳性者,锂盐是治疗躁狂发作及长期预防心境发作的第一选择。对神经兴奋剂治疗反应不佳的严重多动、易激惹、循环波动性的行为是应用锂盐治疗的指征。

如果患者不适合使用锂盐,或存在混合状态、烦躁、攻击性、现实/人格解体、焦虑、躯体化等状况,抗癫痫药可作为有效的替代药物,其中使用丙戊酸盐的相关证据最多。丙戊酸盐可用于治疗锂盐疗效欠佳的躁狂;一些孤独症儿童使用氟西汀后出现易激惹性增强,此时也可用丙戊酸盐。卡马西平、奥卡西平、托吡酯等也有不同级别的证据,同时孤独症儿童发生癫痫的倾向很强,抗癫痫药是孤独症伴有癫痫患者的可选择药物。

(二)抗精神病药

抗精神病药在孤独症儿童中的应用已得到了广泛的研究,而用于孤独症共病双相障碍患者的研究很少。一般而言,抗精神病药针对伴有严重激越或精神病性症状的躁狂及混合发作有效,对于共病抽动障碍者也可带来益处。

第一代抗精神病药(FGA)一直是孤独症患者最常用的药物,尤其是氟哌啶醇,该药可以显著改善孤独症患者的行为学症状,但该药极有可能会出现明显的不良反应,如镇静作用、锥体外系反应、运动障碍等。目前临床上仅对最难以治疗的孤独症儿童使用此种药物。

目前第二代抗精神病药(SGA)研究和应用更加广泛,并在多项 meta 分析中显现出疗效。一些病例系列研究显示,利培酮单药治疗,或与抗癫痫药联用,可有效治疗孤独症共病双相障碍患者的躁狂发作。其他 SGA,如鲁拉西酮、阿立哌唑、帕利哌酮、奥氮平等,也能改善患者易怒及冲动等行为,稳定患者情绪,药物的安全性及患者的依从性较好,孤独症共病双相障碍患者可以考虑使用 SGA,应权衡疗效与严重的代谢副作用。与成人相比,儿童使用 SGA 更容易发生体重增加和嗜睡。

考虑到孤独症儿童对 FGA 及 SGA 副作用高度敏感,抗精神病药起始加量应非常缓慢,以避免锥体外系反应及其他严重的精神运动并发症。抗精神病药应尽可能采用最低剂量,并在数周或数月内逐渐停用,以避免代谢、运动、神经认知方面的副作用,以及超敏现象。

(三)抗抑郁药

抗抑郁药被广泛用于治疗孤独症儿童伴发的抑郁、焦虑、易激惹、攻击、强迫等,但目前其对孤独症儿童的疗效尚缺乏足够的证据来支持,同时孤独症共病双相障碍患者使用抗抑郁药存在转躁狂风险,需慎用抗抑郁药。

选择性 5-羟色胺再摄取抑制剂(SSRI)是抗抑郁药中最常用于治疗孤独症的处方药物,5-羟色胺与孤独症儿童诸多心理过程密切相关,如情绪、社会互动、睡眠、强迫和攻击性行为。SSRI 对孤独症儿童有一定的疗效,尤其是氟西汀、西酞普兰、舍曲林、帕罗西汀,其除可改善上述伴随症状外,氟西汀似乎可以通过增加眼神接触及增强社会互动和反应性改善患者的核心症状,尽管这种改善的幅度微乎其微。其他药物中,米氮平在开放标签研究中显示出了改善孤独症伴随症状的疗效。

需要注意的是,孤独症儿童使用抗抑郁药时发生行为激活综合征的风险很高,表现为失眠、易激惹、攻击性、自伤及自杀行为。抗抑郁药还与这些患者的转躁狂及长期心境不稳定相关,一些患者可表现为慢性混合状态及快速循环。此外,SSRI 诱发的锥体外系反应在孤独症儿童中也不少见,尤其是在高剂量下。确需使用抗抑郁药时,SSRI、5-羟色胺去甲肾上腺素再摄取抑制剂(SNRI)治疗时长均应尽可能短,同时监测行为激活的早期征象、转躁狂风险,并考虑长期的不良影响,所以孤独症共病双相障碍患者慎用抗抑郁药。

(四)苯二氮䓬类药物

苯二氮䓬类药物可用于治疗急性焦虑及精神运动性激越,但矛盾反应也需要重视,包括脱抑制、哭泣、易激惹等。静脉给予劳拉西泮可治疗孤独症共病双相障碍患者的紧张症。

与成人一样。目前第二代非典型抗精神病药为一线用药(阿立哌唑 10 mg/d,利培酮 0.5~2.5 mg/d,奥氮平 5~20 mg/d,喹硫平 400 mg/d),两种第二代非典型抗精神病药若治疗失败,可添加心境稳定剂,如丙戊酸镁、丙戊酸钠缓释片。对于抑郁发作:鲁拉西酮 20~80 mg/d,奥氟合剂 6 mg/25 mg~12 mg/50 mg 配比,喹硫平 300 mg/d。女性应慎用抗抑郁药,禁用丙戊酸盐,这主要出于对女性患者生育需求的考虑。儿童青少年双相障碍的维持治疗参照成人指南。

六、物理治疗

物理治疗方面,重复经颅磁刺激是一种非侵入性、安全、有效和耐受性良好的治疗工具,其副作用远小于抗精神病药,已经逐渐被应用于对儿童青少年神经障碍康复的研究和治疗。重复经颅磁刺激对儿童青少年抑郁障碍有很好的改善作用,同时很大程度上改善了孤独症儿童的刻板重复行为,但基于安全考虑,一般不允许用于孤独症共病癫痫患者。

电抽搐治疗(electroconvulsive therapy,ECT)一般推荐用于 13 岁及以上患者,对于双相障碍有很好改善作用,但 ECT 对孤独症儿童共病双相障碍的疗效尚缺乏足够的证据来支持。

孤独症儿童的心境症状表现不典型,常导致误诊误治。未来仍需进一步开展研究,改进孤独症共病双相障碍患者的诊断流程。

第五节 自伤及伤人

自伤行为是指个人针对自身的一系列攻击性行为,这些行为有可能导致身体伤害,通常以组织损伤的形式出现。孤独症儿童可伴有自伤及伤人行为,无论病情的轻重,自伤行为极易出现在孤独症儿童身上。Rattaz 等指出,孤独症儿童严重自伤占比为 19.2%。国内有研究证明,孤独症儿童的自伤行为发病率为 13.8%。程度最严重、持续时间最长的自伤行为大多发生于重度障碍或极重度障碍患者。自伤行为多见于较典型,或是重型孤独症儿童,约占孤独症儿童总数的 25%,男孩多见。在极其严重的情况下,如果不停止这种行为,可能会造成不可逆转的伤害或死亡。孤独症儿童自伤及伤人行为的一般长期病程表明,该行为首先出现在儿童时期,发展到青春期时,流行率和持久性相应增加,一直持续到成年期。

同时,自伤的孤独症儿童的康复效果可能较差,使其生活质量下降,或导致教育和职业培训机会受限、社会孤立加剧、社区活动受限、昂贵的医疗费用和住院护理,严重损害其社会功能,给其家庭和社会带来沉重负担。因此,对于自伤的孤独症儿童,可采取限制性预防措施,如强制使用防护设备、隔离、限制活动等。

一、孤独症儿童自伤及伤人的原因

孤独症儿童出现自伤及伤人行为原因较复杂,概括起来有以下几种:第一,孤独症儿童社交能力不足、语言发展落后、沟通困难,这些导致孤独症儿童难以与周围儿童建立良好的同伴关系,容易被孤立,很难适应环境;同时,孤独症儿童的行为经常不被他人所理解,甚至被耻笑,这些均可能导致孤独症儿童出现焦虑、抑郁等负面情绪,而孤独症儿童常常不会调节自己的情绪,行为具有一定冲动性,因此导致他们自伤及伤人行为增多。第二,孤独症儿童常常存在各种自我刺激行为,撞头、抓挠等可能为孤独症儿童的自我刺激行为,也可能通过上述自伤行为缓解其感知觉的不适,因而使其出现更多的自伤行为。第三,孤独症儿童存在共病,如情绪障碍、情感障碍等,这些疾病均有可能增加其自伤及伤人行为的风险。

心理学研究认为:第一,人体内部的生物因素,如生化方面的异常情况,可能会在某些病例中起作用。有些阿片类的化学物质(类似吗啡),会在人体内自然产生,这些物质能够减轻疼痛,增加快感。一些化学物质在人体受伤时会释放出来,所以有一种理论认为,自伤行为是增加体内阿片类物质水平的一种途径,由此可增加快感。也有文献指出,β-内啡肽水平与自伤或疼痛反应性之间没有任何关系,这与孤独症阿片类药物理论相矛盾。第二,由自伤行为所产生的感觉可能成为有趣的体验,如果生化因素能够减轻疼痛感觉,则可能增强患者的这种体验。第三,环境因素,尤其是与照护人的互动,是非常重要的。例如,自伤行为可能是一种引起照护人注意的途径,或者可能是逃避照护人对他们过高要求的一种途径。自伤行为在那些几乎没有或者根本没有沟通技能的患儿身上最为常见。孤独症儿童典型的刻板重复的行为是使自伤行为趋于长时间持续的另一种因素。

其他原因:第一,有遗传学理论表明,孤独症症状可归因于特定基因的破坏,如Shank3基因,基因破坏会导致受影响个体的神经发育和神经行为缺陷。第二,躯体问题,如疼痛、过敏、瘙痒、肠胃不适、便秘、耳痛、鼻炎,基底神经节功能失调等。第三,共患其他精神障碍,如恐惧症、焦虑障碍、异食癖、强迫障碍、双相障碍等。第四,青春期生理性冲动。

二、孤独症儿童自伤及伤人症状表现

患儿自伤及伤人行为多在外界刺激、个人愿望没有达到满足等情况下出现,有些甚至在不明原因的情况下出现。有些患儿喜欢撞击自己的身体,主要表现为咬自己、抓挠自己、声嘶力竭地喊叫、敲打脑袋、头撞墙、揪头发、戳眼睛、扯耳朵、扯嘴巴、锐器刺割、憋气窒息、抠伤口等,严重时会导致身体伤害,甚至危及生命。据报道,孤独症儿童的自伤行为可导致颅脑损伤、皮肤挫伤、骨折、关节脱臼、伤口反复感染、牙齿脱落、口腔损伤、视网膜脱落、失明、身体畸形,甚至死亡。

有的患儿表现为伤人,攻击家庭成员,打人或咬人,用棍子或刀伤人,或在学校、公交车上攻击他人,有时是感觉对方有敌意,有时是因为对某种物品的特殊想法或强迫行为,而出现冲动伤人行为。

三、孤独症儿童自伤及伤人的行为评估

目前存在几种由父母或其他照护人管理的工具,用于孤独症儿童伴有自伤及伤人行为的评估,如儿童的敌意和攻击量表、Nisonger 儿童行为评定量表。同样,有一些措施专门用于解决孤独症儿童的一系列行为问题,如孤独症-成人行为问题、孤独症-儿童行为问题等。这些措施的实施结果通常会反映行为子域(如自伤、刻板印象、攻击性)的分数,然后与来自规范样本的数据进行比较。然而,这些措施在评估行为伤害的严重程度和参与特定行动的健康风险以及量化因干预引起的行为变化数值范围时作用有限(即因依赖于主观线人报告)。

目前,有一种量表是基于观察方法进行评估的,即自伤创伤(SIT)量表。SIT 量表试图对孤独症儿童伴有自伤行为造成的损害进行分类和量化——评估者指出自伤的位置、发生自伤及伤人行为的次数、伤口的严重程度和伤害类型(如发红、瘀伤、皮肤破损/裂伤、骨折、挫伤等)。在对单个损伤位置进行评分后,将根据自伤地形图(5 分制)、严重程度指数(5 分制)和总体风险估计(3 分制)提供总体总分规模。对结果进行求和,得出严重性指数评分。

功能行为评估量表(FBA)是一种完整的评估方法,用于开发能够随着时间的推移保持其有效性的行为干预措施。FBA 建立在行为服务于个人交际功能的前提之上。行为的"功能"是指行为的具体强化结果。在功能评估中,需要收集有关特定行为的前因、过程及后果,然后对行为背后的功能提出初步的假设。证据表明,常见功能包括获得他人关注、逃避任务或环境、获得有形奖励、自我刺激满足感官需要等目的。

四、鉴别诊断

1. 强迫障碍 孤独症儿童常出现刻板重复动作,如喜欢拍手、扑打、扭转、挥手或其他反复的手指动作,旋转身体,部分患者出现无缘无故的冲动、自伤行为,甚至伤人行为,其症状类似强迫障碍,但后者无社交沟通障碍的表现。

2. 注意缺陷多动障碍 注意缺陷多动障碍儿童的核心问题是注意缺陷与多动-冲动,但自伤行为较少,而孤独症儿童常存在多动、注意障碍,以及孤独症的核心症状,即社交沟通障碍以及兴趣狭窄和刻板重复的行为方式,孤独症儿童的多动通常是独自活动,活动内容单调、刻板、无目的性。孤独症共病注意缺陷多动障碍患者的自伤及伤人行为可以从动机上进行鉴别。

3. 对立违抗障碍(ODD) 对立违抗障碍患者虽然会出现冲动伤人行为,但主要症状是不服从管教,好争辩或挑衅以及怨恨等,而孤独症儿童多因情绪爆发、焦虑、习惯性刻板重复行为未能满足时出现自伤及伤人行为。

五、孤独症儿童自伤及伤人行为的干预

针对孤独症儿童的自伤及伤人行为,应明确患者出现症状的原因,根据患者自伤及伤人原因予以对症处理。首先需排除患者躯体方面的疾病,对症治疗患者躯体不适或疾病,如口腔疾病、耳疾、眼疾、肠胃问题、慢性疼痛、睡眠障碍等。排除躯体疾病后,在治疗方面

主要是行为干预治疗及药物治疗。行为干预治疗的方法以消退法为主，也可以采用系统脱敏、厌恶疗法等方法。

（一）行为干预治疗

问题行为的干预措施，通常由几个关键部分组成：先行操作、基于强化、基于消退和基于惩罚的策略。这些干预措施通常结合使用以制订综合治疗计划，解决可能触发自伤及伤人行为发生的环境因素（即先行操作），增加更适当行为的存在（即基于强化的策略），并减少自伤及伤人的可能性（即基于灭绝和惩罚的策略）。

针对患者自伤及伤人行为的诱因，应提前予以预防、减缓和消除，称为基于前因的干预策略。在结构化训练中，应尽可能使孤独症儿童明晰和预估下一步行为或任务。

行为替代疗法，其原理是用其他行为的强化训练来替代目标行为，使患者用新掌握的行为替代自伤行为，如功能性沟通训练。

消除或避免患者的感知觉超载，必要时将其送到安静房间里独处一会儿。家长或治疗师要了解患者对哪些刺激敏感和反感，干预过程中应予避免或进行适应性脱敏训练。避免治疗训练课程超载而引起患者疲劳或产生厌恶。孤独症儿童的自伤行为也可能是一种逃避表现，回合式教学法（DTT）可能对消除自伤行为有一定效果。

基于强化的干预策略，其原理是基于条件反射理论，强化施加，或消除刺激来控制、消除患者的自伤行为。有观点认为，"基于惩罚法的干预策略"有效，但不到万不得已，少用或不用为妥。

具体行为治疗方法如下。

（1）自伤行为：患者如突然出现自伤行为（如用头撞墙、咬自己、掐自己、拔头发等，同时出现拍桌子、捶桌子、乱丢物品、毁坏物品等破坏性行为），是因为不想做治疗师安排的事情发脾气时，治疗师就要考虑是不是训练的难度太大了。如果是，那么治疗师就要重新安排患者的训练计划。如果是由于无所事事而发脾气，治疗师就要重新安排患者的训练时间和休息时间，让患者没有过多的空余时间。

（2）伤人行为：有的患者喜欢咬人、冲撞他人、伤及他人等，治疗师或家人应随时注意患者的行为，只要患者一出现伤人行为，马上制止，让患者知道这种行为不对，并把患者与其他人隔离开，限制患者的活动空间。治疗师要时刻注意患者的言行，做到患者一出现伤人行为就采取措施。训练要延伸到生活中。训练一旦开始就不能中断，一定要坚持到患者的症状完全消失。

（二）药物治疗方面

孤独症儿童出现情绪不稳、冲动、自伤及伤人行为，如行为干预治疗无效，应及时予以药物治疗，以改善患者的症状。目前抗精神病药在孤独症儿童的药物治疗方面得到了广泛的研究。

第一代抗精神病药（FGA）一直是孤独症儿童最常用的药物，氟哌啶醇、舒必利在孤独症儿童的情绪行为异常治疗中使用较多，尤其是氟哌啶醇，该药可以显著改善孤独症儿童的行为学症状，可改善患者的攻击、自伤、冲动伤人及发怒、情绪不稳等症状，但该药极有可能会出现明显的不良反应，如镇静作用、锥体外系反应、运动障碍等。现在第一代抗精神病药物使用明显减少。

目前第二代非典型抗精神病药（SGA）被广泛用于孤独症的治疗。利培酮是首个被 FDA 批准用于治疗 5~16 岁孤独症儿童的药物，研究表明该药能够有效治疗患者的情绪不稳、易怒、冲动、自伤及伤人行为，利培酮最常见的不良反应是体重增加，部分患者会出现嗜睡、食欲增加、过度镇静等不良反应。阿立哌唑是第二个被 FDA 批准用于治疗 6~17 岁孤独症儿童易激惹的抗精神病药，该药具有与利培酮相同的治疗作用，其不良反应少，主要不良反应是流涎、锥体外系反应、食欲增加等。针对孤独症儿童冲动、自伤及伤人行为，还可选用奥氮平、喹硫平等第二代抗精神病药，但需权衡患者症状及药物不良反应情况后使用。

有研究表明抗抑郁药不仅可以改善患者的不良情绪、缓解强迫行为，同时也可改善患者的自伤及伤人行为，其中包括氟西汀、舍曲林、氟伏沙明，患者对药物的总体耐受性良好，但需考虑抗抑郁药对患者行为方面的激活作用以及药物的不良反应。

心境稳定剂对孤独症儿童具有稳定情绪、改善患者冲动、自伤及伤人行为的作用，锂盐对神经兴奋剂治疗反应不佳的严重多动、易激惹、冲动行为是有效的。但锂盐适用于 14 岁以上的患者。相对而言，丙戊酸盐的适用年龄会更小，其适用于 12 岁以上的患者。

如果患者不适合使用锂盐，抗癫痫药可作为有效的替代药物，根据患者病情可以选用丙戊酸盐、卡马西平、奥卡西平、托吡酯等药物治疗，同时抗癫痫药是孤独症共病癫痫患者的可选择药物，也可以考虑用于孤独症儿童伴有自伤及伤人行为的治疗。

第六节 典型案例

案例 1

患儿，女，7 岁 8 个月。

主诉：自幼孤僻，少语，不与人交往，行为怪癖。

现病史：患儿自幼孤僻，婴儿期时即使哭闹也不需要家长的陪伴与安抚，喜欢独自玩耍。玩耍时似乎完全沉浸在自己的世界中，对家长的指令通常没有反应。3 岁上幼儿园，在幼儿园不主动与人交往，有时回避与他人的目光接触。上课不听指令，不合群，喜欢抱着凳子满教室跑，对自己的名字不敏感，呼名时常无反应。对指令接受性差，很难理解指令的意义。去年就读小学一年级，在学校里面很少与其他同学互动，上课坐不住，规则意识比较差，有时会离开座位活动，与同学相处容易发生冲突，互动方式让他人不喜欢，学习成绩不理想，考试经常不及格。

患儿 1 岁半开始喊"爸爸""妈妈"。语言发育较同龄儿童慢，有要求时会牵着妈妈的手去拿自己想要的东西，有时自己去拿，但不会求助其他人拿自己想要的东西。

患儿喜欢长时间自身旋转、摇晃身体、四处乱跑；好动、情绪易激动，若不满足其需求，常哭闹不止、耍脾气，且不易安抚。患儿常独自一个人玩，不喜欢与其他小朋友交流互动，兴趣狭窄，喜欢的玩具种类有限，喜欢乐高、托马斯小火车、木制轨道火车。患儿对周围的人不感兴趣；挑食，不喜欢吃蔬菜，喜欢吃流食和较软的食物。

患儿家属觉其异常，将其带至我院儿童康复部，诊断为儿童孤独症。并至我院进行康复训练。训练半年后,对视较前明显好转,可以主动和其他小朋友一起玩。今为求进一步改善其症状,患儿家属带其来我院要求进行进一步的康复训练。门诊以①儿童孤独症;②精神发育迟缓,需要加以关注或治疗的显著行为缺陷收入院。

病程中患儿无明显自伤及伤人行为。饮食欠佳,挑食,饮食以牛奶为主,其他只吃白米饭。睡眠较规律。目前在服用益生菌,小便正常,时有便秘。

既往史:否认有重大躯体疾病史,否认有过敏史。

个人史:G1P1,足月剖宫产,出生时情况正常。7月龄时会坐,9月龄时会爬,16月龄时会走路,18月龄时会喊"爸爸""妈妈",2岁多会讲整句话。4岁前主要由母亲和奶奶照顾,4岁后主要由母亲照顾。

家族史:两系三代以内无精神障碍病史。

体格检查:T36.5 ℃,P110次/分,BP84/51 mmHg,R25次/分,心肺听诊无明显异常,胸腹部体检未见明显异常,四肢活动尚可,余未见明显异常,神经系统检查无阳性体征。身高112 cm,体重22 kg。

精神检查:患儿意识清楚,穿着整洁,随家长步入诊室后,独自在诊室内来回走动,回避与人社交互动,社交能力与年龄不符,语言表达落后于同龄儿童,以短语为主,会说"爸爸""妈妈""爷爷""你好""再见""好的"等简单词语,开放式问题较难回答,多摇头回答"不知道",语言理解能力差,可服从部分简单指令,认知能力落后,注意不集中,常走神,行为冲动,多动,兴趣狭窄,情绪欠稳定。智力水平低下。

辅助检查:

(1)头颅CT、脑电图正常,血常规、生化常规等未见异常。

(2)ABC评估:43分,提示可疑孤独症。

(3)CARS评估:33分,提示重度孤独症。

(4)M-CHAT评估:共5项未通过,关键项3项,提示可疑组。

(5)CHAT评估:A4-5,A7,B1,B4均未通过,提示高度危险组。

(6)IQ:66(1%),提示智力水平落后于同龄儿童。

(7)波特奇量表评估。①社会行为:2~3岁水平;②语言:3~4岁水平;③生活自理:3~4岁水平;④认知:2~3岁水平;⑤运动:2~3岁水平,提示发育落后于同龄儿童。

(8)感觉统合评估:①前庭觉:40分;②触觉:42分;③本体觉:43分。提示感觉统合失调。ATEC评估:总分65分,提示孤独症症状较前有所改善。DTT评估:大部分技能水平达到初级水平,部分达到中级水平。

诊断:根据ICD-10诊断标准,初步诊断如下。

(1)孤独症。

(2)精神发育迟缓,需要加以关注或治疗的显著行为缺陷。

诊断依据如下。

(1)患儿自幼语言发育迟缓,语言理解能力差;不主动与他人交往,社交能力差;行为冲动,多动,兴趣狭窄。符合ICD-10,F84.000孤独症的诊断标准。

(2)根据波特奇量表结果显示:患儿智力水平低下,生活无法自理,需他人辅助,难以听懂指令,语言发育落后,认知能力、运动能力差,存在精神发育迟缓的表现,患儿的智力水平低下可能由儿童孤独症引起,符合 ICD-10,F79.100 精神发育迟缓,需要加以关注或治疗显著行为缺陷的诊断标准。

(3)病程 7 年余。排除脑器质性疾病、躯体疾病所致的精神障碍:患儿院外体检无明显异常,暂可排除。排除精神活性物质所致的精神障碍:患儿未接触过精神活性物质,故可排除。

鉴别诊断如下。

(1)感受性语言障碍:感受性语言障碍患者社交能力基本正常,患儿存在明显社交障碍,不符合感受性语言障碍的诊断标准。

(2)童年反应性依恋障碍:童年反应性依恋障碍患者具有正常的社交和反应能力。患儿存在明显社交障碍,不符合童年反应性依恋障碍的诊断标准。

(3)精神分裂症:精神分裂症患者病前语言、智力发育正常,有幻觉、妄想、思维破裂等症状,患儿无上述表现,不符合精神分裂症的诊断标准。

诊疗计划如下。

(1)评估计划:每月用精神科 C 类量表(ATEC、DTT、感觉统合评估表),每半年用精神科 C 类量表(DIR、语言评估量表、PEP)对患儿训练效果进行评估。

(2)治疗计划:根据《儿童精神医学》以及患儿的目前疾病状况制订如下治疗方案。①ABA训练:个别心理治疗训练、团体心理治疗训练、家长指导训练。②感觉统合训练:运动疗法。③社交能力训练。④必要时融合训练。因患儿年龄较小,生活不能完全自理,为确保患儿安全,由家长陪伴进行训练,注意安全。

案例 2

患儿,男,7 岁 5 个月,目前未上学。

主诉:从小与他人不亲近,兴趣单一固定,说话晚。

现病史:家长在患儿出生后不久发现其与人对视差,1 岁时呼名无反应,眼神交流少,与家人不亲近,偶尔无意识地叫"爸爸""妈妈"。患儿 2 岁半开始上托儿班,半年后教师反映其难以听从指令,不与其他小朋友一起玩,建议家长带其到医院就诊,家长未予以重视。患儿 3 岁时只会说"爸爸""妈妈""奶奶""抱抱""拿""门"等简单字和叠词,不会主动说话,需大人示范后模仿;有要求时只会拉着大人的手去拿物品,不会用手指指物;难以听从指令;对视差;没有危险意识,不怕陌生人,上街常独自往前走,呼名无反应;喜欢独自玩水、沙子和石头,喜欢玩重复的游戏(如反复倒水、转动车轮),喜欢看旋转的风扇,喜欢边跑边摇头、反复摇晃身体、玩弄手指。3 岁时来我院就诊,诊断为"孤独症",医生建议进行康复训练。遂至精神卫生中心儿童康复科就诊,诊断为"儿童孤独症",经过数月的康复训练后,患儿运动能力较前提升,有需要时会用手指示意,呼名有反应,可模仿句子进行表达,患儿整体能力有所提升。

患儿病程中无冲动、毁物行为,无自伤及伤人行为,无走失行为,喜欢啃手指、撕扯手指脱皮,进食尚可,睡眠一般,小便可自行如厕,大便需他人协助。

既往史:曾对花生和鸡蛋过敏,目前可吃鸡蛋,无过敏症状。其余无特殊。

个人史:足月剖宫产,出生体重 3.75 kg。8 月龄时会坐,11 月龄时会爬,15 月龄时会走路。1 岁开始会无意识地叫"爸爸""妈妈",2 岁半上托儿班,教师反映其难以听从指令,不和其他小朋友一起玩,3岁会说少量单字和叠音词,5岁可模仿10个字以内的简单句子。

家族史:阴性。

体格检查:T36.7 ℃,P96次/分,BP96/62 mmHg,R24次/分,心肺听诊无明显异常,胸腹部体检未见明显异常,四肢活动可,余未见明显异常。

精神检查:患儿神志清楚,与人对视时间短,与熟人可以进行简单互动,语言被动少语,无主动语言,指导下能模仿句子,语调平坦,缺乏情感,行为多动,反复摇头、尖叫,刻板行为明显,兴趣狭窄,智力水平较低。

辅助检查:

(1)波特奇量表评估。①社会行为:1~2岁水平;②语言:0~1岁水平;③生活自理:2~3岁水平;④认知:0~1岁水平;⑤运动:2~3岁水平,提示发育落后于同龄儿童。

(2)CHAT评估:提示中度危险组。

(3)ABC评估:75分,提示孤独症。

(4)CARS评估:42分,提示重度孤独症。

(5)M-CHAT评估:提示未通过。

(6)感觉统合评定:①前庭觉:36分;②触觉:47分;③本体觉:43分。提示感觉统合失调。

(7)ATEC评估:总分63分,提示存在孤独症症状。

(8)DTT评估:大部分技能水平达到初级水平,部分达到中级水平。

初步诊断:①儿童孤独症;②精神发育迟缓,需要加以关注或治疗的显著行为缺陷。

诊断依据如下。

(1)患儿自幼不理人,在家庭、幼儿园中社交互动能力差,不听从指令,与人交流困难,不喜欢与其他小朋友玩,行为刻板,兴趣狭窄,喜欢重复的游戏,语言发育落后,认知能力差,无法上普通幼儿园,生活料理需要他人协助。病程7年余,起病年龄小于3岁。排除脑器质性疾病、躯体疾病所致的精神障碍:患儿在外院体检无明显异常。符合DSM-5孤独症的诊断标准。

(2)根据波特奇量表结果显示:患儿智力水平低下,生活、学习均需他人辅助,难以听从指令,语言发育落后,认知能力差,无危险意识,存在精神发育迟滞的表现,患儿的智力水平低下可能由孤独症引起,但缺乏依据,符合ICD-10,F79.100精神发育迟缓,需要加以关注或治疗的显著行为缺陷的诊断标准。

鉴别诊断如下。

特定性言语和语言发育障碍:特定性言语和语言发育障碍患者语言能力的延迟显著跟不上认知的总体水平,而该患儿语言发育延迟仅是儿童孤独症的一部分症状,不符合特定性言语和语言发育障碍的诊断标准。

诊疗计划如下。

(1)评估计划:每月用精神科C类量表(ATEC、DTT、感觉统合评估表),每半年用精神科C类量表(DIR、语言评估量表、PEP)对患儿训练效果进行评估。

(2)治疗计划。根据《儿童精神医学》以及患儿的目前疾病状况制订如下治疗方案。①ABA训练:个别心理治疗训练、团体心理治疗训练、家长指导训练。②感觉统合训练:运动疗法、社交能力训练。③必要时融合训练。因患儿年龄较小,生活不能完全自理,为确保患儿安全,由家长陪伴进行训练,注意安全。

参考文献

[1] 杨智慧,周永红.国外孤独症儿童焦虑的诊断及相关因素研究综述[J].心理月刊,2022,17(23):228-230,240.

[2] 李燕燕,董献文,李恩耀,等.孤独症谱系障碍儿童共患焦虑机制研究进展[J].系统医学,2022,7(10):187-189,198.

[3] Chan N,Fenning R M,Neece C L. Prevalence and phenomenology of anxiety in preschool-aged children with autism spectrum disorder[J]. Res Child Adolesc Psychopathol,2023,51(1):33-45.

[4] 程爽,张柳依,蔡艺,等.孤独症谱系障碍患者抑郁状况研究综述[J].精神医学杂志,2021,34(3):271-275.

[5] 李影,张玲,徐红,等.伴与不伴抑郁情绪孤独症谱系障碍静息态脑功能磁共振成像差异研究[J].中国神经精神疾病杂志,2022,48(2):84-89.

[6] Stewart M E,Barnard L,Pearson J,et al. Presentation of depression in autism and Asperger syndrome:a review[J]. Autism,2006,10(1):103-116.

[7] Magnuson K M,Constantino J N. Characterization of depression in children with autism spectrum disorders[J]. J Dev Behav Pediatr,2011,32(4):332-340.

[8] 赵英欣,何凡,郑毅.孤独症易怒症状治疗研究进展[J].中国神经精神疾病杂志,2021,47(8):501-504.

[9] McClellan L,Dominick K C,Pedapati E V,et al. Lurasidone for the treatment of irritability and anger in autismspectrum disorders[J]. Expert Opin Investig Drugs,2017,26(8):985-989.

[10] Kalvin C B,Gladstone T R,Jordan R,et al. Assessing irritability in children with autism spectrum disorder using the affective reactivity index[J]. J Autism Dev Disord,2021,51(5):1496-1507.

[11] Stringaris A,Goodman R,Ferdinando S,et al. The affective reactivity index:a concise irritability scale for clinical and research settings[J]. J Child Psychol Psychiatry,2012,53(11):1109-1117.

[12] Lugnegård T,Hallerbäck M U,Gillberg C. Psychiatric comorbidity in young adults with a clinical diagnosis of Asperger syndrome[J]. Res Dev Disabil,2011,32(5):1910-1917.

[13] Lin P I,McInnis M G,Potash J B,et al. Clinical correlates and familial aggregation of age at onset in bipolar disorder[J]. Am J Psychiatry,2006,163(2):240-246.

[14] Rattaz C,Michelon C,Baghdadli A. Symptom severity as a risk factor for self-injurious behaviours in adolescents with autism spectrum disorders[J]. J IntellectDisabil Res,2015,59(8):730-740.

[15] 都萌萌,康传媛,李雪蓉,等.广泛性发育障碍儿童异常行为的发生率[J].中华行为医学与脑科学杂志,2015,24(11):1020-1022.

[16] Duerden E G, Oatley H K, Mak-Fan K M, et al. Risk factors associated with self-injurious behaviors in childrenand adolescents with autism spectrum disorders[J]. J Autism Dev Disord, 2012, 42(11): 2460-2470.

[17] Storch E A, Sulkowski M L, Nadeau J, et al. The phenomenology and clinical correlates of suicidal thoughts and behaviors in youth with autism spectrum disorders[J]. J Autism Dev Disord, 2013, 43(10): 2450-2459.

[18] Aman M G, Singh N N, Stewart A W, et al. The aberrant behavior checklist: a behavior rating scale for the assessment of treatment effects[J]. Am J Ment Defic, 1985, 89(5): 485-491.

[19] Rojahn J, Matson J L, Lott D, et al. The Behavior problems inventory: an instrument for the assessment of self-injury, stereotyped behavior, and aggression/destruction in individuals with developmental disabilities[J]. J Autism Dev Disord, 2001, 31(6): 577-588.

[20] Farmer C A, Aman M G. Development of the children's scale of hostility and aggression: reactive/proactive (C-SHARP)[J]. Res Dev Disabil, 2009, 30(6): 1155-1167.

[21] Aman M G, Tassé M J, Rojahn J, et al. The nisonger CBRF: a child behavior rating form for children with developmental disabilities[J]. Res Dev Disabil, 1996, 17(1): 41-57.

[22] Cohen I L, Schmidt-Lackner S, Romanczyk R, et al. The PDD behavior inventory: a rating scale for assessing response to intervention in children with pervasive developmental disorder[J]. J Autism Dev Disord, 2003, 33(1): 31-45.

[23] Matson J L, Rivet T T. A validity study of the autism spectrum disorders-behavior problems for adults (ASD-BPA) scale[J]. Journal of Developmental and Physical Disabilities, 2007, 19(6): 557-564.

[24] Iwata B A, Pace G M, Kissel R C, et al. The self-injury trauma (SIT) scale: a method for quantifying surface tissue damage caused by self-injurious behavior[J]. J Appl Behav Anal, 1990, 23(1): 99-110.

[25] Kern L, Gallagher P, Starosta K, et al. Longitudinal outcomes of functional behavioral assessment-based intervention[J]. J Posit Behav Interv, 2006, 8(2): 67-78.

[26] Jennett H, Hagopian L P, Beaulieu L. Analysis of heart rate and self-injury with and without restraint in an individual with autism[J]. Research in Autism Spectrum Disorders, 2011, 5(3): 1110-1118.

[27] Gresham F, Watson T S, Skinner C H. Functional behavioral assessment: principles, procedures, and future directions[J]. School Psychology Review, 2001, 30(2): 156-172.

第六章
阿斯伯格综合征

第一节 概 述

"阿斯伯格"一词，最初由罗娜·文蒂（Rona Wenti）于1981年提出。奥地利的汉斯·阿斯伯格（Hans Asperger）是一名精神科和儿科医师，他早在1944年时就撰写过有关阿斯伯格综合征的文章。罗娜·文蒂以此为基础提出了阿斯伯格患者这一新名称。在美国发行的DSM-4一书中，阿斯伯格综合征和孤独症同属"广泛性发育障碍"，包括人际交往困难、狭隘的兴趣和复杂刻板动作等，其与孤独症最大的不同之处是，其缺乏明显的语言和智力发展问题。然而在DSM-5中，已不再有阿斯伯格综合征这一名称，而是统称为孤独症，分属不同程度。目前关于阿斯伯格综合征与孤独症的划分尚有争议，有学者认为阿斯伯格综合征和经典的孤独症是不同的，应该分别诊断和干预。总之，这类儿童因其语言和智力发育基本正常，症状具有复杂性和多样性，常常存在误诊、漏诊的情况。到了学龄期，这类儿童较难适应复杂的学校环境，出现各种症状，如不能遵守课堂规则、出现交往障碍、与同伴起冲突等。国内及国际一些知名儿童精神病学教授仍然认为阿斯伯格综合征与高功能孤独症有着较大的不同，同时预后相差较大。因此，本章将继续沿用阿斯伯格综合征的名称，介绍关于阿斯伯格综合征儿童的诊疗知识。

一、流行病学

关于阿斯伯格综合征的发病率，不同国家、地区的报道不尽相同。系统综述结果显示其发病率为0.02%～0.03%，受家族遗传影响，男性患病率普遍高于女性，男、女性别比为8∶1。阿斯伯格综合征常合并出现一系列精神障碍症状，如强迫行为、睡眠障碍、抽动秽语综合征、注意缺陷多动障碍、焦虑障碍等，其中学龄期儿童的阿斯伯格综合征常与注意缺陷多动障碍共病出现。

二、病因和发病机制

本病的病因和发病机制目前尚未有定论。尽管大量的科学研究已经表明遗传因素和环境条件都与其发病相关，但对其更精确的发病机制的研究，目前仍甚少。研究人员推测，在胎儿发育早期,胚胎神经细胞的移行变异影响了大脑的构造和神经细胞连接特征,进而使得调控思维活动的中枢神经系统控制回路受到影响,因此患儿表现出特殊的思想特征与行为。

(一)遗传因素

基因组测序数据表明,没有一个单一的基因改变特属于阿斯伯格综合征,有数百个基因与这种疾病相关,阿斯伯格综合征相关基因可能参与了影响大脑成熟和功能的广泛生物过程。

(二)环境因素

环境因素,如产科事件、围产期年龄、父亲(母亲)因素、胎儿环境以及接触有毒物质和致畸物等,可能是独立的重要风险因素,也可能影响具有遗传易感性的人群。

第二节 临床表现

《国际疾病分类》(第十版)(ICD-10)指出,患有阿斯伯格综合征的患者在社交中通常有严重的、持续的功能障碍。其中有对不正常的非语言交流的描述:要么不能使用非语言表达,要么不能对非语言交流做出反应,或者不能使用非语言交流的线索。另一方面包括不能建立正常的同伴关系。阿斯伯格综合征儿童在使用和理解语言、运动协调和社会化方面都有所延迟。不同的阿斯伯格综合征儿童所表现出来的核心症状可能不同,并且常与其他症状联系在一起,这些症状是对核心症状的反映。

一、社交障碍

阿斯伯格综合征儿童在社交中常常给人一种"以自我为中心"的感觉,谈话范围狭窄,常以异常或奇怪的举动接触他人。在情感交流上,他们往往表现出迟钝、理解刻板、漠视的特征,因而产生不恰当的反应,比较依赖公式化、刻板的社会行为规范和规则,不能以灵活、变通的方式理解他人意图。阿斯伯格综合征儿童至少表现出以下两种社会功能障碍。

(1)无法恰当使用非语言交流。
(2)无法发展和心智年龄相符的适当同伴关系。
(3)缺少交际性和情感性的互惠行为。
(4)与他人分享快乐、成就等的能力受损。

阿斯伯格综合征儿童因为语言和智力发育基本正常,所以患者一般被发现得较晚,大多到学龄期才被发现。

在学校环境下,阿斯伯格综合征儿童行为异于常人。具体来说,会有如下常见表现。

(1)出现一些行为问题,如多动、打架等。
(2)在学习上可能有某一方面比较突出,如认字、背诵、算术等。
(3)写字欠工整,字迹歪歪扭扭。
(4)沉迷于其特殊爱好,在课堂上也不例外。
(5)能结交1~2个朋友,但非深交。

(6)在不熟悉的环境中,容易与不了解他们的人发生争执、冲突,甚至斗殴。
(7)有交朋友的愿望,但被同学误解、嘲笑、戏弄时,会变得更退缩。
(8)部分儿童会出现学习困难、注意不集中、组织能力差。
(9)没有出现学习困难的儿童学习成绩优秀,尤其表现在与其"特殊爱好"有关的科目上。

二、语言沟通缺陷

阿斯伯格综合征儿童在语言上常表现出与众不同的特点,交流单向性明显,滔滔不绝,仪式感强,不易被打断,常表现出以下特点。
(1)语言韵律性差,在事实的申述、幽默的评论中往往缺乏抑扬顿挫。
(2)语言天马行空,缺乏内在逻辑性,常偏离话题。
(3)冗长的表达方式。

三、行为、兴趣、活动方式狭隘

阿斯伯格综合征儿童可能局限在自己的兴趣上而特别专注,他们可能只是进行短暂的眼神交流,然后又将注意转移到自己感兴趣的事物上;他们可以盯着别人看,而且持续很长时间。他们在自己喜欢的领域积累了丰富的知识,如天气、日历、电视节目、地铁站时刻表、地图等,多表现出机械性记忆,常在交流中展现,给人以古怪的印象。

四、笨拙、不协调的动作及姿势

阿斯伯格综合征儿童常在运动技能方面较落后,表现为运动不灵活,写字、画画、操作技能差,在视觉-运动能力方面有缺陷。

五、合并症

相关研究指出,患有阿斯伯格综合征的儿童、青少年、成人,同时患有精神性疾病的危险性大大增加,如抑郁、精神分裂症和双相障碍等。患有阿斯伯格综合征的学龄期儿童多有注意缺陷多动障碍、学习障碍。

六、注意问题

虽然在阿斯伯格综合征的诊断标准中没有特别提到注意方面的问题,但是有研究报道,至少有75%的阿斯伯格综合征儿童会存在注意缺陷,这种注意缺陷和多动症儿童的注意缺陷有着很大的不同,阿斯伯格综合征儿童服用提升注意的药物,效果甚微,这些药物可改善单纯的注意缺陷多动障碍症状,但对于阿斯伯格综合征儿童没有很好的效果。

在心理学上,注意分成四个部分:保持注意的能力、注意相关信息的能力、转移注意的能力、编码注意的能力。阿斯伯格综合征儿童在这四个方面均有自己的特点。

(一)保持注意的能力

阿斯伯格综合征儿童可以在自己狭窄的兴趣中长时间保持专注。但是当进行必要的任务(包括上课听讲、写作业)时,他们保持注意就会特别困难。阿斯伯格综合征儿童往往会沉浸在自己幻想的世界中,或幻想的画面中而难以自拔,所以他们在学习时会比其他同学更易感受到疲劳。一方面阿斯伯格综合征儿童特别想把事情做完整，将教师所说的每一个细节都记住，而另一方面又总是走神、发呆。他们在写作业时，经常被不必要的细节所困扰，纠结很长时间，也可能会长时间沉浸在自己的世界中，忘记写作业的事情。有的阿斯伯格综合征儿童会努力地把自己的注意放到他该做的事情上，但是这种努力所消耗的精力要比其他儿童更多。

（二）注意相关信息的能力

阿斯伯格综合征儿童在接收信息和过滤无关信息方面出现很大的困难，他们往往想把所有的信息都记住，但是抓不住关键信息，因此，当内容非常多时，对他们而言是个非常大的挑战，这使得他们的学习过程非常缓慢。有的阿斯伯格综合征儿童会在挑选物品方面出现强烈的选择困难症，觉得每一个都很重要，每一个都有好处，每一个又都有缺点，这时他们会感觉非常困难，所以有的阿斯伯格综合征儿童会拒绝挑选物品。

（三）转移注意的能力

阿斯伯格综合征儿童把注意从一项任务转移到另外一项任务时会出现困难。例如早上起床时，正常儿童从睡梦状态转换到半梦半醒的状态，到完全清醒的状态，这整个过程的转换速度相对较快。阿斯伯格综合征儿童明显的特点是早上的"起床气"特别明显，要么醒来之后很长时间处于朦胧状态，对外界的声音、话语提醒、命令等都没有任何反应，要么在这个过程中易激惹、烦躁，或者发脾气。从下课到放学出校门也是一个状态转换的情境。如果教师说下课了，放学了，就该整理好书包。其他同学很开心，迅速将书包整理好。但阿斯伯格综合征儿童会慢吞吞的，眼神迷离，给人一种似乎不喜欢听到命令的感受，所以其下课的整理行为要比正常儿童慢许多。如果教师没有提醒督促，这种慢吞吞的行为就无法通过自我去调节纠正。

（四）编码注意的能力

编码注意的能力就是要记住自己需要注意的内容，或者是关键点。比如放学前教师布置了五项作业，如果教师不是一项一项地写在黑板上，给时间让大家去抄写，而是口头布置作业，阿斯伯格综合征儿童就很难记住所有的内容，或者只记下了第一条，并写下来，后面四条全忘了。尽管他们很想记住所有内容，但是往往这时他们记住的内容很有限。从注意的整个过程来看阿斯伯格综合征儿童的注意存在全方位的能力不足的问题，而且这种注意缺陷，并不是说他们容易被外界的声音、环境所吸引，而是他们更容易沉浸在自己的世界中，自得其乐。

第三节　诊断及鉴别诊断

一、ICD-10 的诊断标准

世界卫生组织的《国际疾病分类》(第十版)（ICD-10）中关于阿斯伯格综合征的诊断要

点如下。

(1)在说话、语言理解或认知发展方面，临床上没有显著的一般性迟缓现象。

(2)社会互动方面出现本质上的障碍(明显表现出至少下列两项行为)。

①无法适当地使用视觉注视、脸部表情、身体姿势及手势来进行社会互动。

②当有充分学习的机会时，无法发展出和心智年龄相符的适当同伴关系，包含分享兴趣、活动和情绪等。

③未发展出社会与情绪的关联性，且对其他人的情绪表现出有缺陷或偏差的反应；或缺乏随社会情境而做的行为调整；或难以将社会性、情绪性和沟通性行为加以整合。

④缺少主动寻求和其他人分享喜悦、兴趣或成就的行为。

(3)表现出一种不寻常的、强烈的、有限的兴趣，并表现出刻板或重复的形式(明显出现至少下列一项行为)。

①沉迷于某些内容和焦点方面异常的兴趣，并表现出刻板和重复的形式。

②明显对特定的、非功能性的常规或仪式表现出强迫的固执行为。

③刻板和重复的动作举止。

④沉迷于物体的某部分。

(4)此障碍无法符合其他的广泛性发展障碍、单纯性精神分裂症、准精神分裂症、强迫性疾病、完美性(强迫性)人格障碍、儿童期反应性和无选择性依恋障碍的诊断标准。

二、DSM-4 的诊断标准

因为 DSM-5 将阿斯伯格综合征合并到孤独症中，所以没有单独的阿斯伯格综合征的诊断标准，以下是 DSM-4 中关于阿斯伯格综合征的诊断要点。

(1)社会互动能力上的本质缺陷，至少符合以下两项。

①在使用一些非语言行为进行社交的能力上有显著的缺陷，比如目光对视、面部表情、身体姿势等。

②不能发展出和年龄相符的同龄人友谊。

③缺乏自发地寻找其他人分享快乐、喜好或者成功的欲望。

④缺少社会和情感的互动。

(2)在刻板重复的行为、兴趣和活动方面上，表现出至少以下一种情况。

①总是处于一种或几种不变的有限的兴趣模式中，在强度或专注度上显得不正常。

②显著地顽固地坚持一些特殊的、没有实际意义的程序和仪式。

③重复不变地维持特殊的习惯(如甩手、摆手、转手、摇手等)。

④对事物的某些部分特别着迷。

(3)上述障碍严重损害了儿童在社交、职业或其他重要领域的功能。

(4)在语言发育上没有明显的具临床意义的全面迟滞(比如在两岁以前会讲单个词，三岁以前懂得使用交谈性的短语)。

(5)在认知能力、自理能力、适应能力(社交方面的除外)等方面的发展不存在明显的具临床意义的迟滞。

(6)不符合其他明确的广泛性发育迟滞和精神分裂症的诊断标准。

三、鉴别诊断

(一)高功能孤独症

1. 语言智商方面　高功能孤独症儿童的语言智商普遍低于阿斯伯格综合征儿童。实验结果证实：语言智商可作为区分两者的重要标志。1998年,一项330例个案的调查研究发现,高功能孤独症儿童语言智商平均为77,阿斯伯格综合征儿童则为98,高孤独症儿童语言智商普遍低于阿斯伯格综合征儿童；在操作智商方面,两者无显著差别。阿斯伯格综合征儿童语言智商普遍在90以上,高功能孤独症儿童语言智商为70～90。相比于高功能孤独症儿童具有的机械性计数的能力,阿斯伯格综合征儿童的特殊知识领域则是思维型的。高功能孤独症儿童在某些方面具有独特的兴趣或天赋,诸如机械性计数的能力、机械性记忆音乐的能力,以及机械性的判断能力等；但阿斯伯格综合征儿童有所不同,阿斯伯格综合征儿童可能会考虑诸如"如何证明月球也有空气？""从不同角度撞击航空母舰会有什么不同？"等较复杂的问题。

2. 语言流畅度方面　阿斯伯格综合征儿童与高功能孤独症儿童最大的区别：高功能孤独症儿童自发性语言很少,没有流利的语言表达；而阿斯伯格综合征儿童则在自发性语言和对话能力上没有问题。阿斯伯格综合征儿童通常在两岁以前就会说出单词,三岁以后就会说出简短句,但是到四岁前,"你""我""他"等人称代词仍然会混淆,并且很容易重复他人的话。在谈话时,阿斯伯格综合征儿童通常会有冗长的言辞,不管对方有无兴趣,都会与对话者一直谈论同一种事物(包括他自身感兴趣的事),很容易造成对话者的反感,从而影响其人际交往。

3. 动作协调方面　高功能孤独症儿童的大肌肉动作没有问题,而阿斯伯格综合征儿童的大肌肉动作则显得非常笨拙,常见的动作协调困难有四项：模仿肢体动作有困难；无法顺利地接球；单脚站立有困难；两手无名指弯曲有困难。

4. 社交互动能力方面　与高功能孤独症儿童有所不同的是,阿斯伯格综合征儿童虽然有意识、有好奇心,且会去活动,但由于其互动能力与正常人不同,导致不能理解人际交流的重要性。比如,叫他举手,他会举起左手,困难在于他对着施令者,只能以模仿的形式,跟对面的施令者举起同一边的手。所以在教育阿斯伯格综合征儿童时,要重视其"**参照物**"。以教书写法为例,不是直接让他抄写,而是在他身边指导他,以避免写的时候字体左右上下相反。

5. 暴力行为方面　阿斯伯格综合征儿童往往有更多的道德要求,这样就会造成人际交往中的矛盾,从而被误认为有攻击或暴力倾向。过马路时,如果发现有人闯红灯,他就会立即义正词严地制止,"不行,叫警察来抓你喔！"。而有时,他正是由于被逼急了,才会产生攻击、暴力行为。通常认为,6岁前是孤独症干预的黄金时期,家长和教师如果能早期识别阿斯伯格综合征,进行必要的融合干预,帮助其发展与上学匹配的技能,学会合作、等待、分享等去中心化行为,提升孩子的规则遵守能力。这样阿斯伯格综合征儿童上学后才能适应好。随着年龄增长,青春期的阿斯伯格综合征患者也可能出现各种问题,家长应重视,及时与精神心理医生沟通并获取帮助。

(二)精神分裂症

在鉴别诊断上面临的主要挑战是精神分裂样障碍和分裂型人格障碍。思觉失调症阴性表现,尤其是非语言沟通困难和语言表达能力障碍,与阿斯伯格综合征的核心表现交叉,较为突出。虽然阿斯伯格综合征儿童可能会有精神方面的表现,但是阿斯伯格综合征儿童没有发展为严重思觉失调症。阿斯伯格综合征的核心表现在理论上和实践中都不同于分裂型人格障碍,阿斯伯格综合征儿童的核心是对他人情感依恋的排斥回避,他们的困难来源于与他人之间的情感隔阂。关于阿斯伯格综合征与分裂型人格障碍之间的关系,有两个可能的说法:一个说法是阿斯伯格综合征可以引发家庭问题,从而引起分裂型人格障碍的发展;另一个说法是这两种疾病都是遗传性的。

(三)强迫型人格

强迫型人格的行为特点类似于阿斯伯格综合征。在童年或青春期早期发展出强迫性仪式动作的人,可能会表现出与阿斯伯格综合征儿童的仪式性行为相同的形式,也可能会变得孤立,并发展出复杂的情感和行为问题。强迫障碍也可能发生在阿斯伯格综合征儿童身上,强迫障碍和阿斯伯格综合征在仪式性行为上的一个区别特征是前者的仪式性行为与较高水平的自主活动和恐惧有关。

(四)非语言学习障碍

非语言学习障碍(non-verbal learning disorder,NLD)尝试从神经心理学角度,通过研究对人的社会化能力及交际方式有不良影响的神经心理学方面的缺陷,来描述儿童社会情感发育的含义。NLD患者的神经心理学特征包括:触觉感受、神经肌肉协调、视觉-空间结构缺陷,非语言性解决问题的能力缺陷,以及对不协调事物和幽默的鉴别理解障碍。NLD患者具有机械性语言模式和良好的语言记忆力;适应新环境、复杂环境困难;过分依赖机械行为应付新环境;相较于熟练阅读单个词语的能力,机械计算能力较差;语言表达的运用、韵律较差;还存在明显的社会认知、社会判断力及社交技巧缺陷。在一些细微的、十分明显的非语言性交流的理解方面存在显著的缺陷,以致常常被其他人歧视及排斥。结果显示,NLD患者有显著的社会退缩倾向,而且发展成严重的情绪障碍的危险性很高。

(五)右脑综合征

许多共同表现于NLD的临床特征曾经被神经学著作描述为大脑右半球发育性学习困难的一种状态。具有这些特征的儿童,也被作为说明"在表达和交往以及一些基本的人际间的技巧上受到极大干扰"的例子。现在还不清楚这两个概念描述的是否是完全不同的两种疾病,或者更加可能的是,提供了不同种类的观察分析方法,然而,这两种疾病是有交叉的,部分个体至少有一些相同的常见的征象。

第四节 治 疗

阿斯伯格综合征儿童最核心的问题是存在社交障碍,为其提供特殊教育服务是必要的。我们应帮助阿斯伯格综合征儿童在社交方面获得基本的技能以及在其他方面获得适应能力。让阿斯伯格综合征儿童参加强化的洞察性、合作性心理治疗通常是很困难的,但着重于同理心的问题,针对社交困难和情绪问题的支持性心理疗法具有一定的价值。对于阿斯伯格综合征儿童合并的行为及情绪障碍,可以采用药物治疗。注意在开始实施每一个治疗和干预计划之前,都需要做全面彻底的评估,以了解阿斯伯格综合征儿童的不足和已具备的能力。

一、社交技能训练

阿斯伯格综合征儿童很难在人群中自然学会如何与人恰当相处,而且随着年龄的增长,社交能力不足引发的问题会越来越多。对他们进行社交技能训练的重点在于培养他们的社会认知能力和谈话技能,纠正其含糊不清的表达方式。干预策略:阿斯伯格综合征儿童通常具备一定的学习能力,并且能够通过练习提升自己的社交技能。他们有很多可利用的优势,只要采取适当的干预措施,就能取得有效的进展。他们不会像普通同龄人那样通过观察来学习社交技能,所以需要成人直接教授如何"社交"。借助阿斯伯格综合征儿童优秀的语言技能、听觉注意以及对规则和策略的强大记忆力,我们可以帮助他们学习社交的"百科全书"。可以用极其直接和刻意的方式教授"社交",就像教授语文、数学等学科知识一样。把社交的实际规则和策略以明确的、有逻辑顺序的语言方式呈现给他们,并让他们在各种环境中运用并练习这些策略。家长和教师可以利用日常生活中遇到的社交机会,或利用角色扮演来帮助他们练习这些技能。

(1)对社会线索的解读:包括对肢体语言、社交距离、眼神交流和语调的解读等。

(2)社交语言学:包括如何介绍自己、对话技巧、恰当语调的运用等。

(3)理解非文字性语言:包括了解俚语、习语等的含义。

(4)解决问题的技能:包括如何识别当前情况的具体问题,并利用特定的策略解决问题;如何利用先验知识进行推断;如何预测不同行为可能会造成的结果。

(5)情绪应对技巧:包括学习识别焦虑和沮丧感,管理压力,并应用有效的策略来应对。

(6)功能性生活技能:包括管理自己的时间和空间,在餐馆吃饭,购物等。

所有这些生活技能都可以被分解,并作为一个有逻辑顺序的步骤和规则的系统来教授。社交技能训练内容有如下几个要点。

(1)协调:观察他人的行为,并调整个人行动。

(2)指示:指导和帮助他人如何做某事。

(3)约定:旨在通过交流达成共识,如约定好一起做某件事。

(4)说服:说服对方,或是被对方说服,达成基本一致的意愿去做事。

(5)合作导向:寻找朋友,形成共识和同理心。

(6)社会洞察:探寻和了解对方想法,做出相应的反应。

社交技能训练的目的是使他们慢慢从封闭的圈子中跳出来,逐渐注意到他人的存在和立场,引导他们从具体问题入手,通过对问题的认识学到必要的技能,并且在此基础上逐步扩展运用所学到的社交技能。社交技能训练团体也让参与者获益,团体成员在集体中可以学习重要的技能,并且运用示范、角色扮演、评阅录像等方法,得到来自团队领导和其他参与者的建设性反馈。这一方案的重点训练项目有对话的技巧和解读,解释身体语言,认识他人观点等内容。

美国加州大学洛杉矶分校 Elizabeth Laugeson 博士开发了社交技能训练和促进项目（program for the education & enrichment of relational skills，PEERs），旨在对社交技能不足的儿童和青少年进行社交技能训练。PEERs 主要适用于自闭症青少年，亦适用于存在注意缺陷多动障碍、焦虑障碍、抑郁障碍、社交焦虑障碍等社交情绪问题的儿童和青少年。国内杜亚松教授引进了 PEERs，完成了中文版翻译，并进行了相关培训。PEERs 分为针对家长的课程和针对学校专业人员的课程。家长课程包括家长课堂和青少年课堂，共 14 次，每周 1 次，每次时间为 90 分钟。青少年课堂注重相关社交技能的学习和训练，家长课堂注重教授家长如何训练青少年。家长课堂包含初级阶段、普级阶段、高级阶段的内容，循序渐进地教会家长训练青少年的核心技能。初级阶段主要是培训对话技巧：如何开启对话、交换信息；如何进行"双向对话"；如何使用电子设备进行交谈；怎样选择合适的朋友；如何恰当使用幽默的技巧。普级阶段主要是培训如何自然地加入同伴的对话；自然地退出对话；组织团体活动；培养游戏、团队精神；学会处理分歧和矛盾；学会管理自己的形象和名声。高级阶段主要为青少年赋能：帮助他们学会应对各类霸凌（语言、肢体、网络），以及如何为未来做准备。PEERs 学校课程共 16 次，在学校中进行，训练者为学校的教师。课程内容包括介绍 PEERs 以及如何交换信息、进行双向交流、进行电子通信交流、选择恰当的朋友、恰当使用幽默、自然地加入对话、自然地退出对话、处理不一致意见、改变坏名声、处理取笑和令人尴尬的反馈、处理躯体欺凌、处理网络欺凌、处理流言蜚语等。PEERs 培训内容全面，参与人员包括同龄人、家长、教师和治疗师小组，有助于阿斯伯格综合征儿童了解不同人的想法和行为，并确保他们学到的技能可以在多个场合下应用，是一个比较好的提高社交能力的方法。

二、教育训练

阿斯伯格综合征儿童往往会错过非语言社交线索（如肢体语言、语气等）所传达的许多信息。有时他们可能根本没注意到，或者他们确实注意到了，但经常误解这些信息。这会导致很多令他们沮丧或尴尬的社会互动和无效的交往行为。教授阿斯伯格综合征儿童社交技能时，既要注重个体化，又要使用多样化的方法。

（一）学习社交技能方面的困难

1. 信息处理困难 阿斯伯格综合征儿童倾向于用语言作为社交信息的来源。他们不太关注视觉的社交信息，也不能有效地处理两者之间的关系。因此他们很难自然地"看会"社交。

2. 整体处理弱 阿斯伯格综合征儿童倾向于注意细节，但忽略了大局。他们可能很难准确地了解他们所面临的情境。整体处理还包括建立联系，应用过去的经验，将信息从一种情境概括到另一情境，并做出推论。这些困难都让"学习社交"很难"自然"地发生。阿斯伯格综合征儿童还特别难以推断出他人行为的意图。这可能会导致同龄人的攻击或防御性反应，也会让他们很容易被更精明的同龄人所操纵。

3. 抽象推理和问题解决 当出现社交问题时，阿斯伯格综合征儿童通常不知道该如何处理。他们可能无法认识到自己的选择是什么，也无法做出选择。这将导致他们被"卡住"——锁定在一个无效的回应方式中,使他们感到受挫或崩溃。

4. 信息处理速度慢 阿斯伯格综合征儿童在社交场景中经常会被快速变化的社交信息所淹没,这使得他们信息处理速度较慢。

5. 情绪调控困难 阿斯伯格综合征儿童很难从一个情境转换到下一个情境,世界对他们来说是混乱和困惑的。阿斯伯格综合征儿童往往难以识别自己的情绪状态,并缺乏有效的应对技能来帮助他们处理负面情绪。

(二)针对性的教育训练内容

1. 适当的非语言行为 阿斯伯格综合征儿童常常表现出语言缺陷,如回声语言和异常的韵律。语言延迟和基于语言的缺陷管理主要关注语音和主动或被动词汇的发展,以及语言的语音-音韵水平。因此,语言技能可以是非语言的或极其特殊的,如人际交往中的凝视,音调的学习和模仿,社交礼仪、词汇的学习。

2. 用语言解释他人的非语言性行为 针对阿斯伯格综合征儿童的语言训练,除了要在日常生活中鼓励他们与同伴或大人对话(可以伏在孩子耳边,轻声教孩子说什么、做什么等)外,还可以通过讲社交故事的方式教导孩子。利用这些方法,可以帮助孩子认识社会规范,对方的期待、想法以及感受等。另外,在与阿斯伯格综合征儿童进行互动游戏或角色扮演时,还可以帮助孩子学习和练习新的谈话技能。在与孩子进行互动时,家长还可以假装犯一些用语错误,让阿斯伯格综合征儿童挑出错误用语或不好的说话技巧,通过该方式逐步增强孩子的语言能力。慢慢让孩子知道当不知道说什么或做什么时该如何问问题。在对阿斯伯格综合征儿童进行语言训练的过程中,家长一定要对他们在与人交谈中的成功表现给予肯定或表扬,这一点十分重要。

(三)注意问题

阿斯伯格综合征儿童的注意缺陷,对他们的生活和学习影响非常大,尤其大多数阿斯伯格综合征儿童,虽然在某些方面(如音乐、机械、记忆等)有较大的优势,但是在注意的广度和注意转移方面存在障碍,对他们有很大的干扰和影响。

1. 专业训练方面 首先需要非常专业的注意方面的训练,注意缺陷才可能得到改善。阿斯伯格综合征儿童的注意问题会受到其他方面的影响。阿斯伯格综合征儿童的临床表现各不相同,他们的注意缺陷也不太一样,需要有针对性的注意方面的训练和情商方面的训练相结合,才能对他们有更大的帮助。

2. 家庭干预方面 执行家庭教育干预,在家长与他们进行交流的过程中,因为家长经常要督促孩子,并且在这种过程中慢慢养成了亲子交流习惯,所以家长也慢慢习惯了严格控制阿斯伯格综合征儿童的各种细节。这对年纪比较小的阿斯伯格综合征儿童来说比较实用,不过随着孩子年龄的增长,家长的这些不正确的提醒,严格管理的家庭教育方法,对阿斯伯格综合征儿童来说是一个损失。随着阿斯伯格综合征儿童的年龄增长,要引导孩子自己做好时间规划,并且进行自我督促。这些做起来相当麻烦,所以必须配合专门的培训教程。

3. 提升孩子的语言表达的能力 多和阿斯伯格综合征儿童进行互动交流,减少他们沉浸在自己世界中的时间,由于孩子长时间地沉浸在自己的世界中,对他人、他物的关注投入的注意相对比较少,外界的事物也很难引起他们的兴趣。通过和孩子互动交流,可以吸引孩子对外界的关注，尤其是对他人的关注。

（四）学校适应

1. 阿斯伯格综合征儿童的学业特质

（1）学习动机和专注力较弱：这类儿童兴趣狭窄、模仿力弱，有自我中心倾向，因此在学习过程中表现得非常被动。对自己感兴趣的事反复提问，难以接受兴趣外的事物；他们会过分专注于某些古怪的事物，可能是某类物品，如机器人、鞋子等，也可能是一些动物。此外，周围环境的声音、事物、变化，或个人意念，都会使他们分心，难以将注意集中在课堂上，很难专注于学习，因而他们往往难以遵守正常课堂秩序。

（2）理解和思考易先入为主：阿斯伯格综合征儿童通常具有较高的智力水平，有的甚至有超常智力水平，但是缺少高水平的思维技巧和理解技巧。有对事物某些部分或细节先入为主的偏好，难以把握整体，缺乏将相关事物与事情联系起来的归纳能力，较难同时完成步骤相对复杂的要求；语言模仿力、表达力相对较强，有十分丰富的词汇，但谈吐风格学究式，理解能力有限，难以掌握指示和要求；较难理解符号及抽象概念，数学学习可能有困难；在学习过程中，他们难以寻求到不同问题的共同性，概念和经验的泛化能力弱。

（3）听觉辨别和接收能力较弱：阿斯伯格综合征儿童常给人的感觉是慢半拍，往往很难在有限的时空里充分理解和接收口语提示的内容。

2. 干预策略

（1）减轻孩子的负担：由于阿斯伯格综合征儿童的注意容易分散，条理性较差，速度慢，因此有时需要减轻其家庭作业或课堂作业负担，还可以将作业分解成许多小单元，并规定他们定时完成，如在规定时间内没有完成，必须利用他们自己的时间来完成。与他们"特定的逻辑"对话，阿斯伯格综合征会导致行事作风刻板教条，他们喜欢按照自己的套路出牌，不理会外界的期待。所以，要改变孩子的行为，一定要懂得孩子是怎么想的。

（2）和孩子的教师一起努力：家长多与教师沟通，获得教师的理解，商讨制订适合阿斯伯格综合征儿童的学业计划，适当降低标准。促使孩子不断取得成功，让其感受到学习的乐趣以及体验被人奖赏的快乐。让他们有机会在同学面前展现自己特殊的才华，这样不仅能建立他们的自信，也能增加同学对他们的接纳。

（3）允许孩子第一次犯错：允许阿斯伯格综合征儿童第一次犯错，最关键的是从他们每次的行为中总结出一条新的做法。比如，平静地告诉孩子"同学在跑动时不要推他，他容易摔倒"，孩子往往很容易接受。阿斯伯格综合征儿童出现过激行为时，家长在事后向孩子解说这是不当行为，应该怎么做。给孩子一个清楚明白的行为规范，并严格执行。另外，对于阿斯伯格综合征儿童，家长的理解和接纳非常重要。每个孩子都是独一无二的个体，无论是阿斯伯格综合征儿童还是正常儿童，都有他们的优点和缺点。希望家长能够接纳他们，给予他们支持，帮助他们建立自信，帮助孩子获得更大的安全感，和他们一同成长。

3. 学校课程 学校课程内容应当按照远期目标而编定，这样就能够按照不同项目对阿斯伯格综合征儿童在社会技能、工作职业上的发展能力，以及生活质量的长远效果进行评价。教育重心应是与阿斯伯格综合征儿童生活联系比较密切的技能，以及一些被认为与阿斯伯格综合征儿童有密切关联的生存技能。假如阿斯伯格综合征儿童有某领域特别的爱好，与其予以控制和认为不寻常，不如为未来谋求发展予以应用。这些兴趣爱好和天分应以系统的方法予以培育,协助阿斯伯格综合征儿童学会怎样进行系统化的学习(如怎么利用图书馆、电脑、网络等),学校可以开设特别的课程以让阿斯伯格综合征儿童获得更多的发展。特别的教育模式也可能由社会成员与阿斯伯格综合征儿童之间的互动而建立。强调利用计算机资源,激励阿斯伯格综合征儿童自觉学习计算机技能,包括使用网络资源,通过电子邮件和其他有共同兴趣爱好的人建立联系。

4. 应对欺凌

(1)识别常见的欺凌形式:语言或身体上的对抗和恐吓、贬损对方、破坏私人用品;公然偷走孩子的物品,并在孩子试图索回时恐吓他;说不怀好意的闲话,散播谣言;同伴的回避和排斥(比如用餐时被排斥在团体之外,游戏分组总是最后一个被选上,或根本不被邀请参加社交活动)。

某些人利用自己的权威地位嘲笑和羞辱阿斯伯格综合征儿童,用讽刺的口气回应他们,过度批评或惩罚孩子。这些举动会产生一种允许群体出现类似行为的氛围,使得阿斯伯格综合征儿童成为公认的欺凌目标,容易被其他孩子"算计"。如某个孩子故意提出不合乎社交规范的建议,由于阿斯伯格综合征儿童天真、容易轻信他人,不会辨认社会性含义、前后关系、暗示和预测后果,很容易被说服跟从他人的建议,其他儿童或成人不了解事情的来龙去脉,认为阿斯伯格综合征儿童已经充分了解自己的所言所行及其隐含的重要性和意义。最终,阿斯伯格综合征儿童受到斥责或惩罚,还成为那些故意陷害他的孩子的笑柄。这些暗中进行的欺凌所带来的混乱场面,往往给始作俑者带来某些具体的好处:先折磨阿斯伯格综合征儿童,然后欣赏他们被欺凌后的反应。面对挑衅,阿斯伯格综合征儿童通常会不计后果地做出冲动的反应,他们的报复可能会造成自己都意想不到的伤害,结果是那些始作俑者却变成了成人眼中无辜的受害者,甚至得到补偿。

(2)降低欺凌事件发生频率。公正的裁决:阿斯伯格综合征儿童必须因攻击性行为而接受处罚,那些用欺凌行为挑起对方攻击的孩子也应当接受同样的处罚。

"仲裁天平"是一种互动的教育策略,通过视觉推理帮助孩子理解某一特定行为的重要程度——分量,和怎样平衡地分析整个事件,然后用事件的分量来判断责任轻重和后果承担的程度,旨在帮助容易做出不成熟举动、以自我为中心或不能正确判断的阿斯伯格综合征儿童,认识自己和他人做过的所有事情,以及所产生的后果。教会他们面对冲突时做出责任轻重和归属的判断。将当事人的名字写在卡片上,分置在天平两侧托盘上,准备20块以上的积木,积木数量代表某一特定行为的分量,让孩子从自己的角度描述事件的整个经过。在描述过程中,如果听到一名当事者出现了违规的行为(包括语言及想做但没做的想法),就要问孩子这一言行(或想法)的分量值多少积木。成人需要提供一些指导,告诉孩子为什么裁判需要对某些行为调整积木的数量。指导内容包括特定行为对他人情绪的影响,可能造成的身体伤害程度和修复被损坏物品的费用。等描述告一段落后,让孩子计算自己总共拿到多少块积木,并由此决定最终裁决。

(3)降低被欺凌的可能性。

①绘制生活地图,找出容易被欺凌的场所、场合,避免待在暗藏危险的场所、场合里。

②待在人多的地方,群体中间,或至少在群体周围,可及时约束欺凌行为。

③积极参加群体活动,或找志同道合的朋友进行共同活动。

④保持冷静,维护尊严,用自信和积极的回应解决问题,事先搞清楚当自己和主流社会接触时会遇到的问题。降低欺凌的策略如下。

a.分辨对方行为是否友善,可以回应:"你在开玩笑吧?"

b.清楚地表明自己的感受:"你的言行让我感到生气"等。

c.离开当时的环境,找成人或安全的孩子。

d.向成人报告这一欺凌事件,"不要理会任何欺凌的语言和行为"的建议不可行,因为欺凌者的行为会不断加剧,直到被欺凌者产生回应。

e.定期检查行为规范,并讨论特定的事件和对应策略。

f.告诉有欺凌行为的孩子/成人,其行为所造成的短期影响是触犯行为规范和遭受惩罚,长远来看则会影响到双方的交友能力和职业成就;警告欺凌者也可能出现情绪障碍,并很可能触犯法律。

g.私下鼓励有较高社会地位、有强烈的社会正义感和天生自信的孩子/成人,干预并制止欺凌行为,他们较高的社会地位也能鼓舞其他旁观者勇于表达不同意见。

h.鼓励沉默的旁观者帮助欺凌事件的双方,帮助他们清楚地认识到什么是错误的,必须被制止或向成人报告。

i.寻求帮助:家长/相关人员鼓励孩子公开自己遭受欺凌的过程,有效地报告给教师、家长或咨询师。

j.熟知学校的相关政策和计划并积极参与,鼓励学校做出适当的反应。

k.转入有良好约束方案的学校,以降低被捉弄和欺凌事件的发生率和影响程度。

l.专业的行为改善方法:发现和解释事件中当事人的想法和感觉,确定下次应当如何应对类似的情况。用角色扮演的方式演练新的回应方式,跟进新的策略在实际情况下是否真正有效。

三、药物治疗

阿斯伯格综合征儿童常存在情绪或行为问题,药物可以缓解易怒、抑郁、焦虑或多动等症状。当使用药物治疗时,应避免多药并用,并进行副作用监测,使用最小有效剂量。尽管阿斯伯格综合征本身可能无法治疗,但对伴随的其他障碍的治疗可能是有效的,有时可能会降低阿斯伯格综合征的严重程度。阿斯伯格综合征儿童可能特别容易受到药物副作用的影响,因此可能需要以较低的剂量开始,并以较小的剂量增加。

(1)利培酮:美国食品药品监督管理局(FDA)批准第二代抗精神病药物利培酮作为第一种治疗孤独症相关易怒的药物。这也证明了利培酮在治疗儿童行为问题和阿斯伯格综合征相关症状方面效果良好。

(2)阿立哌唑:一种精神药物。它可用于治疗儿童易怒,此外,还能用于治疗双相障碍、抽动秽语综合征、精神分裂症和抑郁障碍。

(3)选择性5-羟色胺再摄取抑制剂:包括舍曲林、氟西汀和西酞普兰等药物,可减少重复、刻板行为。

(4)催产素:研究显示,这种内源性激素在人类关系和社会行为的发展中起着重要作用。这类药物应该根据每个患者的具体需求提供,同时考虑潜在的优势和风险。

四、心理治疗

阿斯伯格综合征儿童常因为在校突出的行为问题前来就诊。针对行为问题的主要治疗方法有行为主义疗法、认知行为疗法。尽管心理治疗方法和咨询服务无法减轻阿斯伯格综合征的核心问题，但咨询服务方法能够有助于发现并澄清对核心问题的误区。阿斯伯格综合征儿童的其他棘手的焦虑问题，由具有阿斯伯格综合征诊断经历的心理治疗师开展短期辅导或许是有益的。对阿斯伯格综合征儿童规划的长期咨询方法：针对不同患者的自身状况，评估可选择的治疗方法；寻找一个可理解的方式，将患者的特殊感受转变为对可认知问题的情绪反应；确定和商定干预目标。由治疗师针对诊断方法做出说明，并与当事人取得共识。同时也应当说明治疗的潜在效果和副作用，并取得当事人认可。同时关注阿斯伯格综合征儿童的愿望将优先于其照顾者的愿望。

（一）认知行为疗法（cognitive behavioral therapy，CBT）

CBT 的干预内容主要包括五个部分：①框架；②群体环境；③心理教育（如关于阿斯伯格综合征和精神障碍的介绍，以及关于如何识别和批判性评估自我挫败思想的指导等）；④发展社交技能（如打电话练习、寻求帮助）；⑤认知行为策略（如目标设定、工作、暴露训练和行为分析）。认知行为疗法可以用来处理许多导致焦虑的社会和交流问题背后的认知缺陷和扭曲。CBT 旨在帮助人们创造积极的行为变化和情绪，识别这些错误的信念模式，并做出改变。通过 CBT，个体获得了改变他们思想和信念的技术以及必要的能力（如与他人适当沟通和解决问题的能力）。认知行为疗法处理行为问题的框架见表 6-1。

表 6-1　行为问题处理框架

框架思路	内容
行为问题分析的角度	行为产生的背景：特定情境或家庭环境。 已有的对改变行为所进行的努力及效果。 个体性格特征。 行为的出现、表现与变化特性
行为问题的咨询基础	行为定义和评估：具体行为表现、语言、过程等，行为的频率、持续时间、强度和广泛性。 确定行为链：行为的前因与后果
行为问题的咨询过程	激发个体改变行为的动机：当行为带来的变化是加强型的（强化），行为再发生的可能性会增加。 探寻行为改变的可行性方法：探寻和布置特定的行动以解决目前存在的问题。 行动落实方案：学习和练习应对技能，通过角色扮演学习新的行为，并将习得的自我管理技能应用于日常生活中。 监督与配合：使用可操作性的语言简述，依据参照框架完成目标，家庭成员合作，积极鼓励、强化
注意事项	行为改变是一个长期的过程，可能出现反复的情况

除了行为问题外,有相当数量的阿斯伯格综合征儿童会因为情绪问题就诊,主要是情感的压抑或不恰当表达而显现的问题。阿斯伯格综合征儿童在校常常因为极端的情绪表达方式而被识别,建议就诊。可采用认知行为疗法,配合正念练习,让他们倾听身体信号,感受情绪。根据阿斯伯格综合征儿童的特点,用视觉形象将各种情绪具象化,便于他们识别和理解,比如可以教阿斯伯格综合征儿童给情绪贴标签或者标上颜色,将情绪可视化,可使用情绪地图、情绪温度计、彩虹图等标注常见情绪类型,如愉快、平静、愤怒、沮丧、困惑、尴尬、紧张或担心、伤心、孤独等,帮助他们记录不同的情绪。感受、识别和理解情绪之后,与治疗师一起探索平复情绪的方法并练习,如做深呼吸、转移注意、运动、捏毛绒玩具、发呆、睡觉、散步、求助他人等。情绪问题处理框架见表6-2。

表6-2 情绪问题处理框架

框架思路	内容
情绪问题分析的角度	情绪表现的背景:了解情绪问题出现的诱因是非常好的切入口。 引发原因如下。 家庭原因:家庭情况,如单亲、离异、抚养权争夺、疏于管教等;家庭教育,如教养方式失衡,家庭成员亲疏关系等;不良的家庭环境,如价值观扭曲,家庭成员本身存在不良行为等。 同伴、学校教育及文化:同伴孤立、欺凌;学校教育忽视个体化、差异性,重知识、规范,忽略情感教育。 个体因素:身心发展的阶段特点。 社会因素:多元价值观冲突,不良竞争机制。 情绪问题与社会功能:积极、健康的情绪有益于社会功能的建立,不良情绪导致无法正常适应学校生活
情绪问题的咨询原则	确定情绪困扰的程度。 以ABC人格理论分析情绪与其他因素的交互作用:A(诱发事件)——B(信念)——C(情绪行为结果),B在很大程度上引发了C
情绪问题的咨询	激发改变的信念:合理情绪疗法的假设是情绪来自对生活的信念、评价、解释和反应。 体验改变过程:描述此时情绪和改变思维、情绪模式。 树立引导性目标:分阶段完成,贵在坚持。 监督与配合:完成家庭作业,及时给予反馈
注意事项	不评价当事人,重在引导发泄情感体验,但不鼓励移情(移情建立在不合理的信念之上,必须被喜欢或被爱)

(二)家庭治疗

家庭在学龄期阿斯伯格综合征儿童的行为规范、阅读行为、社会能力的培养上起着重要作用。因为多数心理咨询师以及心理治疗师对阿斯伯格综合征儿童特征并不熟悉,所以对此类患儿的咨询以及心理治疗具有一定的困难。

1.阿斯伯格综合征儿童家长的心路历程和心理特征 家长带阿斯伯格综合征儿童去

诊所或机构求助的起因通常是儿童的情绪行为问题，易闹脾气，并且不分场合，沟通障碍，不能处理与同伴之间的关系，甚至在上课时注意不集中，无法跟上课堂节拍，也无法遵守上课纪律，他们在校内不听从教师管理，也无法和同伴很好地交流、玩耍等。当家长初次得知阿斯伯格综合征这个诊断结果时，通常会觉得意外、诧异，甚至有怀疑，还有部分家长拒绝或否认，甚至忽视治疗，同时产生了不安、愤怒、抑郁、自责等情感反应。当家长不得不面对时，就会到处寻医求证。在确诊之后，部分家长会表示绝望、无奈或不甘心，寻求各种治疗，但同时怀着侥幸心理。这种情况都是治疗初期的急性应激反应。随后，家长的情绪随着孩子状况的改变而波动。部分家长接纳了现实，逐渐冷静，并开始积极寻找帮助，重新表达情感；部分家长则处于抑郁不安的混合状态，并因为照护负担而形成了慢性应激反应。因此家长的心理往往是积极和消极的混合状态。态度积极的家长往往可以接纳家庭困难问题和子女特殊状况，教养适当，从而带来了生活的希望，主动争取家庭内的支持和援助，同时积极争取社会帮助。在亲子层面产生了良性互动，夫妻关系得以维持，婚姻的信心增强。态度消极的家长，面临这样的情况，家长负担增加，亲子间互动减少，教育失当，夫妻感情面临破裂风险，家庭信心减弱，并且家长很可能表现出精神病症，孩子也可能面临精神隔离，因此建议进行家庭治疗。

2. 学龄期阿斯伯格综合征儿童的家庭治疗要点

（1）提升求治动机，明确治疗目标：心理治疗师应把握家长早期可能出现的拒绝接受诊断的心理特征，疏导其负面情绪，告知其早期干预的重要性和错失早期干预的后果。这个阶段最重要的是科普宣传。让家长清晰了解阿斯伯格综合征及其与孤独症的关系，该综合征的特征性表现，早期干预对孩子今后发展的意义，阿斯伯格综合征的预后与低功能的孤独症的区别，家长的帮助对孩子发展的支持作用。当家长了解了这些，明白了自己的孩子确实跟正常孩子有区别，才会认识到孩子的成长需要他们辅助。有时夫妻会觉察到他们中的某一方有类似阿斯伯格综合征的表现，对以往的沟通困难就有了自知和谅解。治疗师与来访家庭最初的治疗关系开始建立。

（2）梳理孩子存在的问题，评估严重程度：在第一次治疗进行了科普教育基础上，请家长回家共同观察、讨论孩子存在哪些影响学习和生活的问题，并逐个评估打分，供第二次心理治疗讨论用。第二次治疗，用循环提问的方式，了解哪些问题是夫妻达成共识的，哪些问题只是夫妻一方认为存在的，他们分别为解决问题做过哪些努力，如何做的，哪些是有效的，哪些是没有效的，他们认为起效或不起效的原因是什么。

（3）区分一般性问题和特殊性问题：将正常孩子会犯的问题，划分为一般性问题。将与阿斯伯格综合征儿童有关的问题划分为特殊性问题。如孩子上幼儿园时总是带着自己的枕头、小被子，或某种特别熟悉的玩偶，这就是一般性依恋问题；如孩子走哪都抱着一块砖头，这就是特殊性依恋问题。又如孩子放学后要走某一条道路，因为那边有一家游乐园，他要玩一会儿后再回来，当家长不允许时他就哭闹，这就是一般性任性问题，但如果一旦上学或放学，孩子都坚持要走同一条道路，如果不是因为一个特别的理由，那就有可能是一般孩子的刻板行为。如果孩子偶尔会对家长的命令不理解，特别在自己玩得正开心时，这属于一般情况。但如果孩子在大部分时间对他人的命令置若罔闻，只对自己感兴趣的命令有所反应，那也可能是孩子以自我为中心，甚至交往障碍的另一个体现。因此家长要学会辨识症状,这是家长了解孩子、支持孩子的重要基石。而对于一般行为问题,只要利用提问技能,改善亲子的交流模式,就有机会改善症状。但对于与阿斯伯格综合征症状有关的问题,心理治疗师也必须与家长认真讨论,掌握问题及行为产生的社会背景与前因后果,并了解行为的功能,找出正确的适应性行为,以孩子能够承受的方法来替代其非适应性行为。

(4)根据孩子的特点,因势利导:在面对局限的、复杂的、呆板的活动内容与行为时,必须努力做到:使其作息时间结构化,形成正常生活、学习的秩序;在情况发生变化时,事先说明原因、告诉注意事项与基本行为规律;在管教前后一致,根据奖惩措施提早告知。面对孩子在人际交往方面出现的质的缺陷问题,必须努力做到:了解原因,认识并区分其特殊性行为和一般性行为;利用角色扮演提高孩子的社交能力,使其逐步掌握社会规范;经过与教师、同学的配合,孩子逐渐建立人际交往上的自信。在面对口语交际问题时,可以着重训练孩子口语的使用技能;根据情况,使其逐步掌握模拟式短句,在各种场所进行实际应用。针对运动功能较笨拙的孩子,可增加运动训练,并进行感统锻炼。对于存在学习障碍的孩子,如注意集中的时间少,可在学习环境中尽量减少转移注意的事情,并拆分学习目标,减少课外习题量,分心时及早唤醒,及时强化学习行为;若其思考功能比较弱,可进行精心设计的高度个体化学业活动,并由教师协调学生进行;当在考场环境不能灵活应变时,可创造性地采用一些特殊训练方法,使学生能够进行连贯答题,从而顺利完成试卷。

(5)中立原则的运用:对问题的改变持中立原则。并不是家长所列出的任何问题都是必须干预处理的。例如,孩子对某一个事物有浓厚兴趣,上学必须要跑过某一段路,或者喜欢辨认车辆号牌,读公交车站牌,对于这种刻板行为或者特殊兴趣,如果不影响他的学习生活,又或者是没有明显的社会功能影响,那就不一定要将其视为需要立刻改掉的问题行为。因为这种刻板行为可能是孩子获得安全感的一个方式,也可能是确认记忆的一个方式,对他而言是很有意义的,也就是没有必要改掉。或者我们可以利用一些特定兴趣;或者从他的兴趣爱好开始,逐步扩大他的眼界和学习范围。随着年龄的增长,这种情况可以逐渐得到改善。

(6)资源取向原则的运用:利用提问技巧,激发家长正面心态、正向认知,挖掘并合理利用自身能力与优势,多给予孩子激励和赞美。帮助孩子调整自身状态、锻炼身体、适应自我要求,维持良好的身体状态与安定的心灵环境。同时,通过扰动,改变家中固有的沉闷局面,使家长感受到阿斯伯格综合征儿童自身也是有可为的,这将带来对孩子成长的重大改变。

(7)构建社会支持系统:通过促进双方高效交流、有序互助,赢得亲友、邻里、社会人际关爱,同时告知他们全面的健康知识、司法知识,社会保障信息,专业的部门及团队的有关资讯,形成有效的社会支持系统。家庭心理健康指导师或治疗师在对阿斯伯格综合征儿童实施家庭护理时,要与对普通儿童心理疾病的家庭治疗区分开。心理咨询师和治疗师都必须对阿斯伯格综合征儿童这种群体的心理学特征有一定认识,并且在进行治疗时要帮助家长认识到孩子所面对的是一种针对特定儿童的心理教育,不仅要求全家齐心协力,同时要求家长尽可能掌握周围的资料,需要时可求援。通过利用家庭护理,一方面改变孩子的心理生长环境;另一方面有助于家长认识孩子,了解孩子情况,因势利导,用孩子可掌握的方式协助孩子发展。这对学龄期阿斯伯格综合征儿童行为规范、学习习惯、交往技巧的发展也非常关键。只要让其形成良好的习惯,以后的上学生活也会比较顺利。当家长在生活实践中逐渐了解孩子的优点,掌握了如何更合理地帮助他们,家庭治疗也就可以告一段落了。

总而言之,向阿斯伯格综合征儿童所提供的有效帮助必须包含健康与能力评价,同时也要涉及心理健康教育、家庭干预、情感与行为等方面的医学指导与心理治疗,并且专业人士必须了解阿斯伯格综合征儿童的主观感受,并能对阿斯伯格综合征儿童所遭遇的成功与危机做出正确反应。阿斯伯格综合征儿童大多智力正常,如能从事感兴趣及擅长的事业,并得到专业的支持,身处社会相对接纳的氛围,则多数能走出障碍,进一步发展自身的素质和潜能。

参考文献

[1] 郭兰婷,郑毅.儿童少年精神病学[M].北京:人民卫生出版社,2016.
[2] 方慧,张久平,王晨阳,等.Asperger综合征共患多种其他精神障碍1例[J].临床精神医学杂志,2013,23(6):382-382.
[3] 陈一心.阿斯伯格综合征的家庭治疗[J].心理学通讯,2021,4(1):8-10.
[4] 邹小兵,静进.发育行为儿科学[M].北京:人民卫生出版社,2005.
[5] 安秋玲,陆芳萍.儿童、青少年心理咨询案例分析原理与方法[M].上海:上海社会科学院出版社,2014.
[6] 杨玉凤,杜亚松.儿童孤独症谱系障碍康复训练指导[M].北京:人民卫生出版社,2020.

第七章
家庭系统康复

第一节 心理调整

国内外相关研究表明,孤独症儿童家长的心理在其治疗过程中起着非常重要的作用。该病本身的特点以及国内特殊儿童训练人员缺乏,迫切需要家长积极参与整个治疗过程。家长对该病的认知程度、接受过程的时间长短以及对患儿好转情况的预期,直接影响患儿能否及时接受干预治疗,治疗过程中是否可以得到持续的支持。在治疗过程中,家长跌宕起伏的心理状态,良好期盼的破灭将成为患儿治疗时的巨大阻碍,因此孤独症儿童家长的心理重建显得尤其重要。

(一)孤独症儿童确诊后,家长经历的大致心理过程

1. 震惊期 家长必须面对疾病确诊带来的应激反应。患儿与同龄正常儿童之间的差距,比如不喜欢玩假想游戏,对人冷漠,不喜欢说话,不爱社交等,其实很多家长早已察觉,但他们多归结于患儿胆子小、性格比较内向,认为随着年龄的增长这些情况都会改善,因此在医院给予孤独症的诊断后,他们往往很震惊,不愿接受该诊断。

2. 拒绝否认期 家长否认医院的诊断结果,潜意识里不承认自己的孩子是孤独症儿童,在与他人交谈中,过多讲述患儿接近于正常儿童的表现,本能回避患儿的异常表现。

3. 怀疑期 患儿不听指令,不回应医生,家长只是认为他在闹情绪,从而怀疑医生是误诊,于是多次辗转求医。

4. 郁闷愤怒期 在各大医院得到同样的诊断后,孤独症儿童家长不得不强迫自己面对现实,情绪极度郁闷、失落,抱怨命运不公。

5. 幻想期 因为之前对该疾病了解甚少,以为就像感冒一样,病总会治好的,只要对症下药即可。患儿的认知语言不行,从前没教,那回去教教就好,于是幻想患儿会慢慢变好。

6. 接受求助期 家长接受孤独症这个诊断后,开始有意识地通过网络等途径了解疾病方面的有关知识,积极寻找并尝试各种治疗方法。在治疗过程中如果出现治疗效果不佳的情况,可能会反复出现这几种心理过程,或者长久停滞在某个消极阶段。

7. 有负罪感和羞愧感 在对疾病有一定了解后,家长便开始自责或者互相指责,怪自

己陪伴孩子时间太少,怪爷爷奶奶没有好好教孩子,产生负罪感和羞愧感。

(二)孤独症儿童家长压力源分析及应对策略

现阶段孤独症儿童的治疗以教育为主,很多家长为了训练而训练,只考虑患儿自身的问题以及如何治疗和训练患儿,却忽视了自闭症最重要的"社会性"问题,很少考虑到对家长的心理疏导。

1. 心理精神压力　患儿确诊后,家长开始背负无形的心理精神枷锁。患儿逐渐表现出与正常孩子的差别,家长感到自卑、羞耻。很多家长因此不去参加社交活动,阻断自己和患儿与外界交往的机会,逐步与社会脱节。目前的康复训练只能让患儿学习并适应简单的社会规则,尝试提高与他人交往沟通的能力,尽量拉近与正常孩子的距离,但不能完全治愈。患儿家长往往是积极心理与消极心理混合的状态,家长会带着复杂情绪带患儿四处求医。当治疗有所成效时,家长信心倍增,同时又存在侥幸心理,幻想患儿可以完全治愈;当患儿出现瓶颈期,没有进步时,家长又有一种挫败感。另外,孤独症儿童入学难,家长对患儿的前途很迷茫,担心患儿未来的生活如何自理,是否能学会一技之长养活自己。

为了避免患儿家长心理状态失衡从而影响治疗,在矫正治疗的同时,应该对家长提供心理支持,可以以讲座的形式让他们正视孤独症,使其了解该病的基本知识及治疗对策,可以同其他患儿家长分享自己跌宕起伏的心路历程,获得团体支持的力量,从而增强其训练信心。家长要逐渐学会管理好自己的情绪,适度地宣泄不良的情绪,不要过度地倾诉痛苦和苦难。

2. 经济压力　孤独症儿童需要长期的康复治疗,很多家庭难以承担这些昂贵的康复训练费用以及日常所需的生活费用。目前我国政府无法为这类患儿提供费用支撑,国内目前还没有出台相关的政策法规来保障孤独症儿童成年后的技能培训、就业机会的培训、养老等。

固定收入是保障患儿长期训练的基本条件,每家仅留一名家长主要负责照护孩子的生活即可。要为家庭成员普及孤独症的相关知识,既要让他们认识到该病治疗的长期性,又要让他们看到希望,以获得他们的经济支持和精神支持。同时应积极构建社会支持系统,如政府设立公益性质的康复机构,加大培养康复治疗师资力度以及其他方面的资助支持。

3. 家庭危机的压力　有些学者认为,遗传因素、环境污染、出生时大脑缺氧等均与孤独症存在一定关系。有些家长会因为"遗传"因素相互指责,进而引发家庭矛盾冲突。各位家庭成员对训练的态度不同,也会引发家庭矛盾,严重情况下会导致整个家庭分崩离析。

孤独症儿童的家长在面对不良事件时发生应激反应是正常的,家庭成员间应互相扶持和鼓励,进行有效的沟通。家长是孤独症儿童长期的养育者和训练者,在对患儿康复训练投入大量时间与精力的同时,也应学会给自己留些空间,不要放弃自我,更不要脱离社会。可以适当发泄情绪,不互相传播负面情绪,让家庭成员都拥有健康的身体和稳定的心理状态,从而有利于家庭的稳固,更有利于患儿的治疗。

第二节　家庭训练

家长的期望与要求、教育方法及心态都影响孩子的成长,家长参与的家庭训练是孤独症儿童治疗的最重要部分，主要是提升孤独症儿童的生活自理能力，教会他们社交的方式和技巧，与环境协调配合，掌握个人行为规范及公共设施利用等基本技能。

（一）家庭训练的重要性

国内外研究表明，家庭教养环境对孤独症儿童的教育康复效果是有显著影响的，家庭的情感支持对孤独症儿童康复有着巨大的促进作用。对孤独症儿童的治疗主要是行为矫正训练，该训练过程是一个长期、复杂的过程，需要训练者有丰富的经验和极大的耐心、恒心。对孤独症儿童来说，在他们成长的整个阶段几乎都伴随着特殊训练，无论孤独症儿童是否进入康复机构接受训练，都离不开家长的参与。因此，家庭训练尤其重要。

孤独症是伴随一生的障碍，家长是孩子最早最亲密的接触者，必须保证孤独症儿童的可持续发展。家长可结合日常的生活程序开展康复训练，适时调整干预的方法和手段，利用家具、玩具充当训练器材，这些都有利于孤独症儿童的康复。

家庭训练便于家长随时发现问题，及时处理问题。家长可以动员家庭全体人员，利用一切机会，随时随地开展家庭训练，只有家长参与，才有可能使康复计划最自然、经济、方便地得到实施，才有可能长期坚持下去。

孤独症儿童的康复过程是一个漫长的过程。一对一的个体化教育，是适合孤独症儿童的教育方式。家长作为孤独症儿童最亲密的人，应该发挥一对一教育方式的优势，让孤独症儿童在早期能得到积极治疗。孤独症的训练任重道远，家庭训练将在很长一段时间起着重要的作用。专业机构专业教师的帮助和指导、家庭的积极参与，可保证患儿的训练效果。另外，家庭也有责任推动全社会接纳孤独症儿童，让家庭和社会一同为孤独症儿童和他们的家庭做好服务。

（二）家庭训练的核心要领

1. 特殊教育的理念需更新　教育特殊儿童应以生存本领为核心，首先要培养基本的生活自理能力、社会行为规范能力及社交能力，其次才上升到学习文化知识，掌握劳动技能的层次。

2. 我们给予孩子的应该是孩子最想要的　特殊儿童的情绪本身就不稳定，家长应该给孩子创造愉快宽松的学习环境，从孩子的兴趣入手正确引导，而不是强迫他们按家长的意愿行事。

3. 家长应给孩子巨大的精神关怀与理解　①不当面对孩子随意发脾气；②尊重孩子的自我世界；③充分理解孩子在训练中的困难，不要急于求成。

4. 让孩子学会爱家长、爱他人　①充分表达对孩子的爱。用亲切的话语、微笑的面孔、充满慈爱的眼神和温柔的抚触等具体方式去表达对孤独症儿童深切的爱，让他们在爱的氛围中成长。②学会欣赏他们，用心去夸奖。也许他们在某些方面有明显的缺陷，但是作为家长，一定要学会去欣赏，通过鼓励慢慢开发孩子的潜力，而不是无休止地批评和埋怨。③做孩子的玩伴，给孩子带来快乐。孤独症儿童不会玩，不懂游戏规则。家长应带领孩子参加游戏，让孩子获得精神上的快乐，学到游戏上的技能和规则。

5. 家长应拥有自己的空间和时间舒缓压力，调节情绪　特殊儿童花费了家长太多的精力和时间，因此家长没有了社交圈子，兴趣、爱好都发生了改变。家长应该经常聚会，更好地调整心情，丰富自己的生活，从而以更饱满的热情抚育孩子。

6. 学做教师，教育孩子学习技能　孤独症儿童由于疾病原因，其发育与正常儿童相比落后太多。如果家长出于一种歉疚、补偿心理而过分地保护和替代孩子，这只能加大孤独症儿童在生活自理、语言沟通等方面的困难，衣来伸手饭来张口，孩子只会变得更笨拙、更任性、更难管理。要训练孩子听从指令，更要对孩子说"不"。

7. 制订切实可行的计划，做好长期训练的思想准备　孤独症儿童的困难显而易见，而且几乎是终生性的。即使是一些智力水平较高的孤独症儿童，他们虽然能进入学校学习，甚至具有音乐或其他方面的特殊才能，但是他们仍会由于对世界的不了解，做出一些不恰当的行为，尤其在对深奥的语言和社交技能的理解方面存在困难，需要家长的终生帮助。对于病情严重的孩子，家长更要坚持不懈，通过长期努力改善其状况。①目前患儿各项技能的状况：会自己穿脱衣服吗？会处理好大小便吗？单脚跳协调吗……制订计划应从患儿还未掌握，但需要发展的动作开始。②制订计划要考虑成功的可能性，即在短时间内做得到的。③制订计划还要考虑技能的重要性。

8. 客观地看待孩子的进步　孤独症儿童个体间的差异极大，在教育训练中我们特别强调以个体化教育训练为主。在评价孤独症儿童的进步时，应注意以下几点：①不应拿正常儿童作为单纯的比较对象，通常孤独症儿童的整体发育要比正常儿童迟缓3~5年。②不应拿另一个孤独症儿童作为简单的比较对象，因为每一个孤独症儿童的病因、病情的严重程度以及教育训练开展的早晚等都不一样，每个孩子的发展都各具特色。③应该拿他们自身的今天和过去比。最好的办法就是做记录，也可用文字叙述，也可用图表来记录，这样家长更容易看到这些特殊儿童的每一点进步。

（三）孤独症儿童家庭训练原则

（1）使用简短且清晰的指令：家长与孩子交流过程中，首先要确定孩子是在注意自己，然后对他发出简短清晰的指令。

（2）穿插训练新旧技能：家长在训练时的一个重要任务就是为孩子创造成功的机会，保持他们学习的动力并增强自信心，在训练过程中，教其学习新技能的同时也让其有足够的机会重复已经学到的技能，并因此得到奖励，使孤独症儿童的学习过程具有成功的体验。

（3）有条件的奖励：家长必须能够及时奖励孩子所展现出来的技能和为此所做出的努力，同时要避免无意奖励不当行为。

（4）运用自然奖励物：就是使孩子的行为在自然后果中得到奖励。

（四）家庭训练的指导内容

1. 自理能力训练的指导　掌握生活自理技能是孤独症儿童家庭训练的基本目标之一，吃饭、洗澡、穿脱衣服等均要能够独立完成。家长应将每项内容分解成一个一个步骤来引导，这样孩子更能理解及配合。孩子每完成一项任务后，家长要给予鼓励。

2. 社交训练的指导　掌握基本的社交技能，是孤独症儿童训练的终极目标。家长要尽量给孤独症儿童创造与他人接触的活动项目，有意地训练孩子的社交技能。社会性游戏训练是指训练操作物品的技巧、遵从简单的游戏规则。家长应训练孩子排队、看红绿灯、辨别公厕的男女标志等。鼓励孩子自己解决生活问题，如自己买东西吃、自己打扫房间等，学习步骤不宜过快，可将训练内容分为若干步，按预定目标有计划地进行，反复训练直至学会，使孩子学会与人沟通的正确方式，学会表达需求、请求帮助、理解他人和自我控制。

3. 语言训练指导 孤独症儿童大部分时间缄默不言,或者只是被动地应答,在有需求时,才愿意开口。家长在孩子不主动表达的情况下,要狠下心不去满足孩子的任何要求,等他开口再给予他想要的,逐步要求他说出一个字一个词甚至一句话。帮助孩子创造语言环境,如与同龄孩子一起玩耍,由于孩子以模仿学习为主,尽管当时孩子可能没有反应,但潜移默化的语言影响可在关键时刻表现出来。

4. 出现不良行为时的处理指导 处理孤独症儿童的不良行为的最基本原则有两条:①鼓励孩子增加可接受的恰当行为;②帮助孩子减少不可接受的行为。家长在处理时应做到"四要、四不要",即:不要只惩罚不良行为,而要多鼓励良好行为;不要只埋怨,而要应用 ABC 模式认真分析,找出引起不良行为的原因及处理策略;不要只有阻止,而要善于利用和转移;不要只说:"不许这样做",而要说:"我来帮你这样做"。

(五)孤独症儿童衣、食、住、行的家庭训练

1. 饮食篇

(1)选择食物方面:不同种类的食物具有不同的质感与不同的味道,这不仅能刺激孩子的口腔知觉,也能通过咀嚼动作增进口腔外周肌肉的运作协调,并可实际体会较为抽象的感觉用语,如竹笋是硬的,苦瓜是苦的……还可为孩子提供认识不同食物名称的机会。

(2)使用餐点方面:①餐前的准备和餐后的收拾。带领孩子准备餐具时,家长可以随机教他分辨碗、盘子、筷子、汤匙,在排列时同时学习配对的概念。用餐完毕后要求孩子将掉落的饭粒一一捡起,桌椅擦拭干净并将使用过的餐盘放回厨房。这样他学会了"听指令行事",同时也培养了他独立生活的能力。②教导孩子自己使用餐具,让他认识餐具的功能,并教会其使用餐具的技巧,增进其手眼协调能力,这是孩子学习精细动作的好时机。③咀嚼食物时的咬、吸、吞、吐等动作是整个口腔的肌肉在运作,舌部剔物时向上、向下、向左、向右转动,唇部的互抿、收缩、放开等动作,吞、吐时的运气等都是学习发音的基础。④教导孩子用餐时应遵守的基本规矩,如坐在座位上吃东西、不乱跑等。无形中,孩子掌握"被约束"、听从指令的能力,这是学习"合群"的基本条件。

2. 衣着篇 在日常生活中穿、脱衣裤鞋袜的过程,不但可练习孩子手眼协调的能力,帮助孩子认识衣物的名称,并可借由自然情境的发生让孩子体会天冷时要穿长袖衣裤、天热时要穿短而单薄的衣服的生活常识,借此灵活运用在自我照顾方面。

3. 洗浴篇 让孩子自己处理洗浴的过程,如开(关)水龙头、抹肥皂、搓手、拧毛巾、擦拭脸(身体)、取(挂)毛巾等,孩子不仅能学到操作技巧,家长还可在洗浴用品上安排不同香味的肥皂、洗发精、沐浴乳与软、硬质的毛巾、刷子等,借由清洗的过程刺激其感觉神经,增加(或减低)其触觉和嗅觉的敏感度。

4. 环境篇 家庭的空间设计应依不同的使用功能规划清楚,以结构性的方式让孩子很容易从不同的空间安置去领会不同的功能,这有助于孩子在不同的空间学习遵守不同的规矩,如:餐厅有桌椅,孩子自然地会遵守"坐着吃东西";阳台是空旷的区域,摆放跳床、球等运动器材;寝室里有整洁的床铺、棉被,配合着柔和的灯光,营造出舒适的气氛。当孩子进入寝室时自然地随着这股舒适的气氛而放松情绪并安静下来;当孩子到阳台时可被允许纵情地玩,但不被允许将运动器材带到寝室使用。同样的,玩具只能在自己的游戏房玩,不能拿到客厅玩。在功能清楚的空间,家长很容易帮助孩子在适当的场合表现适当的行为。

（六）孤独症儿童家庭训练方法

1. 游戏法 玩耍和娱乐是帮助孤独症儿童开发智力的最有效的方法。学龄期孤独症儿童心理发展水平比较低，动作活动的水平也偏低，所以尽管孩子已长到8岁、9岁，甚至11岁、12岁，都对游戏教学法很感兴趣。在游戏中进行学习，他们能更容易接受和理解知识。因此开发孤独症儿童的智力或潜能的最简易方法，就是为他们提供适当的玩具，让他们玩耍，在游戏中锻炼他们的感官功能，只要感官功能提高了，孩子的智力也会随之提高。游戏法能激发孩子的运动兴趣、提高身体的活动能力；使孩子大脑功能得到一定程度的补偿，促进孩子的智力发展；让孩子愉快地接受正面教育，有助于培养孩子的文明行为和良好习惯，逐步形成良好的性格；有利于增强孩子的体质。其他知识如数学、汉语拼音等较难学习的内容，通过游戏法教学也更容易获得效果。

家长也可以用游戏法进行家庭训练。家长可以利用废旧材料，如包装纸、旧年历画、塑料瓶、易拉罐等为孩子提供玩具，或利用这些制作成教学玩具，也可让孩子自己画、剪、撕、贴等。所以在家庭中，有更充分的机会、场所和条件提供玩具，让孩子进行游戏。在孩子进行游戏的过程中，可能会发生一些小事故，如打翻了茶杯、倒翻了垃圾桶等，家长不要过多指责，要给予指导和帮助。当然，在游戏中应注意安全。

2. 演示法与操作法 演示法是指把家庭训练的内容，放在实物或图片、模型等教具中，让孩子看得见、听得到，有的可亲口尝一尝等。演示法可使孩子对学习内容有直观的感知，有感性的认识，使他们容易理解学习内容。

操作法是指用实物、图片、模型演示来进行家庭训练，不仅能让孩子看到、听到、尝到，还能让孩子亲手摸到它、摆弄它、组装它。如让孩子把一只小瓶盖子拧开又盖上；把木珠用绳穿上又拆下；家务劳动的内容如炒菜、清洗、打扫卫生等也可采用操作法对孩子进行家庭训练。

采用演示法和操作法进行家庭训练时，学习内容能通过演示或操作而在孩子大脑中留下鲜明的具体形象，形成较强的神经联系，帮助孩子理解，孩子能较好地接受家长的指导。这对于发展孩子的感觉、知觉和动作能力有益，并且还能发展孩子综合分析事物的能力，即开发了其智力。在家庭训练中，若家庭训练的内容仅由家长口头说教，往往费尽口舌仍收效甚微。这是因为孩子对事物特性缺乏具体的感知觉，往往在大脑中混沌一片，弄不懂什么是甜、酸、苦、辣；不明白什么是红、黄、蓝、绿、黑、白。

在家庭训练中，充分运用演示法和操作法是十分重要的，这是普通教育学原理中直观性原则的具体体现。在运用演示法和操作法及游戏法时，都需要有指导者的语言指导，即给予必要的讲解和指点，指点学习的目标是什么，怎样去认识和理解，用什么感官去接触，怎么去观察。如拿一幅图片《春天》，指导者一边让孩子看图，一边仔细地讲解图片上万物复苏的内容，这样有助于孩子学习。假使没有《春天》的图片，脱离实物，光凭家长的语言讲述，这样效果就很差；若光让孩子看图片，而不加口头指导，同样也收不到效果，因为孩子不知道看的是什么。所以运用上述几种方法时，必须结合运用语言指导即运用讲述法，以增强教育效果。

3. 提示法 提示法是指当孩子在学习过程中出现困难时，指导者给予一种临时的帮助即提示，帮助孩子完成学习任务。提示法的形式是多样的，有口头提示、手势提示、示范提示以及身体动作提示等。

口头提示是指指导者用口语提醒孩子。提示的内容可以是原来的指导语重复一次,也可以是原来指导语中的某些关键词。例如,指导孩子学习书写时,要注意采用正确的书写姿势。当孩子在书写时出现身体歪扭、头离桌面太近等不正确姿势时,指导者就应该用口头提示"身体要正""头再抬高些"等,以纠正孩子不正确的书写姿势。

手势提示是指用手势来指点孩子行为动作中某个不正确的部位或涉及的有关物体。如孩子书写时形近字容易出错,指导者在交代任务时,用手势加强点明易出错的地方,引起孩子注意。

示范提示是指指导者做演示动作后,要求孩子模仿着做。示范提示通常与口头讲解同时使用。示范前要提醒孩子注意,示范时速度要慢,要使孩子看清楚示范动作的每一个部分,突出示范动作中的重要部分。

身体动作提示是指手把手地教。

运用提示法时应注意以下几点:①只有当孩子需要帮助时才做出提示,以提供必要的帮助。如果提示过多,会使孩子产生依赖性;即使他能独立完成,也会贪图方便,依赖指导者的帮助。②当孩子需要帮助时,首先应使用口头提示,如果口头提示不成功,则观察孩子的实际行为动作过程,再决定是否用手势提示、示范提示或身体动作提示的方法给予帮助,同时仍结合口头提示。③在运用提示法起到一定作用后,为使孩子尽快掌握学习内容,应逐渐减少或停止(取消)提示。

4. 对比法 对比法是应用极为普遍的一种教学方法。人类对事物特性的感知与认识,是在不断地对事物特性进行比较中得到的,许多教育家重视对比法的应用,强调教育孩子要善于对事物进行比较。在对孤独症儿童进行家庭训练时,应更重视这种对比的方法。如让孩子辨认出不同的颜色、不同的气味、不同质地的物品(如硬、软、粗糙、光滑等),不同的形状和体积等,必须充分应用对比的方法使孩子对这些特性有所感知和理解,否则难以学会。例如,教孩子学会"重"和"轻",就得将一件重物和一件轻物呈现出来,让孩子亲自掂量一番,告诉他哪个物体重、哪个物体轻。再通过对更多物体的重和轻的感知对比,从而懂得什么是"重",什么是"轻",以及怎样表示物体的重和轻等。

在孤独症儿童的家庭训练过程中,对比法的正确运用也有几点需要注意:①对比的内容要尽可能具体些;②对比的内容,开始差异应明显,以后逐渐缩小。如开始用"黑色"与"白色"对比,而不要用"白色"与"浅灰色"对比。③对比的内容一次不宜过多,应逐渐扩大,注意前后学习内容的联系、比较。④对比时利用口头语言指导是必要的。⑤应启发孩子充分利用对比法进行思考和学习,引导他们提出问题。

5. 强化法 强化法是指在教育训练过程中,对孩子的正确行为表现,及时给予奖励。这种奖励是对学习行为正确的结果表示肯定,使他们感到愉快,并激发继续学习的兴趣,促使他们进一步得到奖励。这种以奖励为主、促使孩子学习正确行为的方法,也被称为正强化法。

强化法的正确运用,关键在于合理且有效地使用奖励。要奖励得当,有以下几点应加以注意:①明确奖励孩子的是什么。②选择好适合孩子的奖励方式。如有的是当众给予口头表扬,有的是发小奖品,有的是记一颗红星,有的是家长的点头微笑等。③应在所要求学习的行为正确完成之后立即给予奖励。④在使用其他多种奖励形式时应同时结合口头表扬。⑤尽可能使孩子体验到其行为所得到的自然奖励。如果孩子口头表达了自己的要求,由于他语言正确,使其他人能听懂,因此他的口头要求得到了满意的回答,这种满意的回答即是自然奖励。⑥当要求孩子学习的某种行为已经掌握牢固时,可以逐步撤销人为的奖励,直到在完全没有奖励的情况下也能完成该任务为止。

6. 惩罚法　惩罚法是指教育过程中,当孩子出现某些严重的、不恰当的行为时,指导者采取惩罚的措施来制止和消除这种不恰当的行为发生。如有的孩子经常骂人、打人、损坏公物,有的孩子有吃脏物、玩弄生殖器等坏习惯,经多次口头教育不起作用,这就有必要采用惩罚措施。惩罚的作用是使孩子对那些坏习惯或不良行为的后果产生不愉快甚至是痛苦的体验,从而改掉坏习惯或不良行为。惩罚法的正确运用并非易事。以下几点值得指导者注意:①惩罚的强度要适当。惩罚强度过大会引起孩子严重的对立情绪,或造成某些伤害,反而出现不良后果。②惩罚的时机,应在孩子不当行为出现之后及时进行,这会使孩子明白为什么受到惩罚,不当的行为是什么。如果延迟了惩罚的时机,孩子对惩罚的目标会搞混,不清楚为什么要受惩罚,当然也不知道哪个行为不恰当,这样就失去了惩罚的作用。③惩罚法是一种教育方法,而不是指导者发泄个人愤怒怨恨的手段,所以在采用惩罚法时,切忌不能加上个人的不正当情绪,而应该是出于爱,立足于帮,万不得已时采取的一种教育方法,绝不能滥用。

(七)家庭训练具体操作案例解说

家庭训练一定要注意方式方法,我们要会利用家庭环境,接下来介绍如何利用家庭环境提高孩子的认知水平。

(1)需要学会随时随地观察孩子的视觉感知点在哪里,及时用语言作旁白(接受性地让孩子感知这些物品)。例如,孩子在家里没有目的地乱跑,我们可以跟随并观察孩子的眼睛,他在看哪里,就用简单明了的语言告诉孩子那是什么东西,让他了解物品的名称等。

(2)到固定位置拿固定的物品,或把固定的物品摆放到固定的位置等。例如,回家换鞋后应将鞋放到鞋柜里;垃圾应丢到垃圾桶里;拿毛巾应该去洗手间等。

(3)用自然的生活化的语言在适当的情境下做听指令的训练,同时可以锻炼孩子指认物品的能力及表达物品名称的能力等。例如,回到家门口,让孩子从包里面找钥匙;在客厅里,让孩子去拿水杯;在洗手间洗完脸,让孩子去拿毛巾等。

(4)在日常生活中示范操作家庭设施的使用技巧,使孩子由了解逐步过渡到听指令做事再到能够独立使用简单的家庭设施。例如,拿钥匙开门;拿杯子喝水;拿碗吃饭;拿遥控器开电视;找开关开灯;开冰箱拿水果;开水龙头洗手等。

(5)培养孩子解决在家庭环境中经常出现的简单问题。例如,水洒在桌子上了,拿抹布擦桌子;地上脏了,拿扫把扫地;吃完饭了,拿纸巾擦嘴;要睡觉了,拿被子盖在身上。

(6)根据家庭设施做相关的泛化训练。例如,理解疑问句——妈妈好渴呀,怎么办;理解简单的因果关系,如为什么要走人行通道;理解家庭设施的颜色形状大小材质等。

(八)家庭训练常见技巧

1. 成人主导的教学方法　在这种教学方法中,家长是家庭训练的决定者,决定在什么时间、什么地点、开展什么活动,准备什么材料等。常用于在某一时间,使用小的、独立的步骤教导某些行为,这种方法对训练一种全新的技能尤其有效。例如,教孩子玩一种新玩具,这种玩具与孩子以前的玩具略有不同,开始你只是看着孩子玩耍,孩子常会使用惯用的方法,而不会使用新方法玩耍。这时你可以选择按以下方法进行教学:①给孩子一个指令"推这个按钮"。②等待孩子的反应。孩子可能出现的反应为推动按钮,或试图推按钮,或不理你,没有任何回应。③若孩子有回应,你应该立即对孩子进行鼓励,说"做得好!""很棒!""再来一次!"若孩子没有任何回应或没有成功,你可以在指令发出后提供帮助,如轻轻地拿着孩子的手指向按钮。这个步骤可以重复直到孩子在指令发出后能持续稳定地执行该指令。由于各个孩子的情况不同,一个活动可能需要花几分钟甚至几周的时间才能掌握。当孩子完全熟练地掌握了一种技巧后,你可以在训练中加入另一种新的技巧。

当孩子熟练掌握某种技巧后,重要的是要将这种技巧泛化到日常生活中。例如,家长可以换个环境和孩子一起玩此类玩具,或者让他和其他孩子一起玩耍,还可以将玩具换成其他类似的物体。但是在训练过程中,家长的指令、孩子的反应及家长的反馈应该保持一致。选择孩子感兴趣的东西是非常重要的。在训练过程中,务必要保持区域相对独立和安静,避免分散孩子的注意,指令要清楚、简洁,并且前后一致。如果发出的指令包含太多字,孩子就不会留意到关键词,如"小明,你要停止玩手,在椅子上坐下来,让妈妈帮你穿鞋",这个指令能包含了太多的文字和信息,孩子根本不会留意。你应该使用一个更好更简洁的指令:"小明,坐下"。除了语言奖励外,还可以给予物质奖励(如一块饼干),或躯体奖励(如拥抱)。

2. 儿童为主导的教学方法　儿童为主导的教学指在孩子从事的活动中家长跟随孩子的指导引入教学的机会。例如,当孩子坐在地板上转动玩具车的轮子时,你可以拿另一辆玩具车,朝孩子滚动,当孩子看向你时,你用这辆玩具车演示另一种不同的玩法以扩大孩子玩的多样性。你可以说:"看我这样做",然后把车滚向一个坡道或滚向一个积木堆砌的塔下面把积木撞垮。如果孩子模仿你的玩法,你应该给予孩子积极的强化物,即使孩子只是在旁边看你活动,你也可以在孩子旁边玩,模仿他的玩法,然后给他演示一种新的玩法。模仿年幼的孤独症儿童的玩法对发展模仿技能和来回轮流技能是很好的方法。当孩子注意到你在用相似的玩具做同样的事情时,他会重复他的活动,然后看你是否再次重复。这是一个来回互动的好的开始。有时你不需要完全复制孩子的活动,可以做些变化,然后看他是否模仿这种变化。孩子可能变化玩耍的方法来看你是否模仿他的新玩法。这种对他自己和你的活动的来回注意是建立积极的社交互动的重要部分。以孩子为主导的教学活动可以在任何地方、任何时候进行,家长所要做的是寻找教学的机会。拓展孩子的玩耍活动或训练模仿技能的机会,可以在他洗澡时、用小铲铲沙时。拓展孩子交流能力的机会可以在他试图拿取远离他的玩具,或在他打开喜欢吃的食物的包装纸有困难而需要帮助时。很多时候你都可以教孩子使用适当的方式来表达他的需要和愿望,然后让他得到他喜欢的物品作为奖励。

3. 强化物奖励法　对孤独症儿童实施社会性奖励,如口头表扬可能没有足够的激励效果,因为孩子根本不在意。对孤独症儿童来说,看一个玩具车的轮子转动可能比听到妈妈说一句"好孩子"更能让他产生满足感。在这种情况下,如果来自妈妈的奖励只是语言奖励,可能很难教孩子用另一种方法玩玩具。因此,家长需要找到一些方法激励孤独症儿童参与教学活动中。除了社会性奖励外,还需要其他的奖励如食物、玩具、活动等。

(1)哪些东西可以作为奖励?

①食物:应是小块的、能快速吃掉的、能独立吃的、安全的食物,如薯片、葡萄、爆米花、小饼干等。

②玩具:应是孩子喜欢的、不会被误吸的玩具(如玩具汽车、积木、弹出式玩具等);玩耍时应有一个明确的终止点;或者使用计时器提醒奖励结束的时间。

③活动:适当的、有明确结束点的活动。如在书上找到一张图片,在蹦床上蹦跳、挠痒痒、吹泡泡等。

(2)如何判断使用的奖励是否适合孤独症儿童?

适合于这个孩子的奖励不一定适合另一个孩子,家长如何判断所使用的奖励是否适合孩子?仔细观察孩子可以帮助家长鉴别奖励是否具有激励作用。在他独处时玩什么?他与其他人一起时做什么?什么是他最喜欢的室内或室外活动?什么零食是他持续喜欢的?如果孩子没有明显表现出喜欢什么玩具,可以提供不同的玩具给他,然后通过观察他看向哪个玩具、去取哪个玩具、把什么玩具拿在手里、把什么玩具推开……来判断此奖励是否适用。家长还可以用视觉提示的方法鉴别哪一种奖励对孩子有用,提升孩子的兴趣水平。

家长还可以在选择板上贴上2～3张奖励物品的图片,让孩子选择他想要的。黑板可用来提醒孩子要完成活动才能得到奖励。例如,在家里的工作时段,家长可以放一张他必须完成的教学活动的图片在工作时段的开始阶段,放一张孩子将要得到的或要做的有趣的活动在工作时段的结束阶段,让孩子明白,在完成了任务后可获得相应的奖励。

(3)怎样对患儿进行奖励?

当家长与孩子一起工作时,孩子出现了家长所希望的反应,就应该及时给予奖励,因为年幼的孩子不能等待。因此,选择一个立即要给予并且只花很短时间就能结束的奖励,而不是把宝贵的教学时间浪费在孩子的吃或玩的奖励上。

列出一个只在教学活动中用于奖励的清单,会特别有效。如果拿一个每天早上都吃的饼干作为奖励,或孩子在其他时间都允许玩的玩具,对孩子来讲吸引力可能不是很大。而且今天用于奖励孩子的东西不一定适合下一次。对孩子来说,他喜欢的东西会发生变化,可以尝试做一个"奖励盒子",让孩子从中选择他喜欢的东西作为那个时刻的奖励。

5.陪伴法 孤独症儿童的患病率逐年上升,目前缺乏有效的治疗方法,预后欠佳,多数患儿需要家长的长期陪伴,其中75%的患儿伴有智力低下,成年后依然有大部分患者出现社会适应不良,生活不能自理,需要家长或者兄弟姐妹的终生照顾,严重影响整个家庭的生活质量。

照护人陪伴患儿的方式在孤独症儿童家庭训练技巧陪伴法中占据第一位,提示正确的陪伴方式在婴幼儿时期非常重要,这也是预防孤独症简单、有效、经济的重要方式。陪伴方式包括陪伴时间、交流方式、互动的有效时间等;家长性格因素的入选,提示家长本人可能也有不同程度的社交障碍或情绪管理障碍,提示家庭环境、家长处事方式、夫妻关系和家庭和睦对婴幼儿发育有一定的影响。因此家长的陪伴很重要,特别是父亲的陪伴。有研究表明,男性患儿家庭功能的因子得分较女性患儿家庭功能的因子得分高,提示男性患儿的家庭功能较女性患儿的家庭功能更差,这可能与中国文化传统相关,多数家庭对男性寄予厚望,希望男性在事业、家庭等各方面均有较好的发展,但孤独症儿童的预后差,即使经过长时间的康复训练也很难与正常儿童相比,这可能也会导致家庭对男性患儿的失望,以至于对整个家庭未来的失望。同时,学龄期患儿家庭功能的因子得分较学龄前患儿家庭功能的因子得分高,提示学龄期患儿的家庭功能更差,这可能与学龄前患儿多在特殊教育机构接受康复训练,当患儿到学龄期时,家长希望能将自己的孩子送至正常学校上学,但相比于正常儿童,孤独症儿童会存在一定障碍,他们不能很好地适应正常社会环境,这时家长难于处理自己的情绪,也可导致家庭各成员之间的相互抱怨。

其实,对于孤独症儿童而言,家长需要花更多的心思参与孩子的家庭干预和机构干预之中。唯有给予孩子充足的陪伴,将两者更好结合,孩子才能更好地成长,那么作为家长,在家庭干预中,应该从以下方面去陪伴孩子。

①以孩子的兴趣为主:在玩玩具时,家长应该从孩子的兴趣点出发。例如,孩子喜欢小火车,讨厌毛茸茸的触感,你却拿一个毛绒玩具给孩子,他当然会对你不理不睬。

②变换不同的玩法:想让孩子崇拜你吗?如果你能将孩子喜欢玩的玩具,多研究几种玩法,展示给他看,他一定会崇拜你,和你一起玩。

③突如其来的不同:在传统的玩法中,加入一些特殊玩法,让孩子关注到你。例如,孩子正推着小汽车走,你也可以在一旁做同样的动作,然后设置几个障碍物,让小汽车跨越障碍物,或者设置好终点,以更快的速度冲过终点,这些都会给你的表现加分。

④增加想象力:孤独症儿童的想象力一直是"硬伤",那么在游戏中,加入一些需要想象力的玩法。例如,假扮游戏,既能吸引孩子的关注,又能提升孩子的想象力。

⑤多制造互动的情境:当孩子沉浸在自己的世界中时,可以试试挠痒痒的方式,跑到孩子的面前挠痒痒,和他们一起玩耍。有的孩子可能不喜欢挠痒痒,而是喜欢拍手、拥抱、耳语,或者是某个特别的属于你们的仪式,多去尝试找到最有效的方式。在活动或游戏中,都可以灵活使用,让孩子熟悉这些互动的方式。

6. 营造良好的家庭氛围 孤独症儿童的家长要从心理上接受孩子患有孤独症的事实,充分认识孤独症儿童身心发展的特殊性,让孩子学习基本的生活技能、提升适应社会的能力,帮助孩子学会与外界交流,注意引导、帮助他们养成良好的行为习惯,帮助孩子克服自卑、怯懦、任性、粗暴、敏感等不良心理品质,树立自信,敢于面对困难和挫折,建立健全人格。培养孩子的生活自理能力,如干家务活、自己穿衣吃饭等,不要处处包办,让孩子学会自立。

7. 提高家长自身素质 孤独症儿童的生活自理能力差,一个词语甚至要教上百遍甚至上千遍才能学会,这就更需要家长提高心理素质,耐心地教育孩子。探究儿童的特殊心理,实施更有效的教育方法,帮助孩子解决问题。家长也要密切与康复训练师联系,建立适当的家校交流机制,及时了解孩子在校情况和学校教育的动态,从教师那里学会更多的对孩子进行锻炼、教育的方式,让孩子不论是在学校还是在家中,都处在一个良好的练习环境中。

8. 家长要注意言传身教 模仿是孩子的一个显著特点,正在成长中的孩子正是按照榜样来检验和调整自我意识和行为倾向的。儿童社会行为的成熟模式的学习受榜样的影响多于强化方面的影响。因此,家长应给孤独症儿童树立一个正确处理人际关系等社会行为的榜样。

综上所述,开展并引导患儿于家庭环境中完成各种康复训练,如行为能力、反应能力、精细动作、语言能力等的康复训练,患儿可以逐渐掌握基本生活技能,加强行为反应能力。我们主张锻炼患儿的行动能力,组织患儿参加游戏,迎合患儿的兴趣爱好,加强协调能力。对患儿开展持续性指导,有利于提升患儿的社交能力、日常生活能力等。同时家长是患儿接触时间最长的人,其对康复训练方法、技能的掌握程度与患儿的康复效果关系较为密切,通过对患儿家长进行短期理论及技能的培训,可将家长的主导地位、主观能动性充分地发挥出来,以示范等方式,将康复训练融合在患儿的日常生活中,家长能够自主为患儿提供康复训练的场景、机会,加速患儿能力的提升。定期的随访及微信公众号的开展,便于家长在实施康复训练过程中,及时有效地解决问题,确保康复训练的效果,同时有利于良好护患关系的建立,改善患儿心理状态,提高家长护理满意度,提升患儿康复质量。

参考文献

[1] 戴淑凤,贾美香,陶国泰.让孤独症儿童走出孤独[M].北京:中国妇女出版社,2005.

[2] 王梅,张俊芝.孤独症儿童的教育与康复训练[M].北京:华夏出版社,2007.

[3] 张玉霞.孤独症儿童的家庭训练指导[J].中国社区医师(医学专业),2013,15(5):328-328.

[4] 陈一心,詹明心,濮正璋.孤独症儿童父母的心理特征与心理支持[J].中国儿童保健杂志,2010,18(10):736-738.

[5] 王冰,王蕾,梁慧领.心理引导联合家庭康复训练对孤独症儿童的效果[J].国际精神病学杂志,2022,49(5):812-814.

[6] 李凤.论孤独症儿童的家长心理压力与调适[J].现代教育技术,2010(S1):68-70.

[7] 赵淑珍.机构结构化教育联合家庭康复训练治疗儿童孤独症的疗效观察[J].中华养生保健,2022,40(4):117-119.

[8] 张雅如,陶洪梅,阳光,等.专业人员指导下孤独症谱系障碍儿童家长执行的家庭康复疗效观察的前瞻性研究[J].中国当代儿科杂志,2021,23(12):1256-1261.

[9] 何春霞,张弛,段艳娜,等.以家庭为中心的心理治疗对孤独症儿童父母情绪及儿童康复训练的影响[J].国际精神病学杂志,2021,48(1):59-61.

[10] 鲁金金.以家庭为中心的护理在孤独症患儿康复中的应用效果[J].中国民康医学,2023,35(1):84-86.

[11] 范玲.孤独症儿童家庭护理[M].北京:人民卫生出版社,2015.

[12] 孙玉梅.孤独症谱系障碍儿童家庭支持系统[M].北京:北京大学出版社,2015.

[13] 李玫瑾.心里抚养[M].上海:上海三联书店,2021.

[14] 浙江省中小学心理健康教育指导中心.浙江省中小学校园心理危机干预指导手册[M].宁波:宁波出版社,2014.

[15] 浙江省中小学心理健康教育指导中心.中小学心理危机筛查与干预工作手册[M].宁波:宁波出版社,2019.

[16] 连翔.孤独症儿童心理发展与教育[M].上海:复旦大学出版社,2018.

［17］陈顺森,柳跃跃.孤独症谱系障碍儿童发展中父职缺位问题与对策[J].闽南师范大学学报(哲学社会科学版),2022,36(2):142-146.

［18］吕桃,杨曹骅,杜亚松,等.孤独症谱系障碍患儿家庭功能特征及其影响因素的研究[J].教育生物学杂志,2019,7(3):134-137.

［19］吴文英,王和强,李哲,等.广东省东莞市儿童孤独症谱系障碍的高危因素分析及干预对策[J].包头医学院学报,2022,38(5):60-62.

［20］李艳玮,庄奕雯,袁宗金,等.美国学龄前孤独症儿童融合教育的实施及启示[J].教育生物学杂志,2021,9(5):407-412.

［21］曹漱芹,郑佳妮,金琦钦.促进孤独症学生发展的课堂支持系统及实践路径[J].中国特殊教育,2021(9):32-39.

第八章
社会支持

第一节 孤独症儿童的生存困境

自 1943 年美国医生 Kanner 报道并命名孤独症以来,全球孤独症儿童的数量逐年增加,我国孤独症儿童的数量也呈快速增长趋势。《精神障碍诊断与统计手册(第五版)》(DSM-5)将经典孤独症、阿斯伯格综合征及非典型孤独症统称为孤独症。相关研究表明,孤独症的全球患病率为 1.09/10000~436.0/10000,中位患病率为 100/10000。第二次全国残疾人抽样调查结果显示,我国 0~6 岁儿童精神残疾的人数在同龄儿童中占比为 1.10‰,约为 11.1 万人。中山大学及广州市残联在 2013 年进行的一项流行病学调查表明,广州市普通幼儿园孤独症发病率为 1/133。2014 年发布的《中国自闭症儿童发展状况报告》指出,据推算我国孤独症患者可能超过 1000 万人,0~14 岁孤独症儿童可能超过 200 万人。

孤独症带来的不仅是疾病本身,更是整个家庭的沉重负担,而且带来一系列社会问题,孤独症家庭对包括医疗保障、教育保障、就业及生活保障、照护人的心理疏导、养老保障等社会支持的需求极速增加。孤独症的社会问题已引起国际社会的广泛重视,联合国于 2007 年 12 月通过决议将每年的 4 月 2 日定义为"世界孤独症日",以引起全球对孤独症患者的关注与支持。

孤独症家庭的生存困境主要来源于三方面:孤独症儿童本身、照护人、外部社会环境。首先,孤独症儿童因其疾病特质,存在社交障碍、沟通障碍、局限的兴趣、刻板与重复的行为方式,对自己的情绪无法控制等,因此阻碍了孤独症儿童进行有效的情感交流,并存在不同程度的行为问题,其正常社会功能发展受阻。大龄孤独症儿童的生活困难主要体现在以下几个方面:第一,针对大龄孤独症儿童的康复机构少,学龄期孤独症儿童的康复治疗往往出现中断;第二,职业培训体系不完善,导致未来成年孤独症患者无法就业,成为社会负担;第三,针对大龄孤独症儿童的康复治疗师人员不足,且水平有待提高;第四,公众缺乏对孤独症的基础认知,对大龄孤独症儿童不宽容,存在隐形排斥;第五,对大龄孤独症儿童的社会支持较少,孤独症家庭经济负担较重。其次,孤独症儿童的照护人常为其家长,且以母亲居多,一方面由于孤独症儿童的康复过程中需要照护人长时间高强度的照护,而且照护人需要不断学习以应对孤独症儿童的各种突发状况,但现实生活中孤独症的治疗及照护的知识又缺乏及时获得的途径,照护的无力感容易引发照护人的焦虑及绝望情绪。亲职压力指家长在履行家长角色及亲子互动过程中所感受到的压力,孤独症儿童家长的亲职压力总体显著高于正常儿童家长;孤独症儿童家长的文化程度、主观支持维度对家庭亲密度有正向预测作用,亲职压力对亲密度和适应性有负向预测作用。另一方面孤独症儿童康复治疗费用高昂,家庭开支大大高于普通家庭,而照护人选择工作的受限、工作时间的减少及年收入的减少,家庭经济负担沉重,多重压力下加重了照护人的心理健康问题,而这些问题的堆积也容易导致家庭破裂。最后,外部环境对孤独症家庭的歧视,对孤独症儿童的包容性低,导致孤独症家庭进一步游离于正常的生活环境以外,不具有同等的获得医疗及教育的机会,使孤独症家庭的生存环境进一步恶化。

相比于普通家庭,孤独症儿童家长对社会支持的需求明显更强,良好的社会支持有利于孤独症儿童家庭维护及采取积极的方式应对困难,尽管目前其所获得的社会支持度要高于普通家庭,但仍难以满足整个家庭的需要。同时,相关研究表明,孤独症家庭的社会支持大部分来自家人和亲戚朋友,来自社会组织的支持则较少。社会支持在调控孤独症家长情绪应激及稳定孤独症儿童家庭方面具有重要作用。相关研究还表明,孤独症儿童家长的社会支持与心理健康呈正相关,社会支持在孤独症儿童家长心理健康和应对方式间存在部分中介效应。孤独症儿童的家长获得的社会支持越多,其人格越完善,在应激状况下可维护个体良好的情绪体验,减轻在抚养患儿过程中产生的消极情绪和压力。为此,孤独症家庭的社会支持仍有待改善,需要社区、文化、政策等多方面形成合力,全社会共同努力为孤独症儿童的康复扫清障碍,建设和谐美好的社会。

2006年国务院批准的《中国残疾人事业"十一五"发展纲要》提出,在全国31个试点城市开展孤独症儿童康复训练,建立示范性康复设施,培训孤独症儿童筛查、诊断、康复训练专业技术人员。自2009年开始,中国残联针对0～6岁孤独症儿童实施抢救性康复救助,每名救助对象可获得12000元康复训练补贴;国家卫生健康委办公厅于2022年8月23日印发了《0～6岁儿童孤独症筛查干预服务规范(试行)》的通知(国卫办妇幼发〔2022〕12号),从服务对象、服务目的及服务内容方面对孤独症儿童的诊断及治疗做出了明确规范。这些惠及学龄前孤独症儿童的社会支持措施在很大程度上缓解了孤独症家庭的生存困境。孤独症目前尚无法治愈,需要终生进行康复治疗,但是针对学龄期孤独症儿童及成年孤独症患者的后续社会支持不足,往往导致大龄孤独症儿童社会化功能退化,生活再度陷入困境。

第二节 医疗保障

由于在整个生命周期内广泛使用医疗保健服务,孤独症儿童的医疗保健成本非常高,在美国,孤独症儿童的年医疗费用随着年龄的增长而增加,存在智力残疾的孤独症儿童的年医疗费用更是明显增加。自费医疗支出的数额还取决于个人健康保险的覆盖范围和家庭收入。但社会经济地位较低的家庭所持有的保险计划往往不包括推荐的孤独症服务。

近年来，随着美国各个州都要求私营健康保险公司承保孤独症的诊断和治疗服务，医疗保健服务的利用率有所提高。医疗补助是美国大龄孤独症儿童医疗保险的主要来源，有大量包括孤独症在内的美国残疾儿童受益于医疗补助计划所带来的保险救助的福利。

美国既往的医疗补助计划中资助资金仅用于支付孤独症儿童在机构中康复的费用，目前调整后的医疗补助计划则允许孤独症家庭自由选择是在机构进行康复还是在社区或家庭中接受护理服务，资助资金用于支付孤独症家庭在社区或家庭中接受的护理服务的扶助方式被称为医疗补助豁免，孤独症家庭可以在2种资助方式中选择1种以减轻家庭经济负担，直至孤独症患者年满21岁。标准服务包括但不限于家政服务或家庭健康服务、个人护理、成人日间健康服务、适应训练（在日常生活过程中帮助孤独症儿童学习、提高或保持技能）和临时护理等。各个州还可以提出其他类型的服务，以帮助将孤独症儿童从机构环境转移到家庭和社区，这样做的初衷正如美国国家残疾人委员会的解释：生活在可控的家庭或社区环境的孤独症儿童会比生活在不可控的机构环境的孤独症儿童得到更加积极的康复效果。美国的《社会保障法医疗补助》授权孤独症家庭获得社区服务豁免，是向该类家庭提供支持和服务的重要机制，对提供服务的社区工作人员进行服务技能培训，并且采用灵活处理的方式允许受助家庭自由选择是否接受帮助，使得社会救助以更加令人满意的方式提供给相关家庭。在医疗补助计划的扶持下，与孤独症康复有关的人员如康复治疗师及儿科精神科医师均显著增加，改善了孤独症治疗人员不足的局面，更多的孤独症儿童有机会得到相关治疗。

澳大利亚执行残疾保险计划的机构是国家残疾保险局（national disability insurance agency，NDIA）是一个独立的法定机构，负责为0~65岁严重残疾的个体提供可持续的长期护理和支持，并执行国家残疾保险计划，该计划借鉴保险模式，在澳大利亚用全国残疾资助办法取代了分散的州和地区残疾资助，旨在为残疾人士提供选择及控制。该计划自2013年开始分阶段推广，目前运行良好。残疾儿童家长登录国家发展信息系统为发育迟缓的儿童登记并申请接受早期干预支持。残疾儿童家长需逐案证明其资格，并证明接受资助后其今后对资助系统的依赖将减少。国家残疾保险计划在资助残疾人的同时也促进了服务提供者之间的竞争，使私营、公共部门及非政府组织获得资金的方式发生重大改变。因为接受资助的残疾人可以根据服务提供者服务质量的优劣选择服务，从而实现服务提供者的优胜劣汰。

在我国，孤独症儿童已被纳入残疾儿童救助体系中，并享受同等救助政策。2008年颁布的《中共中央国务院关于促进残疾人事业发展的意见》，要求优先开展残疾儿童抢救性治疗和康复，对贫困残疾儿童康复给予补助，截至"十三五"中期，残疾人城乡居民基本医疗保险参保率已达到96%。当前我国残疾人的社会医疗保障体系主要由城镇职工基本医疗保险、城镇居民医疗保险以及新型农村合作医疗保险组成，在医疗保险筹资、费用支付方式以及保障待遇等还存在较大差异，对残疾人的针对性较弱。各省市近年来均为此做出努力，以弥补现有医疗保险政策的不足。例如，天津市已实现对贫困残疾人参与居民基本医疗保险个人不收费，政府按残疾人家庭贫困状况类型分别给予高、中、低档个人缴费。

第三节 教育保障

党中央、国务院历来高度重视包括孤独症儿童康复在内的残疾儿童康复工作,自"十一五"开始,孤独症儿童康复纳入我国残疾人事业发展规划,通过实施一系列抢救性康复项目,显著改善了孤独症儿童康复状况。2018年,国务院印发《关于建立残疾儿童康复救助制度的意见》(国发〔2018〕20号),决定建立残疾儿童康复救助制度,明确提出残疾儿童康复救助工作实行地方人民政府负责制。残联组织和教育、民政、人力资源社会保障、卫生健康、市场监管等有关部门要履职尽责、协作配合,加强工作衔接和信息共享,深化"放管服"改革,切实提高便民服务水平。2019年,中国残联、民政部、财政部、国家卫生健康委共同成立工作小组和专家咨询委员会,凝聚部门合力,深化部门协作,推进信息共享,加快推进残疾儿童康复救助制度体系的建设和完善,为包括孤独症在内的残疾儿童家庭提供更加优质的康复服务。

1994年6月10日,92个国家政府及25个国际组织的代表在西班牙萨拉曼卡讨论通过了《萨拉曼卡宣言》。《萨拉曼卡宣言》强调,每一个儿童都有受教育的基本权利,重点提出了"全纳教育"的思想,指出有特殊教育需要者必须有机会进入普通学校,这些学校应该将他们吸收在能够满足其需要的、以儿童为中心的教育活动中。我国2006年制订的《"十一五"残疾人康复规划》明确提出,需要为孤独症儿童提供特殊教育服务。

相关研究表明,孤独症儿童的日常生活技能在青春期有所改善,但在20岁以后趋于平稳,因此,孤独症儿童的学龄期教育仍然是提升其能力的黄金阶段。学龄期孤独症儿童融合教育如何继续是当前教育的重大课题,可借鉴学龄前孤独症儿童融合教育的经验在国家义务教育体系中进一步拓展。其中,美国学龄前孤独症儿童的融合教育经验值得学习。其在融合教育中采用先行程序类策略和同伴介入式干预策略。先行程序类策略即对孤独症儿童的学习过程提前预热,由于孤独症儿童的学习能力通常较同龄正常儿童落后,因此通过家长和教师提前对孤独症儿童进行学习内容的教学可缩小其与正常儿童之间的差距,从而使孤独症儿童的学习过程变得较为容易,同时通过预演发现学习过程中可能出现的障碍,提前扫清障碍有助于学习进程连续顺利地进行。而同伴介入式干预通过训练正常儿童辅助孤独症儿童进行学习,不仅有利于孤独症儿童社交技能的发展,而且可优化孤独症儿童融合教育的外部环境,有助于推动孤独症儿童的学习进程。我国也在学习及实践过程中逐步摸索适合我国国情及孤独症儿童特殊性的融合教育方式。我国教育部2011年修订的《残疾人随班就读工作管理办法》明确提出将孤独症儿童纳入随班就读对象之中。研究表明,随班就读有助于孤独症儿童在语言能力、认知能力、社交能力等方面的全面提高,更加有利于孤独症儿童的康复及社会融合。根据孤独症儿童能力的高低,随班就读可采取多种形式,包括孤独症儿童单独成班教学、孤独症儿童与其他类型残疾儿童组班教学、孤独症儿童完全随普通班教学、孤独症儿童同时参加特殊班级及普通班级,分时段就读等方式。

特殊教育儿童进入普通学校学习后一个无法回避的问题就是校园欺凌,往往成为特殊教育儿童教育融合的严重阻碍。孤独症儿童被欺凌的比例是正常儿童的3倍,是其他类别残疾儿童的2倍。2010年,美国教育部制定《国家反欺凌法律法规》用于指导学校应对欺凌事件。2017年,加拿大不列颠哥伦比亚省教育部修订的"安全性与关爱性的学校社区政策"指出,所有学生的受教育权不得受到歧视、欺凌、骚扰、恐吓和其他形式的侵害。同年,我国教育部等11部门印发了《加强中小学生欺凌综合治理方案》,提出要切实加强残疾学生遭受欺凌的风险防控。2021年1月,教育部印发了《防范中小学生欺凌专项治理行动工作方案》。目前,针对特殊教育儿童校园欺凌的干预方法主要分为行为导向干预法及认知导向干预法。行为导向干预法包括同伴介入法及同伴表达法。同伴介入法是由教师首先选择有社交能力的正常儿童,指导其与孤独症儿童建立正确的交往方式,协助孤独症儿童提升社交能力。该干预方式通过训练同龄正常儿童的交往行为,为孤独症儿童积极参与社交提供机会,营造良好的融合教育环境,避免校园欺凌的发生。同伴表达法则是定期让孤独症儿童与正常儿童一起参与他们共同感兴趣的活动,并表达各自的想法与感受。例如,组织孤独症儿童与正常儿童一起参加艺术、体育或学校及社区的休闲活动,并分享对活动的看法。而认知导向干预法则是通过教授应对欺凌的相关技能来提高被欺凌特殊儿童的应对技能,这些技能包括避免示弱的身体动作、口头表达不满、远离欺凌者及求助成人等。认知导向干预法帮助特殊儿童建立自信心,并减少对校园欺凌的恐惧感。认知导向干预法还可有效缓解孤独症儿童的生活焦虑。

总而言之,孤独症儿童的融合教育方案应当是个体化、多样化的解决方案,需要政府、学校、社区及群众多方面的努力,全社会协同一致,实现社会进步。

第四节 就业保障

一、孤独症患者的就业现状

孤独症是一种终生的神经发育障碍,很少有孤独症患者能独立生活、维持稳定的社会关系或者获得工作,但是仍然有很少部分孤独症患者在完成学校教育后参与了长期就业,独立生活,甚至维持着稳定的社交和恋爱关系,这种差异部分归因于孤独症患者的异质性和个体条件的差异,比如在智力水平、语言能力、并发症及环境因素(包括家庭支持、能否获得干预及支持服务的可及性)等方面的差异。部分社会工作者认为,孤独症患者具有重复、刻板的行为特征,如加以利用并关注人员-工作-环境之间的契合度,将需要程序化处理及高度重复性的工作分配给孤独症患者,也许能够获得满意的效果,然而现实情况是,孤独症患者在确保及维持就业方面仍然面临极大的挑战。

美国的一项有关孤独症患者参与工作现状的调查表明,孤独症患者的工作机会少于其他类型残疾人及正常同龄人,而影响其就业概率的因素包括是否是白人,家长是否参与职业技能过渡计划及获得的功能性技能的多寡。研究认为,尽早培养孤独症患者的职业相关技能应成为未来残疾人就业政策的关键目标。美国劳工统计局统计,年龄在18～25岁的美国成年孤独症患者中,有58%的人从事有偿工作,但仅有21%的人从事全职工作。

根据澳大利亚统计局2009—2010年的统计数据,澳大利亚成年孤独症患者的就业率为42%,残疾人的就业率为53%,而正常人的就业率为83%。

在英国,有15%的成年孤独症患者从事全职工作,有34%的成年孤独症患者仅仅是曾经参加过"某种形式"的就业,就业种类包括独立工作、自营职业或庇护就业。

即便一些成年孤独症患者确实找到了工作,但许多人的工作岗位需求低于他们的资格或技能水平,工作时间短,工资也低于同等职位的同事。在个人层面,成年孤独症患者的不良就业结果对其社会经济地位、生活质量和心理健康均产生不良影响。

成年孤独症患者在工作环境中面临的挑战包括难以掌握工作申请流程,不能记忆及遵循指示,不能与同事进行有效互动和沟通及难以融入工作场所文化。但是造成成年孤独症患者就业率低的更重要原因来自雇主对雇佣孤独症患者成本的考虑,比如住宿费,对孤独症劳工管理中的额外的监督需求,孤独症劳工较多的病假可能,孤独症劳工的异质性及孤独症劳工的相对较低的员工生产力等。

就业服务部门在招聘、面试过程、工作安排、工作场所住宿和持续支持方面协助成年孤独症患者。与其他类别残疾人相比,孤独症患者被认为是昂贵的就业支持人群之一,需要的支持变异大,数量多,在服务体系中停留的时间较长,就业效果却不尽人意。近年来,就业服务部门已经意识到促进成年孤独症患者就业成功需要提供个体化的孤独症特定支持及相关的在职培训。

二、美国孤独症患者的就业实践

针对成年孤独症患者的职业康复实践,为其实现就业,美国提出了多项解决方案,这些方案可分为职业康复实践系统层面的干预,针对就业相关技能提供者的干预和消费者层面的干预。

(一)职业康复实践系统层面的干预

项目搜索计划是针对各类残疾青年的基于社区的强化就业实习计划,对高中阶段的孤独症患者进行干预实现由过渡期到就业之间的跨越,干预内容包括孤独症患者的功能行为评估、任务分析、将任务分解后反复练习、作业彩排、提升、自我管理及程序强化(期间包括社会沟通课程)、应用视觉支持及角色扮演练习等。TEACCH支持就业计划是面向孤独症患者的支持项目,该项目由工作教练执行,首先了解服务对象的个体优势,并为其安置合适的工作,在孤独症患者工作过程中提供持续的支持服务,包括提供社会团体、进行技能咨询及职业培训、工作指导、对雇主进行孤独症相关管理知识的培训等。

(二)针对就业相关技能提供者的干预和消费者层面的干预

应用于精神分裂患者的认知增强法在训练孤独症儿童及促进成人就业方面发挥了良好作用。该方法将基于计算机的执行功能训练与基于小组的社会认知课程相结合,进行为期18个月(60小时计算机训练和45次小组课程)的强化训练。结果显示孤独症患者满意度、注意、保留率的数据令人满意,对认知、社会行为和就业均有较好改善。孤独症患者的社会认知和互动训练(SCIT-A)项目则是另一项旨在改善社会认知、社交技能和社区功能的团体干预实践,该方法原本用于精神分裂症患者,借鉴到孤独症患者时对内容做了部分调整,包括调整课程内容以及增加带有成人社交接触视频的视觉示例(如在工作场所内)。获得职业、应对、执行控制和社交技能(ACCESS)项目通过新颖的综合疗法对孤独症患者进行干预,包括对孤独症患者的社交技能培训、团体治疗、认知行为治疗以及对孤独症照护人的教育工作。

三、我国孤独症患者的就业实践

我国孤独症患者的就业模式主要有三种:辅助性就业模式、支持性就业模式及自主性就业模式。

辅助性就业模式是指企业在当地残联和街道的管理和指导下容纳残疾人就业的一种方式。辅助性就业机构为民办非企业单位,在当地民政部门注册登记,接受残联监管及指导,人员构成主要包括就业辅导员、保育员、协调员等,为孤独症患者提供就业指导及支持。辅助性就业机构定期向残联报告机构内孤独症患者的情况,由残联定期进行考核评估,根据相关政策给予孤独症患者工资性补贴以及社会保险补贴。其中残联资金主要来源于残疾人就业保障金及福利彩票公益金。国家鼓励企业参与残疾人就业安置,对于安置残疾人就业的企业给予免税或减税的激励措施。

支持性就业作为安置孤独症患者就业的重要组成部分,与中国残联的阳光家园计划密切相关。中国残联在2013年印发关于《残疾人托养服务基本规范(试行)》的通知,对支持性就业做了明确界定。支持性就业首先由托养机构对孤独症患者进行职业康复训练及技能培训,再由就业辅导员根据孤独症患者的能力安置其进入匹配的社区内企业就业。就业工资支付来源于托养资助补贴和就业工资。就业辅导员在支持性就业中具有重要作用,辅助孤独症患者融入工作场所及适应工作环境,直至其顺利就业。

自主性就业是孤独症患者及其家庭根据其个人能力及家庭资源资助解决就业的方式。通常该就业模式见于高功能孤独症患者,就业初期在家长的辅助下完成对工作技能的培训,对工作场所及环境的适应。

第五节 社 区 融 合

一、综合康养社区服务

尽管对孤独症儿童进行了长时间的功能康复,但是由于孤独症儿童核心能力的缺失,大多数孤独症儿童最终回归社区度过余生,综合康养社区服务在孤独症儿童的社区融合中发挥了重要作用。

日本创建了旨在针对成年孤独症患者的养护机构——榉之乡。该养护机构由三部分组成,即初雁之家、福利工厂及孤独症患者家庭式住所。初雁之家相当于职业技能培训所,负责基本工作训练,包括四个作业室。孤独症患者在工作人员的帮助下学习工作技能,工作人员与残障人士的比例是(2~3):9。国家对初雁之家给予每人每月22万~23万日元的补助。福利工厂主要从事集装箱木盒的组装,每2人一组,互相配合完成组装,在这里工作人员与残障人士的比例是6∶24。孤独症患者家庭式住所为一栋二层别墅，有专门的工作人员及钟点工，负责为孤独症患者家庭提供生活辅助。孤独症患者家庭式住所的运营资金来源于政府及个体，政府每人每月补助7万~8万日元，个体每人每月支付5万日元。工作人员的工资同日本公务员，提供的服务也很专业，保障了孤独症患者良好的生活。

2020年8月15—16日，金寨星星小镇开工典礼在我国安徽省金寨县举行。金寨星星小镇占地面积36余亩，按照家长和成年孤独症患者"双养"模式创建，实施专业化管理，完成康复、教育、托养、养老等综合性服务，届时将为孤独症患者的托养安置提供良好范本。

二、喘息服务

喘息服务是指对慢性病或失能患者的主要照护人提供短暂性、间歇性帮助以使其得到短暂休息的服务。喘息服务的提供者分为专业人员及非专业人员两类。专业人员为经过培训的护士及医疗专业人员，非专业人员包括照护人以外的其他家庭成员、邻居、朋友、志愿者及社会工作者等。影响孤独症儿童家庭接受喘息服务的因素包括孤独症儿童家庭内部特征、孤独症儿童和照护人自身特征、喘息服务的局限性及喘息服务的政策支持等。孩子数量多，家长较年轻及家庭经济收入较低的家庭更倾向于接受喘息服务。病情程度较重，对照护人依赖性较强及正在接受特殊教育的孤独症儿童家庭也更易于接受喘息服务。而当孤独症儿童家庭对喘息服务的提供者不信任或对服务质量不满意时，则会拒绝喘息服务。喘息服务的可及性及政策支持也会影响喘息服务的使用，英国政府大力扶持喘息服务，政府为喘息服务买单，并促进优质喘息服务的开展，产生了良好的社会效应。我国针对孤独症儿童家庭的喘息服务已在青岛、郑州、惠州及厦门等地开展，提供服务的机构多为当地孤独症儿童康复机构、儿童医院及企业。我国目前喘息服务的发展面临着连续性差、缺乏服务反馈机制、推行范围小、缺乏信息支持及政策引导等问题，仍有待进一步完善。

三、在线服务

随着信息技术的蓬勃发展，网络在线服务日益成熟。面对2020年突发的新型冠状病毒感染疫情，针对残疾儿童和家庭的迫切需求，中国残联积极组织力量在官网和微信公众号上提供残疾儿童家庭训练教学视频，共推出158条视频，指导家长为孩子进行及时有效的康复训练；在官网开设"抗击疫情，残疾儿童康复专家在线咨询"专栏；积极指导地方康复服务机构开展线上服务，为孤独症儿童居家康复训练提供支持。

四、博物馆孤独症服务

博物馆作为公共文化中心，具有社会教育的重要功能，博物馆作为载体进行孤独症的科普教育是一项行之有效的社会融合措施。博物馆的受众广泛，在社会公众中具有巨大的影响力和感召力，可以引领公众更多地支持和关注孤独症儿童，通过招募志愿者在博物馆进行孤独症儿童教育，可以聚合公众力量，改善孤独症儿童生活的社会环境。在博物馆开办讲座进行孤独症的普及教育，可以提升公众对孤独症的认识，消除公众对孤独症的误解。

另外,博物馆的环境宽松,是进行孤独症儿童及正常儿童间社区融合的良好场所。最后,博物馆丰富的馆藏资源有利于孤独症儿童社会化康复治疗,陈列其中的绘画、音乐、雕塑及电子产品等作品为孤独症儿童的康复提供广泛素材。

综上所述,孤独症儿童面临严峻的生存困境,在医疗保障、教育保障、就业保障及社会融合方面都迫切需要全社会的共同努力,充足的社会支持不仅有助于缓解孤独症儿童家庭的生活压力,也有助于社会的和平稳定,形成和谐美好的人类家园。

参考文献

[1] 吴亮,李红霞.中国孤独症谱系障碍儿童及其康复状况研究[J].国外医学(医学地理分册),2018,39(2):101-103.

[2] 陈玥彤,胡杨明子,胡月婵.大龄孤独症群体家庭的困境调查及对策研究——以浙江省为例[J].佳木斯职业学院学报,2022,232(3):58-60.

[3] 刘懿诗.孤独症儿童家庭功能现状与社会工作介入策略研究——基于某市K学校的调查[D].广州:华南理工大学,2019.

[4] 赵聪.孤独症儿童家庭照顾的困境及政策支持研究——基于"爱心之家"孤独症儿童家庭的考察[D].南京:南京农业大学,2016.

[5] 钟于玲,谢立春,陈火星.孤独症儿童家长社会支持需求与现状研究[J].中国计划生育学杂志,2016,24(1):24-27.

[6] 孙静,卜建华,张宗伟.孤独症儿童家长的应对方式与心理健康的关系——社会支持的中介作用[J].中国医院统计,2017,24(3):192-196.

[7] 李媛,方建群.孤独症儿童母亲个性特征与社会支持的相关性研究[J].中国卫生产业,2015,12(23):145-146.

[8] Malik-Soni N, Shaker A, Luck H, et al. Tackling healthcare access barriers for individuals with autism from diagnosis to adulthood[J]. Pediatr Res, 2022, 91(5): 1028-1035.

[9] Schott W, Verstreate K, Tao S, et al. Autism grows up: medicaid's role in serving adults on the spectrum[J]. Psychiatr Serv, 2021, 72(5): 597.

[10] McBain R K, Cantor J H, Kofner A, et al. Brief report: medicaid expansion and growth in the workforce for autism spectrum disorder[J]. J Autism Dev Disord, 2022, 52(4): 1881-1889.

[11] Kelly A M. Caring for patients with ASD and their caregivers: federal and state autism-specific insurance reform[J]. AMA J Ethics, 2015, 17(4): 328-341.

[12] Eskow K G, Summers J A. Family perceptions of the impacts of a home and community based services autism waiver: making family life possible[J]. J Appl Res Intellect Disabil, 2019, 32(1): 159-171.

[13] 陈功,谭文静,刘尚君,等."十三五"规划残疾人事业实施情况中期评估——第三方评估[J].中国康复医学杂志,2020,35(9):1025-1031.

[14] 李全利,包学雄,金晓阳.残疾人社会医疗保险非标准化研究[J].内蒙古农业大学学

报(社会科学版),2015,17(2):138-143.

[15] 徐岩.日常生活视角下孤独症儿童教育困境分析与启示[J].残疾人研究,2020,39(3):39-47.

[16] Smith L E, Maenner M J, Seltzer M M. Developmental trajectories in adolescents and adults with autism: the case of daily living skills[J]. J Am Acad Child Adolesc Psychiatry,2012,51(6):622-631.

[17] 李艳玮,庄奕雯,袁宗金,等.美国学龄前孤独症儿童融合教育的实施及启示[J].教育生物学杂志,2021,9(5):407-412.

[18] 武栋格.美国孤独症儿童脚本干预及启示[J].现代特殊教育,2022(15):75-78.

[19] 李楚翘.目前我国自闭症儿童随班就读的现状及挑战[J].心理医生,2018,24(4):337-339.

[20] Forrest D L, Kroeger R A, Stroope S. Autism spectrum disorder symptoms and bullying victimization among children with autism in the United States[J]. J Autism Dev Disord,2020,50(2):560-571.

[21] Solish A, Klemencic N, Ritzema A, et al. Effectiveness of a modified group cognitive behavioral therapy program for anxiety in children with ASD delivered in a community context[J]. Mol Autism,2020,11(1):34.

[22] Roux A M, Rast J E, Garfield T, et al. Prevalence and correlates of work experiences among high school students on the autism spectrum[J]. Intellect Dev Disabil,2020,58(4):273-287.

[23] 许梅.城市社区大龄孤独症者就业支持研究——以 H 市为例[D].合肥:安徽大学,2019.

[24] 吴韬,夏浩志.孤独症谱系障碍儿童家庭喘息服务的研究进展[J].中国全科医学,2020,23(24):2991-2999.

第九章
孤独症的预后

孤独症曾经被认为是罕见的疾病,且普遍被认为是不可治愈的终生性疾病。随着社会的发展,孤独症儿童越来越引起人们的关注。据调查,广州普通幼儿园孤独症发病率为1/133,而这个调查没有包括散居儿童和特殊学校儿童,因此实际发生率可能更高。我国孤独症患者可能超过1000万人,0~14岁孤独症儿童可能超过200万人。

尽管孤独症的认知、语言和社交障碍发生在儿童期,但此症状通常可持续一生,虽然其症状和严重程度因个体而异,但学龄期孤独症儿童普遍面临着认知、情感和社会适应方面的挑战。本章旨在深入探讨学龄期孤独症儿童的预后全貌,重点关注预后的影响因素、青春期问题以及发展目标。我们将详细讨论影响学龄期孤独症儿童预后的各种因素,以及如何通过改变这些因素来提高患儿的生活质量。

目前,虽然无法治愈孤独症,但我们对孤独症的病因和生理机制及预后均有了更深入的理解。学龄期孤独症儿童的预后受多种因素影响,其复杂性和临床表现的多样性可能受许多基因或基因组合之间的相互作用以及表观遗传的影响,即暴露于导致基因表达波动的环境调节剂。其中最为关键的是早期诊断和干预。越早发现孤独症儿童的症状并采取相应措施,他们在学习、社交和生活技能方面的预后越有可能得到改善。经过坚持不懈的康复训练达到生活自理,甚至到成年后能够完全独立生活并具有较好的人际关系。最新的证据显示,3%~25%的孤独症儿童可以"痊愈",拥有正常水平的认知、适应能力和社交技能。成年后能够完全独立生活并具有较好的人际关系的孤独症患者的比例在增加。早期干预和治疗对孤独症的预后具有重要意义。

一般来说,孤独症的预后会受多方面因素的影响。其预后的好坏与患者病情的严重程度、早期语言发育状况、儿童期的智力水平、是否伴发疾病及教育和治疗干预的时机和程度有关。如智力水平较高、5岁以前有功能性语言能力、不伴发其他疾病以及早期被发现并得到及时治疗的孤独症儿童预后良好。而有严重行为异常和智力障碍的孤独症儿童倾向于终生具有典型的孤独症样表现,伴有其他疾病者则预后更差。此外,家庭环境、家庭经济条件、教育资源、社会支持等因素也在很大程度上影响孤独症儿童的预后。

美国国家孤独症中心2015年5月公布的研究报告表明,有14种干预方法被证明是有效的,目前我国孤独症康复治疗机构常用的方法如下:基于应用行为分析原理(ABA)的行为法、离散式单元教学、关键反应训练、结构化教育、自然环境教学、故事形式的干预等。有研究者对82例孤独症儿童进行综合干预,干预前后分别应用儿童孤独症评定量表

(CARS)、0~6岁儿童神经心理发育量表、儿童孤独症及相关发育障碍心理教育评定量表(C-PEP)进行检查,结果提示早期综合干预能有效改善孤独症儿童的病理症状,提升发育水平。多项研究表明,不同的训练方式均能改善孤独症儿童预后,但综合训练方法效果最好。

进入青春期后,孤独症儿童可能面临更多的挑战。青春期是一个生理、心理发生巨大变化的时期,孤独症儿童可能在应对这些变化方面遇到困难。例如,他们可能难以适应生理变化、建立稳定的同伴关系、处理与家长和教师之间的冲突等。为了更好地应对这些挑战,孤独症儿童需要得到充分的支持和指导。在这一章中,我们将分析青春期孤独症儿童所面临的各种问题,以及如何帮助他们顺利度过这一关键时期。

对学龄期孤独症儿童来说,应根据他们的实际需求和能力来制订发展目标。一般来说,这些目标可以分为三个方面:认知发展、生活自理和心理健康。在认知发展方面,关注孩子的智力水平、语言能力和社交技能的提高;在生活自理方面,培养孩子的日常生活技能、行为管理和情绪调节能力;在心理健康方面,关注孩子的心理健康状况,如焦虑、抑郁等,并给予适当的心理支持。在这一章中,我们将详细讨论这些发展目标以及如何制定针对性的干预策略,以帮助孤独症儿童实现最佳的发展目标。

孤独症的改善结局大致可分为以下五种:可以独立生活、学习和工作;需要轻微帮助可独立;需要明确帮助可独立;生活可以自理;生活不能自理。

总之,关于孤独症儿童的研究任重而道远,孤独症儿童要真正融入社会,不但需要综合的干预训练、亲人的帮助,也需要政府的关注和全社会的关怀。

第一节 青春期问题

青春期是指从儿童期到成年期的过渡阶段,通常在10~19岁,这个年龄段可能因文化、社会、历史和个人差异而有所不同。在青春期,个体经历了身体和心理的显著变化,包括生殖器官发育、性征出现、身高和体重的增长及思维、情感、行为模式的变化等。此外,青春期还是一个重要的身份认同和自我概念形成的时期,个体开始探索自己的个性、价值观和人生目标。青春期是一个关键的发展时期,对个体的成长和未来的生活有着深远的影响。

由于孤独症患者存在社交、语言及行为等方面的障碍,因此处于青春期的他们难以应对青春期的各种生理心理变化,难以理解自己和他人的情感,青春期对孤独症青少年来说无疑是一个巨大的挑战。了解孤独症青少年青春期常见的心理及行为问题,并根据青春期个体的特点制订改善青春期心理行为问题的方法和对策,对孤独症青少年顺利渡过青春期十分重要。

本节的目的是帮助家长和照护者更好地了解孤独症青少年的特点和需求,青春期可能出现的行为问题,并提供实用的建议和技巧,这将有助于孤独症青少年更好地适应青春期的变化,并发展出健康的行为模式和积极的自我形象。本节将从各个方面深入探讨孤独症青少年在青春期时可能面临的挑战,将讨论如何帮助孤独症青少年在社交方面变得更自信、如何提高他们的情感认知和情感管理能力、如何保持身体健康等。我们还将提供一些教育和职业规划方面的建议,以帮助孤独症青少年更好地度过青春期,为自己的未来打好基础。

一、孤独症青少年的生理变化

青春期是第二性征发育的重要时期,孤独症青少年也同样会出现身体的巨大变化,如生长速度加快、体形变化、骨骼和肌肉发育等。男性孤独症青少年的睾丸和阴茎在青春期前已经开始发育,到青春期时会逐渐增大,逐渐产生精子,声音会变得更低沉。女性孤独症青少年的乳房、生殖器官、身体曲线、月经周期等也会发生相应的变化。

孤独症青少年面对青春期的身体变化可能会感到困惑、焦虑和不适应,这时家长和教师可以参考以下建议。

(1)提前做好准备:家长可在孩子进入青春期之前做好准备,向孩子介绍有关青春期的信息,并让孩子了解身体变化的正常过程。

(2)给予支持和理解:在身体变化时,孤独症青少年可能会感到尴尬和不适应,家长和教师应该给予他们支持和理解,并尽可能满足他们的合理需求。

二、孤独症青少年的心理变化

在青春期,身体发生的显著变化会给青春期个体带来生理和心理上的压力和不适。青春期也是一个身份认同和自我概念形成的重要时期,个体开始探索自己的个性、价值观和人生目标,这个过程可能带来焦虑、困惑和不安,导致青春期个体出现多种心理问题。因此,在青春期,个体需要得到家庭、学校和社会的支持和指导,以应对身体和心理上的变化,预防心理问题的发生。

孤独症青少年同样会面临心理健康方面的问题和挑战,如焦虑、抑郁等。这些挑战可能会影响他们的认知和语言发展,并对他们的生活产生负面影响。家长应关注孤独症青少年青春期的心理问题,做到以下几点。

(1)给予情感支持:青春期是一个充满挑战和变化的时期,孤独症青少年可能会感到困惑、焦虑和不安,家长和教师应该给予他们情感支持和理解,让他们感受到自己不孤单。

(2)帮助孩子掌握社交技能:社交技能是孤独症青少年应对青春期变化的重要技能,家长和教师应该帮助他们掌握社交技能,包括社交和解决冲突等方面的技能。

(3)提供适当的信息和教育:青春期是一个需要性和社交行为方面的知识和技能的时期,家长和教师应该提供适当的信息和教育,帮助孩子了解性和社交行为,以及如何保护自己。

(4)建立清晰的规则和界限:孤独症青少年可能会有更多的自我探索和冒险行为,家长和教师应该建立清晰的规则和界限,以确保孤独症青少年安全。

(5)提供支持和资源:提供适当的支持和资源,如心理咨询、社交技能训练和特殊需求的支持,以帮助孤独症青少年更好地应对青春期的挑战。

总之,孤独症青少年需要得到家庭、学校和社会的支持和指导,建立自信、自尊和自我价值感,以积极应对青春期的挑战。

三、孤独症青少年的语言挑战

孤独症青少年的语言障碍表现也是多样的。有些人表现出语言理解上的困难，他们难以理解语言的抽象和隐含意义。有些人表现出语言的重复和模仿行为，而不是进行有意义的交流。有些人表现出难以掌握语音和语调，语言表达显得不自然，他们常选择使用非文字的语言表达方式，如面部表情和身体语言。有些人完全没有语言能力。有些人有较好的语言表达能力，但在理解和运用语言方面仍然存在困难。

青春期是语言能力发展的关键时期，但由于语言障碍，孤独症青少年难以进行顺畅的社交和互动，表现为难以发起和维持对话、说话时不能使用适当的语气和音量、语言延迟、语音模式不正常、对非语言信息的理解障碍等，这导致他们害怕社交，并产生强烈的孤独感，使其语言发展受到一定程度的限制，对他们的心理健康也产生巨大危害。因此，我们需要针对不同类型和程度的语言障碍，提供不同的教育和支持方案，进行专业的语言训练和干预。

由语言问题导致的挑战还有很多，为了帮助孤独症青少年克服这些挑战，我们可以采取以下对策。

（1）提供个体化的语言治疗：我们需要针对不同类型和程度的语言障碍，提供不同的教育和支持方案，进行专业的语言训练和干预，提供个体化的语言治疗是帮助他们克服这些挑战的关键之一。语言治疗师需根据孤独症青少年的需要制订个体化的治疗计划，以帮助他们提高语言理解和表达能力。

（2）提供结构化的学习环境：孤独症青少年通常喜欢结构化的环境，因此提供结构化的学习环境可能有助于他们更好地理解学校教育中的要求，包括使用图表、图像和其他可视化工具来帮助孤独症青少年理解学习内容。

（3）鼓励社交互动：社交互动对于孤独症青少年来说可能是一项挑战，但这对帮助他们克服语言问题非常重要。因此，我们可以鼓励孤独症青少年参加社交活动，以帮助他们锻炼社交技能和建立社交关系。

（4）提供感觉统合治疗：孤独症青少年可能对声音、光线、气味和触感等感官刺激过敏，应提供感觉统合治疗帮助他们处理这些感官问题。

为了帮助孤独症青少年克服语言问题，我们需要提升家长和教师的认知水平，以便他们能够提供必要的支持和资源。这包括提供培训和指导，以便他们能够更好地了解如何与孤独症青少年交流和支持他们的学习和发展。技术辅助工具可以帮助孤独症青少年克服认知和语言方面的挑战，如语音识别软件、语音合成器、增强现实技术等。这些工具可以提高孤独症青少年的学习效率和自主性，并增强他们的自信心和独立性。

四、孤独症青少年的社交挑战

孤独症儿童常表现出明显的社交障碍，他们不善于表达自己的感受和需求，不善于与人交流，缺乏理解他人的能力，对于眼神接触、面部表情、语音语调等社交信号的理解和运用能力较弱，难以理解社会规范和期望，不知道如何与他人建立联系，在社交场合感到不适，因此难以建立和维护健康的人际关系。

青春期是社交能力发展的关键时期，是社交活动更加频繁和复杂的年龄段，孤独症青少年同样会出现社交障碍，如对社交场合的适应能力降低、与同龄人的交往减少等，加上孤独症青少年可能更喜欢独处，在情感表达和理解方面存在困难，这些变化会给孤独症青少年带来许多挑战。为了帮助孤独症青少年克服这些困难，我们可以采取以下措施来帮助他们提高社交能力。

(1) 鼓励孤独症青少年参加社交活动：尽管孤独症青少年可能不愿意参加社交活动，但鼓励他们参加社交活动有助于提升他们的社交技能。这些活动可以是学校组织的，也可以是社区组织的。这些活动可以帮助其建立联系，培养社交技能。

(2) 社交技能训练：帮助孤独症青少年提高社交技能的方法之一。通过社交技能训练，孤独症青少年可以学习和掌握社交技能，包括如何与人交流、如何与人建立联系、如何与人合作等。这些技能可以通过情境模拟、角色扮演和实践等来帮助孤独症青少年学习如何表现出适当的行为，从而帮助孤独症青少年理解复杂的社交情境，并学习如何适应这些情境。

(3) 提供支持和鼓励：在孤独症青少年即将参加社交活动时，提供支持和鼓励是很重要的，包括鼓励他们积极参与活动、提供帮助、给他们信心等。

五、孤独症青少年的情绪情感挑战

青春期是情绪波动较大的时期，孤独症青少年也同样会出现较大的情绪变化，如情绪波动大、易激动、易疲劳等。加上孤独症青少年缺乏社交技能和情感交流能力，情绪的控制和调节都较困难，难以理解和表达自己的情绪，也难以理解他人的情绪和需求，他们可能被孤立和排斥，因此更容易感到焦虑、孤独、沮丧等，严重影响其身心健康。孤独症青少年通常需要积极的反馈来增强他们的自尊心和自信心。可采用称赞和奖励等方法（包括使用肢体语言）鼓励孤独症青少年表现出适当的行为，尽量避免使用负面的反馈，鼓励他们参加适当的社交和其他活动。

六、孤独症青少年学习挑战

执行功能是指人脑控制和调节行为的一系列高级认知能力，包括工作记忆、计划和组织等能力。执行功能涉及大脑前额叶皮质和皮质下区域的协调工作，可以帮助人们完成复杂的认知任务和适应不同的环境。

执行功能在日常生活中非常重要，它在学习、工作和社交等方面都发挥着重要作用。神经发育异常、创伤、疾病和老化等因素可能会影响执行功能的发展，需要及时干预和治疗。很多孤独症青少年存在执行功能缺陷，包括对感觉输入的超敏反应或低敏感性。有些孤独症青少年还有抽象思维等方面的困难，影响他们理解和解释信息的能力。这些都严重影响了他们集中注意和参与活动的能力。他们在时间管理、解决问题等方面均有所欠缺。

随着年龄的增长，青春期个体在学校面临着更多的学业压力和竞争，可能会出现学习焦虑、不安等问题。为了帮助孤独症青少年应对学习挑战，家长和教师可采取以下措施。

(1) 理解孤独症对学习的影响：孤独症青少年可能在学习方面面临一些困难，如注意不集中、语言和社交障碍等。家长和教师应该理解这些困难，采取有针对性的措施来帮助他们克服学习障碍。

（2）制订个体化的学习计划：根据孤独症青少年的个体化需求，制订个体化的学习计划，包括提供适当的学习资源和工具，以及确保学习环境的安静和稳定。同时，要考虑到孤独症青少年的学习风格和兴趣，制订相应的学习策略和计划。

（3）培养自信心和自我管理能力：青春期是个体成长发展的重要时期，家长和教师应该帮助孤独症青少年培养自信心和自我管理能力，让他们能够独立地完成学习任务和解决问题。

（4）提供适当的支持和鼓励：在面对学习挑战时，孤独症青少年可能会感到沮丧和无助，家长和教师应该给予他们适当的支持和鼓励，让他们感受到被理解和关心。

总之，孤独症青少年在青春期面对学习挑战需要得到家长和教师的支持和指导，建立自信、自尊和自我价值感，提高学习效率和自我管理能力，以积极应对学习挑战，并取得学习上的成功。

七、孤独症青少年的独立生活挑战

孤独症青少年在日常生活中需要掌握各种生活技能和知识，包括独立居住、个人卫生、饮食、家务、交通及财务管理等。他们通常需要规律的日常生活，这有助于他们减少焦虑和行为问题。建立规律的日常生活，包括建立规则和制订时间表，并帮助孩子更好地适应这些规则。尽量培养孤独症青少年健康的睡眠和饮食习惯。生活技能培养也是每天必不可少的任务。

为了帮助孤独症青少年独立面对生活挑战，家长和教师可采取以下对策。

（1）提前规划生活：家长和孩子可以提前进行规划，包括住房、工作、财务和社交等方面。制订计划和目标，帮助孩子逐步实现独立生活的目标。

（2）培养自理能力和生活技能：孤独症青少年需要学会生活自理，包括个人卫生、饮食、洗衣等方面。家长可以逐步培养孩子的生活自理能力和生活技能，让他们逐渐独立地完成日常活动。

（3）提供适当的支持和帮助：孤独症青少年在独立面对生活挑战时，可能需要家长和教师的支持和帮助。他们可以提供相关信息和资源，帮助孩子了解就业市场和社会资源，同时也要给予孩子足够的自主权和决策权。

（4）建立社交网络和人际关系：孤独症青少年在独立生活过程中，需要建立社交网络和人际关系。家长和教师可以提供相应的社交机会和活动，帮助孩子建立社交网络和提升社交技能。

（5）培养积极心态和应对能力：在独立面对生活挑战时，孤独症青少年需要具备积极的心态和应对能力。家长和教师可以通过鼓励、支持和指导，帮助孩子克服困难，增强他们的自信心和应对能力。

总之，孤独症青少年独立面对生活挑战需要得到家长和教师的支持和指导，建立自信、自尊和自我价值感，提高生活自理能力，提升社交技能和改善人际关系，以积极、独立应对生活挑战，实现自我价值。

八、孤独症青少年与家庭的关系

青春期个体与家庭的关系也可能发生变化，可能会出现亲子关系紧张、家庭冲突等问题。孤独症青少年的家庭支持和教育非常重要，积极的家庭环境在他们成长过程中扮演着非常重要的角色。家长需要了解孤独症的特点和挑战，提供积极的支持和指导，需要与专业人士密切合作，制订和实施个体化的教育和支持计划。比如，和学校及社区合作，以帮助孤独症青少年在学校和社区中获得支持和帮助（如心理健康服务、社交技能培训等），帮助孤独症青少年克服青春期的各种挑战并实现目标。

九、孤独症青少年青春期的职业发展

虽然孤独症青少年的认知发展有共同之处，但也有各自的特点。有些孤独症青少年在某些领域具有特异性认知能力，有些表现出优秀的视觉感知和处理能力；有些在记忆、音乐、数学、计算机等领域表现出色；有些表现出非常强的记忆能力，但在语言和抽象思维方面表现困难；有些专注于狭窄领域的兴趣，对其他领域的知识和信息不感兴趣；有些表现出刻板和重复性的行为模式，如不断重复同样的动作或语言。因此，我们需要发掘和支持他们的特异性认知能力，帮助他们发挥自己的潜力，为他们提供更好的支持，帮助他们实现自己的梦想。

十、孤独症青少年多重障碍的挑战

有些孤独症青少年可能同时存在其他的认知或行为障碍，如注意缺陷多动障碍、强迫障碍或抑郁障碍等。这些障碍可能会对认知和语言发展产生负面影响，因此我们需要及时发现，进行综合评估和治疗。使用适当的治疗方法来帮助孤独症青少年改善病情及管理行为问题。

十一、孤独症青少年的社会支持和融入

孤独症青少年需要融入社会，与他人建立联系。社会支持和融入可以帮助他们建立自信，并促进他们的成长和发展。因此，我们需要提供社交活动、职业培训等支持服务，帮助孤独症青少年融入社会。孤独症青少年需要提升社会认知水平和社交技能。这些可以帮助孤独症青少年理解他人的情感和意图，提高社会适应能力。

孤独症青少年的治疗和支持需要综合考虑多种因素，包括个体差异、家庭和社区环境、社会文化背景等。因此，我们需要提供多元化的治疗和支持，包括语言治疗、行为治疗、药物治疗、家庭支持、社区支持等，这样才会最大限度地帮助孤独症青少年度过青春期。

第二节　孤独症儿童的发展目标

孤独症是一种广为人知却常被误解的神经发育障碍。它的特征包括社交沟通障碍，以及重复和刻板的行为模式。尽管面临巨大挑战，许多孤独症儿童仍然有可能实现自己的发展目标，从而获得满足感和找到生活的意义。

在谈论孤独症儿童的发展目标时，我们必须承认每个孩子都是独特的，他们的目标也

会因他们的能力、兴趣和需求不同而有所不同。一些孩子可能专注于提高自我照顾技能，如穿衣和刷牙，而其他孩子可能更注重提高社交技能。此外，有些孩子可能对某一特定领域有独特的兴趣和天赋，他们的发展目标可能与这些兴趣和天赋有关。

尽管目标可能因人而异，但在制订发展目标时，我们需要遵循一些基本原则。首先，目标应该是实际的和可达到的，以避免给孩子带来沮丧和失落感。其次，目标应该是孩子自己的意愿，而不仅仅是家长或教师的期望。这意味着我们需要尊重孩子的意愿，让他们在设定自己的目标过程中发挥主导作用。最后，目标应该是具有挑战性的，以激励孩子超越自我，实现他们的潜能。

通过适当的支持和指导，孤独症儿童可以实现他们的发展目标。这需要时间和耐心，也需要试错和调整，但是，只要我们相信孩子的潜力，就没有什么能够阻止他们追求自己的目标。在接下来的叙述中，我们将探讨孤独症儿童的常见发展目标，以及如何帮助他们实现这些目标。

一、社交技能发展目标

社交技能是人类生活中不可或缺的一部分。对于孤独症儿童来说，社交技能的发展是实现他们发展目标的重要途径。社交技能的发展可能更具挑战性，但并非无法克服。通过适当的训练和实践，孤独症儿童可以学习并提升他们的社交技能，以更好地融入社会和建立人际关系。

（一）增强基本社交技能

基本社交技能包括眼神接触、面部表情识别和解读以及交谈等。孤独症儿童可能需要通过直接教学和角色扮演等方法来学习这些技能。家长和教师可以在日常生活中为孩子提供大量的实践机会，如玩游戏、分享故事或进行对话。

（二）提高沟通能力

社交技能的重要组成部分是沟通能力。孤独症儿童存在社交障碍，因此他们需要学习如何更有效地使用语言来表达他们的想法和感受。此外，他们也需要学习非语言沟通的技巧，如肢体语言和面部表情。孤独症儿童在学习语言时可能会遇到许多困难，如理解抽象的语言概念和正确使用语法规则等。针对这些困难，语言疗法是一种有效的方法。语言治疗师会使用各种策略来帮助孤独症儿童改善他们的语言能力，如增加词汇量、练习发音和语调、提高阅读理解能力等。另外，社交故事也是一种有用的工具，它可以帮助孤独症儿童理解社交互动的规则和期望，并教授他们适当的沟通技巧。通过这些方法和策略，孤独症儿童可以提高他们的沟通能力，更好地适应社会。

（三）培养群体活动参与能力

组织各种群体活动是提高孤独症儿童社交技能的有效途径之一。这些活动可以是各种游戏、体育活动、集体创作或社区服务等，充满趣味和富有挑战性，同时也能够锻炼孩子的团队合作能力和沟通能力。例如，组织团队游戏可以让孩子学习如何与他人合作，如何分配任务和如何互相支持。集体创作则可以让孩子体验到合作创意的乐趣，同时也能够提高他们的创意表达能力。社区服务也是一种有益的活动，它可以让孩子学习如何为社会做出贡献,并与不同的对象进行交流。

在组织这些活动时,教师和家长应该注意孩子的个性和特点,以及他们的发展水平。活动的内容和难度应该适合孩子的实际情况,既要具有挑战性又不能过于困难。同时,教师和家长也应该注重鼓励孩子的参与和表现,及时给予肯定和反馈。

此外,对于孤独症儿童而言,有时参与群体活动可能会带来一些挑战和困难,如社交焦虑、不适应集体环境等。在这种情况下,教师和家长应该及时给予支持和帮助,帮助孩子克服这些困难,并逐步提高他们的适应能力。可以采取一些策略,如先从小组活动开始,逐渐提高活动难度,或提供支持和鼓励的话语等。

总之,通过参与群体活动,孤独症儿童可以学习到许多社交技能,同时也能够提高他们的自信心和自我表达能力。教师和家长可以通过组织各种小组活动来帮助孩子提高参与群体活动的能力,并及时给予支持和反馈,帮助孩子逐步提高社交技能,更好地融入社会。

二、生活技能发展目标

生活技能是儿童独立生活和自我保护的重要基础,对于孤独症儿童而言,他们可能需要更多的时间和支持来掌握这些技能,但是一旦习得,这将极大地提高他们的生活质量。

(一)培养基本自理能力

基本的自理能力包括个人卫生、着装、饮食等。这些技能对于个体而言是必须掌握的,对于孤独症儿童来说,可能需要一步步通过任务分解和实践来学习。例如,学习刷牙,可以从了解牙刷和牙膏开始,然后练习如何涂抹牙膏,最后练习刷牙动作。

(二)提升日常生活技能

日常生活技能是指孩子在日常生活中所需的各种基本技能,如做家务、购物和使用公共交通工具等。对于孤独症儿童而言,学习和掌握这些技能可以提高他们的独立性和自理能力,增强他们融入社会的能力。家长和教师可以通过逐步引导的方式来帮助孩子掌握这些技能。在做家务方面,可以从简单的任务开始,如整理玩具和洗碗,逐渐引导孩子学习如何打扫自己的房间、做饭等。在购物方面,可以教孩子如何制订购物清单、选择物品和结账。在公共交通方面,可以帮助孩子学会如何使用公交路线图、乘坐公共交通工具等。在这个过程中,家长和教师需要耐心和细心地指导孩子,以适应孩子的个体差异性。同时,家长和教师还应该为孩子提供足够的练习机会和反馈,将任务分解为较小的步骤:许多孤独症儿童在涉及多个步骤的任务(如穿衣或烹饪)方面存在困难。将任务分解为更小、更可管理的步骤可以减轻他们的压力,并帮助他们逐渐建立技能。使用视觉支持,如图片日程表,可以帮助孤独症儿童了解完成任务所需的步骤;图片日程表可以显示早上准备上学的步骤。孤独症儿童可能需要额外的练习才能发展自理能力和生活技能。提供在现实生活中练习这些技能的机会(例如,与家长或照护人一起烹饪),可以帮助他们建立信心和培养独立性,使孩子不断提高日常生活技能。通过这些方法,可帮助孤独症儿童更好地融入社会,增强他们的生活自理能力。

(三)培养独立生活能力

独立生活能力是指孤独症儿童在日常生活中独立处理各种问题和做出决定的能力,如金钱管理、时间管理、健康管理等。这需要孩子逐渐掌握复杂的生活技能和具备独立思考的能力。在这方面,家长和教师可以通过一系列方法来帮助孩子培养独立生活能力。

一种方法是通过角色扮演来教授这些技能。孩子可以扮演不同的角色,如购物者、医生、银行家等,从而学习如何与人交流、如何做出决策、如何管理自己的时间和资源等。在这个过程中,家长和教师可以提供支持和指导,培养孩子独立思考和解决问题的能力。

另一种方法是通过生活实践来教授这些技能。孩子可以参与做饭、购物等活动,从而学习如何管理家务、如何制订购物计划、如何控制预算等。在这个过程中,家长和教师可以提供必要的支持和指导,帮助孩子逐渐掌握独立生活的技能。

(四)强调自我管理和自我决策

孤独症儿童应该在自我管理和自我决策方面得到支持和鼓励,包括帮助他们学习管理日常生活中的事务,如个人卫生、饮食、睡眠等,以及帮助他们在日常生活中自己做出决策。鼓励孤独症儿童做出选择,如穿什么或参加什么活动,这些可以帮助他们发展决策能力并建立信心。

三、学习技能发展目标

除了社交技能和自理能力外,孤独症儿童在认知方面也存在一定的障碍。因此,帮助他们发展认知能力也是很重要的目标,如注意力、记忆力、思维能力和解决问题的能力等,以便他们能够在日常生活中更好地应对各种状况。孤独症儿童需要发展阅读、写作、数学等学习技能,并学习如何处理新的学习任务。

(一)发展注意

注意是学习的基础。家长和教师可以通过一系列策略来帮助孤独症儿童提高注意。例如,可以利用他们的兴趣点来吸引他们的注意;劳逸结合,以减轻疲劳;或者使用视觉和听觉的提示,帮助他们集中注意。

(二)增强理解能力和记忆力

理解能力和记忆力是孤独症儿童处理信息的重要能力。为了帮助他们增强这些能力,可以使用各种记忆和学习策略,其中包括重复学习策略。通过反复练习,孩子可以加深对知识的理解和记忆。另外,分步教学也是一种有效的策略,通过将复杂的任务分解成简单的步骤,孩子能逐步掌握任务的技能和知识。使用图像和故事来帮助他们理解和记忆也是一种常用的策略,通过将抽象的概念转化为形象的图像和故事,孩子能更好地理解和记忆。此外,还可以通过实践来增强他们的理解能力和记忆力,如参加实地考察、实验室实践等,将理论知识转化为实际经验,加深孩子对知识的理解和记忆。总之,使用各种有效的记忆和学习策略,可以帮助孤独症儿童增强他们的理解能力和记忆力,更好地适应学习和生活环境。

(三)发展解决问题的能力

当孤独症儿童遇到问题时,他们需要学习如何理解问题、制订解决方案、实施并评估结果。家长和教师可以提供解决问题的机会,并通过指导和支持来帮助他们学习和实践。以下是一些具体的策略和方法。

(1)提供真实的问题:在日常生活中,家长和教师可以向孩子提出一些真实的问题,如如何处理饭后的碗筷,如何找到正确的路线等。这样可以让孩子学习如何面对实际问题,以及如何解决实际问题。

(2)使用情境模拟:情境模拟可以让孩子在安全的环境中模拟真实情境,如模拟超市购物、火灾逃生等,从而提供解决问题的机会。通过这种方式,孩子可以学习如何理解问题、制订解决方案并实施。

(3)使用角色扮演:角色扮演可以帮助孩子更好地理解问题,并学习如何处理社交冲突等。如可以让孩子扮演日常生活中的各种角色,如顾客、服务员等,通过互动来解决问题和实践解决方案。

(4)鼓励自我评估和反思:孩子在解决问题的过程中,需要不断反思和评估自己的行为和结果,以便提高解决问题的能力。教师和家长可以鼓励孩子自主评估和反思,从而不断提高他们解决问题的能力。

四、学习识别和表达情绪

对于孤独症儿童来说,识别和表达情绪可能是一个挑战。他们可能难以理解自己的情绪,也可能不知道如何适当地表达他们的感受。因此,家长和教师需要通过各种活动和策略来帮助他们认识和表达情绪,可通过使用情绪卡片、分享故事或者角色扮演等,帮助他们理解不同的情绪,并学习如何适当地表达。

(一)培养自我调节情绪的能力

自我调节情绪是指个体能够在情绪波动或情绪激动时,采取有效的方法来平衡自己的情绪状态。对于孤独症儿童来说,自我调节情绪能力的发展是非常重要的,可以帮助他们更好地适应社会环境,缓解孤独症带来的负面影响。以下是一些具体的方法,可以帮助孤独症儿童提高自我调节情绪的能力。

(1)了解情绪:孤独症儿童首先需要了解自己的情绪,这可以通过教育他们如何识别和描述自己的情绪来实现。可以利用绘本、图片、电影等教育工具,让他们了解不同情绪的特征和表现形式。

(2)放松训练:孤独症儿童可以通过深呼吸、渐进性肌肉松弛和冥想等技巧来帮助他们放松自己,从而缓解紧张和焦虑情绪。

(3)积极的自我暗示:鼓励孤独症儿童使用积极的语言和自我暗示来增强自信心,如"我能做到""我可以面对挑战"等。

(4)社交支持:孤独症儿童可以通过与他人互动来获得社交支持和情感慰藉,这有助于减轻负面情绪的影响。家长和教师可以通过组织小组活动、鼓励孩子参加兴趣班等方式来帮助孩子获得社交支持。

(5)自我控制:孤独症儿童需要学会控制自己的情绪,这可以通过各种方法来实现,如专注于任务、将负面情绪转化为积极情绪等。

(二)提高应对压力的能力

应对压力是孤独症儿童发展中的重要任务,需要学习如何识别压力反应,并采取积极的应对策略。首先,他们需要学习如何识别自己的压力反应,如身体紧张、情绪低落、注意不集中等。一旦识别出自己的压力反应,可以尝试使用各种策略来管理压力产生的负面情绪。例如,放松训练可以帮助孩子减轻紧张和焦虑感,缓解压力;运动可以释放压力,促进心理和身体健康;找人谈话可以分享情感,获得他人的理解和支持,缓解压力和负面情绪。

除了以上策略外,还有其他应对压力的方法,如创造愉悦的体验,如听音乐、看电影、玩游戏等,来缓解压力和焦虑;制订日程表,规划时间,从而减轻压力和焦虑;通过写日记等方式记录自己的情绪和想法,有助于更好地理解自己并掌握情绪管理的技能。

此外,家长和教师还可以通过情境模拟和角色扮演等方法来帮助孩子实践应对压力的策略。例如,在一个安全的环境中,可以让孩子扮演不同的角色,面对不同的挑战和压力,从而练习他们的应对技能。

总之,学龄期孤独症儿童需要不断地发展各种技能,以便更好地融入社会。他们需要逐步学会自我管理、社交、情绪管理等方面的技能,并不断提高自己的能力和增强自信心。这些发展目标的实现需要家长和教师的共同努力,提供各种支持和指导。只有这样,孩子才能更好地适应社会,实现自身的成长和发展。

第三节 孤独症预后的影响因素

孤独症的预后受到多种因素的影响,主要包括以下几个方面。

一、诊断和干预的时间

早期诊断并在儿童发育可塑性最强的时期(一般6岁前)进行长期系统的干预,可以显著改善孤独症的预后。对于轻度、智力正常或接近正常的孤独症儿童,早期诊断和早期干预尤为重要。

二、早期语言交流能力

早期语言交流能力与孤独症的预后密切相关。早期或在诊断为孤独症之前已有较好语言功能者,预后一般较好。

三、病情严重程度及智力水平

孤独症的预后受病情严重程度和智力水平影响很大。病情越重,智力水平越低,预后越差;反之,病情越轻,智力水平越高,预后越好。

四、有无伴发疾病

孤独症的预后还与伴发疾病相关。若孤独症儿童伴有脆性X染色体综合征、结节性硬化症、精神发育迟滞、癫痫等疾病,预后一般较差。

综上所述,早期干预、良好的语言交流能力、较低的病情严重程度、较高的智力水平,以及无伴发严重疾病,都是改善孤独症预后的重要因素。家长和教师应尽早识别这些影响因素,并采取相应的干预措施,以促进孤独症儿童的全面发展。

第四节 孤独症的改善结局

从社会适应的角度来看,孤独症在一定程度上是可以被"治愈"的。当孤独症儿童长大并且能够适应社会,还拥有自主生活的能力、对学习的兴趣和融入社会的技巧时,他们就可以被视为正常人。再者,如果他们不仅能够独立地生活、工作,而且拥有自己的情感世界,并且能够像普通人一样结婚生子,他们就不再被视为有别于正常人。事实上,国内外的大量研究和丰富的案例表明,孤独症患者可以与普通人一样生活。孤独症儿童经过早期干预和密集有序的训练,可具备不同程度的独立自主生活和工作的能力。

对于孤独症儿童未来的生活状态,我们认为可能有以下几种情况。

(1)成年后可以独立生活、学习和工作(像正常人一样生活,但可能在交往、智力水平、行为等方面有些特别,但是不影响其独立性,少数人甚至能开发出特殊能力,在社会的一些未知领域做出重要贡献)。要实现这个目标,难度很大,但是家庭、社会、政府应该不断努力,以提高这部分人的占比。

(2)成年后需要一定(轻微)的帮助和庇护,基本能够独立生活、学习、工作。但是在求职时他们可能需要一定的照顾或社会方面的支持,通常他们可能从事某些特定的工作,如图书馆管理员、仓库监管员、软件工程师、程序编辑员。

(3)成年后需要明确的保护或者帮助。他们可能需要在他人看管和保护下从事某些特定的工作,在自己熟悉的环境中可以自由活动。例如在庇护工厂从事一些简单的流水线工作,获得社会福利性的薪酬。这些工作的获得与当地经济发展的程度、对残疾人事业的重视程度和受教育程度有关。这是当地政府部门和社会各大组织应该积极推动和重视的工作。众多孤独症儿童将来可以达到这个目标。

(4)在家庭环境下可以生活自理。他们可以自己独立完成各项日常活动,如吃、穿、住、行等,但是可能不具备独立工作的能力,户外进行基本的活动也需要他人看护才能确保安全。这是大部分孤独症儿童可以达到的目标。即使是病情严重的孤独症儿童,家长没有能力和时间对孩子进行早期密集的干预,但是本着一颗爱心,多加关爱,多给予理解和鼓励,以锻炼其生活自理能力为主要目标,这个目标不难实现。

目前的医疗水平还不能准确预测哪一个孤独症儿童可以达到哪一个高度的期望值,但是以下因素与较好的期望值有关。

(1)孩子确诊年龄小(3岁以下),早期实施了恰当、正确的科学干预。

(2)家长认知能力强,通过各种网络平台或线下学习对孤独症有正确的认知,心态较平稳,付出了积极的努力。在患儿训练过程中没有或很少耽误其病情。

(3)孩子智力水平高(智力水平可以通过专业测试评估得知)。如果有外观畸形或者特殊面容,提示有可能合并智力水平低下,预后期望会有所降低。

(4)孩子有较多恰当的社交语言(经过训练有较多恰当的语言也属于有语言)。

(5)家庭获得的社会支持多,家长得到足够的喘息机会。孤独症的训练艰苦,家庭训练很重要,家长自身如果得不到情绪放松和支持,多数家庭是不能够坚持下去的。我们常说,对于孤独症儿童的康复,"无快乐,不康复",其实也可以说,如果家长"无快乐",则孩子"难康复"。这当然也与来自家庭其他成员的帮助以及社会的支持体系有关。

参考文献

[1] Sandin S,Lichtenstein P,Kuja-Halkola R,et al. The familial risk of autism[J]. JAMA,2014,311(17):1770-1777.

[2] Tang G,Gudsnuk K,Kuo S H,et al. Loss of mTOR-dependent macroautophagy causes autistic-like synaptic pruning deficits[J]. Neuron,2014,83(5):1131-1143.

[3] Dalton K M,Nacewicz B M,Johnstone T,et al. Gaze fixation and the neural circuitry of face processing in autism[J]. Nat Neurosci,2005,8(4):519-526.

[4] Schmidt R J,Tancredi D J,Krakowiak P,et al. Maternal intake of supplemental iron and risk of autism spectrum disorder[J]. Am J Epidemiol,2014,180(9):890-900.

[5] Kalkbrenner A E,Schmidt R J,Penlesky A C. Environmental chemical exposures and autism spectrum disorders: a review of the epidemiological evidence[J]. Curr Probl Pediatr Adolesc Health Care,2014,44(10):277-318.

[6] Gardener H,Spiegelman D,Buka S L. Perinatal and neonatal risk factors for autism: a comprehensive meta-analysis[J]. Pediatrics,2011,128(2):344-355.

第十章 学龄期孤独症儿童训练常见问题

第一节 如何正确解读学龄期孤独症儿童康复？

孤独症至今病因未明,对可疑以及确诊的学龄期孤独症儿童,应以教育训练为主,目前没有针对核心症状的特效药物,对情绪及行为问题突出的患儿可辅以药物治疗。治疗的目的是提高孤独症儿童的社交能力、语言和非语言交流能力,减少刻板重复行为,提高生活自理能力,减少社会不适应行为,使部分患儿经过训练后残疾程度降低,能在成年后具有独立学习、工作和生活的能力,减轻家庭和社会的负担。

一、干预康复的基本原则

(一)个体化干预

孤独症儿童发育水平各不相同,需要根据患儿社交、语言、认知等各个方面的发育水平,依据评估结果制订个体化训练。

(二)科学循证

选择有明确循证医学证据的干预方法。

(三)长程高强度

孤独症干预一般需要持续数年甚至更长时间。同时,必须保证每天有足够、有效的干预时间,每周干预时长应在20小时以上。以基层医疗卫生机构为基础,家庭积极参与的干预康复模式,能帮助孤独症儿童就近进行干预。

(四)家庭参与

家长的参与和支持是孤独症儿童干预和康复的重要策略和措施。真正有效的康复需要专业机构、家庭的共同努力。家长应学习孤独症相关知识和家庭干预方法,主要原则包括:对孤独症儿童给予理解、接纳、包容、尊重和关爱;对孤独症儿童的情绪和行为问题,通过养育过程中的陪伴互动、生活照护和游戏玩耍,以快乐、适度和巧妙的方式,进行家庭干预;关注患儿的成长表现,发现患儿的特殊兴趣和个人能力,进行相应的培养和转化。同时,也要关心家长自身的心理状态和身体健康。

二、干预方法

国内外孤独症干预方法众多,中山大学附属第三医院儿童发育行为中心提出孤独症干预以行为疗法(behavioral management)为基本手段,以结构化训练(structured training)为基本框架,以关系改善(relationship improvement)为基本内容,简称 BSR 模式或"三基模式",取得了良好的实践效果。

(1)以行为疗法为基本手段。行为疗法是以行为主义理论为指导,对患儿不同的行为分别采用正强化、负强化、消退、惩罚、泛化等行为技术,从而达到促进良好和适应性行为,减少和消除不良行为和非适应性行为的目的。社会学习是行为疗法的重要组成部分,其具体形式有角色扮演和情境演练,家长与患儿共同观看和讨论包含特定行为的动画片和故事书、良好或不良行为的手机录像回放分析等,教育优势明显。

(2)以结构化教育方法搭建干预基本框架。安排有序生活,建立每日生活常规,寓教于乐,同时注重非结构化、随机的生活化干预。在对孤独症儿童进行干预的过程中,患儿所要参与的活动内容与正常儿童无异,依然是在家庭和自然生活环境中的自然养育、生活起居、户外运动、室内游戏等。应根据患儿的年龄、发育水平、症状、缺陷以及兴趣、能力和个性特点设计玩具种类、物件摆放、游戏类型、学习训练内容和活动顺序,在日常生活中随时随地开展干预训练。在这个过程中,家长的心情平和与患儿的快乐都需要得到保证。

(3)以社交为训练的核心内容。孤独症儿童的核心障碍是社交障碍,因此社交的动机和技能是早期干预的核心。在孤独症干预中,无论是家长还是专业人员需要注意以下方面:①熟悉患儿社交的主要形式:包括眼神注视(看)、表情情感互动(笑、哭)、动作指示(指、点头、参照)、应景语言(即与场景相符合的语言)等。②强调社交动机:患儿社交动机缺乏或不足,因此在日常生活中,需要特别注意提高其社交主动性。③根据病情轻重,组织不同级别的社交活动和社交游戏。尽管社交为训练核心,但是需要根据不同患儿的特点,在行为管理、认知、生活自理、运动和语言等方面同时展开训练。

第二节 造成孤独症的因素有哪些?

孤独症是一种广泛性发育障碍,与遗传、神经系统异常、神经心理学异常、环境等多种因素有关,但具体致病因素和机制不明。比较公认的致病因素是基因变异与不良环境的交互作用,孤独症与遗传相关性非常高,此外一些环境因素,如孕产期高危因素、出生以后大脑缺氧等,目前也被认为与孤独症的发病相关。

一、遗传因素

目前认为,孤独症与遗传相关性高。孤独症的同卵双生子共患率为 60%~92%,异卵双生子共患率为10%~20%,同胞患病率3%~5%,比普通人群高25~60倍,有家族聚集倾向。

染色体拷贝数变异(CNV)和单核苷酸多态性(SNP)在孤独症的发病中发挥作用,10%~20%的孤独症患者存在CNV,而普通人群出现CNV的概率仅为1%~2%。研究发现,基因位点15q11.2-13.1、15q13.2-13.3、16p13.2、16q23.3和22q11.2等与孤独症发病有关。此外,CHD8、PTEN等基因突变可能导致孤独症,SHANK家族中SHANK2、SHANK3突变与孤独症的发病亦有关。还有研究发现,离子通道蛋白的基因突变,如SCN1A、CACNA1C和KCNMA1等与孤独症发病相关。虽然大量研究发现了与孤独症相关的遗传因素,但仅10%~30%孤独症患者的病因可以直接用遗传因素来解释。另外,孤独症与多种基因相关,并未发现确切的孤独症致病基因,遗传因素的致病机制仍有待进一步研究。

二、环境因素

环境因素在孤独症发病中也起到了重要作用。有研究报道,母亲孕期和围产期危险因素,如母亲孕龄大、母亲先兆流产、剖宫产、早产、低出生体重等可能与孤独症有关,但缺乏特异性;药物、重金属、微生物感染可能引起免疫系统的激活,导致妊娠期母体及胎儿体内某些成分的改变,进而影响胎儿大脑发育。母亲体内增多的细胞因子可通过胎盘及血脑脊液屏障进入胎儿体内,使胎儿神经-内分泌-免疫轴系统稳态遭到破坏,可能是孤独症的病因之一。

三、神经系统异常

神经解剖和神经影像学研究发现,部分孤独症儿童存在小脑异常,包括小脑体积减小,浦肯野细胞数量减少;其他发现包括海马回、基底节、颞叶、大脑皮质等的异常。神经生化方面,超过30%孤独症儿童全血中5-羟色胺水平增高。近年较多研究采用MMR技术研究孤独症儿童的脑功能,发现其脑功能有异于正常儿童,主要包括杏仁核、海马回的大脑边缘系统、额叶和颞叶等的功能。

四、神经心理学异常

目光注视可能是人类本能的行为,孤独症儿童与母亲间的目光注视比正常儿童少,这是可以发现的最早行为异常;而以目光注视为基础的共同注意缺陷,目前被认为是孤独症早期、重要的异常心理特征。与之相关的还有"心理理论"缺陷,指孤独症儿童缺乏对他人心理的认识解读能力,该理论较好地解释了孤独症儿童的交流障碍、依恋异常和"自我中心"等行为。执行功能障碍指孤独症儿童缺乏对事物的组织、计划等能力,可以解释患儿相关的行为混乱、多动等现象。中枢整合功能缺陷指孤独症儿童偏重事物的细节而常常忽略整体,可以解释患儿的刻板行为和某些特殊能力。虽然这些理论不能完整解释孤独症儿童的全部行为异常,但神经心理学的相关发现对临床干预有一定的指导作用。

第三节 孤独症儿童是性格孤僻吗？

孤独症不是性格孤僻，但大部分孤独症儿童会有心理问题，如认知、情绪和行为问题。孤独症症状复杂，主要表现为以下几种类型。

一、社交障碍

孤独症存在社交障碍，他们不同程度地缺乏与人交往的兴趣，也缺乏正常的交往技巧。具体表现随年龄和疾病严重程度的不同而异，以与同龄儿童的交往障碍最为突出。

在婴儿期，孤独症儿童回避目光接触，对他人的呼唤及逗弄缺少兴趣和反应，没有期待被抱起的姿势或抱起时身体僵硬、不愿与人贴近，缺少社交性微笑，不观察和模仿他人的简单动作。

在幼儿期，孤独症儿童仍然回避目光接触，呼之常不理，对照护人常不产生依恋，对陌生人缺少应有的恐惧，缺乏与同龄儿童交往和玩耍的兴趣，交往方式和技巧也存在问题。患儿不会通过目光和声音引起他人对其所指事物的注意，不会与他人分享快乐，不会寻求安慰，不会对他人的身体不适或不愉快表示安慰和关心，常常不会玩想象性和角色扮演性游戏。

在学龄期，随着年龄的增长和病情的改善，孤独症儿童对家长、同胞可能变得友好而有感情，但仍然不同程度地缺乏与他人主动交往的兴趣和行为。虽然部分孤独症儿童愿意与人交往，但交往方式和技巧依然存在问题。他们常常自娱自乐，独来独往，我行我素，不理解也很难学会和遵循一般的社会规则。

在成年期，患者仍然缺乏社交的兴趣和技能，虽然部分患者渴望结交朋友，对异性也可能产生兴趣，但是因为对社交情境缺乏应有的理解，对他人的兴趣、情感等缺乏适当的反应，难以理解幽默和隐喻等，较难建立友谊、恋爱和婚姻关系。

二、交流障碍

孤独症儿童在语言交流和非语言交流方面均存在障碍，其中以语言交流障碍最为突出。

1. 语言交流障碍 ①语言发育迟缓或缺如：孤独症儿童说话常常较晚，会说话后语言能力进步也很慢，起病较晚的孤独症儿童可有相对正常的语言发育阶段，但起病后语言逐渐减少甚至完全消失，部分孤独症儿童终生无语言。②语言理解能力受损：孤独症儿童语言理解能力不同程度受损，病情轻者也多无法理解幽默、成语、隐喻等。③语言形式及内容异常：对于有语言的孤独症儿童，其语言形式和内容常存在明显异常；患儿常存在即刻模仿语言，即重复说他人方才说过的话；延迟模仿语言，即重复说既往听到的语言或广告语；刻板重复语言，即不断重复一些词句、述说一件事情或询问一个问题。孤独症儿童可能用特殊、固定的语言形式与他人交流，并存在答非所问、语句缺乏联系、语法结构错误、人称代词分辨不清等表现。④语调、语速、节律、重音等异常：孤独症儿童语调常比较平淡，缺少抑扬顿挫,不能运用语调、语气的变化来辅助交流,常存在语速和节律的问题。⑤语言运用能力受损:孤独症儿童语言组织和运用能力明显受损,主动语言少,多不会用已经学到的语言表达愿望或描述事件,不会主动提出话题、维持话题,或仅靠其感兴趣的刻板语言进行交流,反复诉说同一件事或纠缠于同一话题。部分患儿会用特定的自创短语来表达固定的含义。

2. 非语言交流障碍 孤独症儿童常拉着其他人的手伸向他想要的物品,但是其他用于交流的表情、动作及姿势很少。他们多不会用点头、摇头及手势等表达想法,与人交流时表情常缺少变化。

三、兴趣狭隘和刻板重复的行为方式

孤独症儿童倾向于使用僵化刻板、墨守成规的方式应付日常生活。①兴趣范围狭窄:兴趣较少,感兴趣的事物常与众不同;孤独症儿童通常对玩具、动画片等正常儿童感兴趣的事物不感兴趣,却迷恋于看电视广告、天气预报、旋转物品、排列物品或听某段音乐、某种单调重复的声音等。部分患儿可专注于文字、数字、日期、时间表的推算、地图、绘画、乐器演奏等,并可表现出独特的能力。②行为方式刻板重复:孤独症儿童常坚持用同一种方式做事,拒绝日常生活规律或环境的变化;如果日常生活规律或环境发生改变,患儿会烦躁不安;患儿会反复用同一种方式玩玩具,反复画一幅画或写几个字,坚持走一条固定路线,坚持把物品放在固定位置,拒绝换其他衣服或只吃少数几种食物等。患儿常会做出怪异的动作,如重复蹦跳、拍手、将手放在眼前扑动和凝视、用脚尖走路等;还可能对物体的一些非主要、无功能特性(气味、质感)产生特殊兴趣和行为,如反复闻物品或摸光滑的表面等。③对非生命物体的特殊依恋:孤独症儿童对人或动物通常缺乏兴趣,但对一些非生命物品可能产生强烈依恋,如瓶、盒、绳等都有可能让患儿爱不释手,随时携带,如果物品被拿走,则患儿会烦躁哭闹、焦虑不安。

四、其他表现

除以上核心症状外,孤独症儿童还常存在感知觉异常、自笑、情绪不稳定、冲动攻击、自伤等表现。认知发展多不平衡,部分患儿的机械记忆(尤其是文字记忆)能力、计算能力相对较好甚至超常。孤独症儿童容易合并精神发育迟滞、注意缺陷多动障碍、情绪障碍、运动落后、进食障碍及睡眠障碍等问题。

第四节 孤独症会遗传吗?

孤独症病因及发病机制尚未完全明确,现在普遍认为,孤独症是先天遗传因素和后天环境因素相互作用的结果,遗传因素在孤独症的发病中起着重要作用,占主导地位。孤独症有家族聚集性,可能与共有的基因或环境因素有关。

普通人中,男性的孤独症患病率高于女性,男女比例为(3~4):1。研究显示,家庭中有一个孩子确诊孤独症,其同胞患孤独症的风险增加,下一个孩子患孤独症的总体风险为6.1%~24.7%。数据显示,当男性与家庭风险相关时,4.2%(95%CI,3.8%~4.7%)的女

性同胞和12.9%(95%CI,12.2%~13.6%)的男性同胞诊断出孤独症;当女性与家庭风险相关时,7.6%(95%CI,6.5%~8.9%)的女性同胞和16.7%(95%CI,15.2%~18.4%)的男性同胞诊断出孤独症。即哥哥被诊断为孤独症的家庭中,妹妹患孤独症的概率为4.2%,弟弟为12.9%;而姐姐被诊断为孤独症的家庭中,妹妹患孤独症的概率为7.6%,弟弟为16.7%。

研究表明,常染色体15q11-q13是与孤独症发生相关的候选区域,其上有许多孤独症相关基因,如GABRG3、GABRB3基因,15q13的微缺失亦与孤独症相关。

性染色体遗传与孤独症的发生亦有一定的相关性;性染色体非整倍体(sex chromosome aneuploidy,SCA)男性的神经发育问题包括交流障碍、认知障碍、社交障碍和其他孤独症症状。通过比较SCA亚型,研究者发现Y染色体多聚体者比X染色体多聚体者更容易患孤独症。

SLC25A12基因在孤独症的线粒体功能及三磷酸腺苷(ATP)合成中起着重要作用,该基因可能与孤独症的某些临床症状或行为维度相关联。

CHD8基因突变与孤独症和智力障碍有关,也与性别有关,女性对CHD8基因突变更有抵抗力,这也可能是导致孤独症男孩比女孩多的因素之一。CHD8基因是迄今为止发现的较容易导致孤独症的基因之一。

SHANK基因突变者约占临床孤独症病例的1%,其中SHANK3基因是最常见的基因变异体。SHANK3单倍体功能不全被认为是导致孤独症和其他神经系统共同发病的机制。

PTEN是一种双特异性磷酸酶,是神经连接性和可塑性的重要调节因子。生殖系PTEN突变发生在多达10%的孤独症儿童中。PTEN基因能够控制神经元的形态和生长。神经元中缺乏PTEN基因的患者,可出现与孤独症患者相似的行为表现,如重复行为等。

PTCHD1基因突变是神经发育障碍的高度显性遗传危险因素。其编码区功能丧失使X连锁神经发育紊乱,导致强烈的自闭行为倾向,约1%的孤独症患者和智力障碍患者与该位点有关。

除了以上提及的基因外,还有许多孤独症易感性的候选基因,如CC2D1A、NRXN1、NLGN1、IL1RAPL1、GRIN2B、SCN2A、SYNGAP1、NLGN3、NLGN4和CNTNAP2等,影响孤独症的发生。

第五节 孤独症儿童长大后能否成家立业?

孤独症儿童存在社交、语言、行为等方面的障碍,生活自理能力较差,很难像正常人一样融入社会,且这些问题长期伴随患儿,导致其成年期就业、婚姻状况普遍较差。

随着年龄的增长,孤独症儿童的社交能力、认知能力和沟通能力可能有一定程度的提高。智力水平、社交能力都影响着患儿的预后。童年期智力水平低于70的孤独症儿童,预后通常较差,他们很少有工作、朋友或成年后获得独立,而智力水平高于70的孤独症儿童往往能获得较好的预后。

有研究显示,仅有20%的患儿成年后能够独立生活和工作,约32%的成年患者在日常生活中需要一些辅助,而48%的成年患者需要家人的照顾,甚至是长期安全护理。孤独症成年患者的就业机会稀缺,有些孤独症患者能够在社区成功就业,大多数孤独症患者难以获得有意义的就业。有研究对美国具有代表性的青年和青年残疾人样本进行了调查,发现在高中毕业后8年内,63%的孤独症患者工作过,37%的孤独症患者在调查时有工作;孤独症患者的就业率约为41%。

孤独症患者很少有亲密关系者或者结婚对象,约30%的孤独症患者有一个或多个朋友,很多孤独症患者难以建立和维持亲密关系。

虽然很少有患者能完全摘掉"孤独症"的帽子,但即便如此,尽早进行的干预治疗仍可以显著改善孤独症儿童的预后,促进其社交能力、语言和非语言交流能力的发展,减少刻板重复行为,提高生活自理能力,减少社会不适应行为,部分患儿通过训练后能在成年具有独立学习、工作和生活的能力,残疾程度降低。目前,随着大众认知的提升,康复干预机构的增多,社会支持增多,孤独症儿童可获得的治疗更充分、规范,他们成年后的结局也正逐步得到改善。

第六节 孤独症儿童多动怎么办?

孤独症儿童除了社交障碍、交流障碍、兴趣狭隘和刻板重复行为四大主要症状外,还常常存在或伴随多动、癫痫、抽动、情绪和情感障碍、对立违抗性障碍、睡眠障碍等。这些症状可能仅仅是孤独症儿童的非特异性表现,也可能是其他的一些不能单独用孤独症解释的症状或疾病,即孤独症的共病。它们与孤独症核心症状一起,对患儿的预后产生更加严重的影响。了解共病与孤独症如何相互影响,对我们了解孤独症儿童,进行更好的治疗意义重大。

多动症是孤独症儿童常见的共病之一,这也导致一些孤独症儿童(尤其是轻度孤独症儿童)经常被误诊为多动症。多动症,全称为注意缺陷多动障碍(ADHD),其主要特征是与发育水平不相称的注意缺陷和(或)多动冲动。研究显示,孤独症共病多动症的概率为41%~78%。一直以来,不管是医学诊断,还是教育干预,对于多动症患儿,我们总是习惯将"注意"作为核心问题。然而,有另外的研究发现,多动症最核心的问题可能并不是"注意"问题,而是自我约束的问题。由于中枢神经的问题,患儿执行功能(自我调节能力)缺失,从而在行为管理、时间管理上缺乏组织能力。多动症儿童在行为上往往表现为"易冲动",他们很难在做出行为反应之前等待一段时间,即他们缺乏抑制行为反应的能力。而抑制自我的冲动,并且等待一段时间,这需要我们具备完整的执行功能。

一、自我调节

自我调节分为三个步骤:我们指导自己的行为→我们决定自己的行为→我们为了实现期待的后果而调整自己的行为(抑制行为或增加行为)。多动症儿童在自我调节能力上,存在明显障碍,表现为难以等待、难以抑制自己的行为、难以为了实现期待的后果而做出持续努力等。

二、执行功能

人脑具有5种执行功能,而且每种执行功能是不同种类的自我调节能力。简单来说,就是我们做好下面这5件事,可以改善自己的状态,以及未来的处境。

(1)感知自己的过去与未来:建立自己对过去的感知,从而了解自己和自己未来可能的变化。

(2)控制自己的行为:我们能够用语言来控制自己的行为。

(3)认识自己的情绪:我们能够从对事物的评估中分离出情绪,让我们更加理智地处理事情。

(4)积累经验:我们能够将多方面的信息进行分析和综合,形成新的经验,并据此提出新的问题解决方案。

(5)自我调节内在动机:我们能够调节自己的内在动机,从而抑制自己的行为,并做出持续努力。

关于多动症儿童的干预问题,基于目前对多动症儿童的接触经验,从患儿的兴趣出发,以此为患儿的内在动机,指导患儿进行自身行为的抑制和纠正,比较高效,且可以让患儿受益终生。因为这种干预,既可以发展患儿的兴趣,又可以让患儿在一定乐趣中进行自我管理和自我约束,从而形成自我管理的习惯。

比如,我们曾接触的一个多动症(疑似阿斯伯格综合征合并多动症)儿童,他上五年级了仍无法在课堂上安坐,与同学之间矛盾频发,给班级造成了极大的困扰。我们了解到他最大的兴趣是编程,就以此作为他的内在动机,让他与我们一起进行行为填图、行为逻辑分析、行为约定。他逐渐从最开始的"完全不抑制",到现在能"有一些主动抑制"。我们知道,不少孤独症儿童同时患有多动症,这比单纯的多动症儿童更加难以干预。孤独症儿童心智解读能力缺失,导致难以识别自身行为到底该促进还是该抑制。因此,孤独症合并多动症的患儿,在行为判断上存在障碍,在行为调节上会更艰难。对于理解力低下的患儿,我们可以直接用行为指引,告诉他应该怎么做。对于理解力基本正常的患儿,我们则可以尝试用行为填图、行为逻辑分析来教他进行行为判断和分析,帮助他积累经验。

对于孤独症合并多动症的患儿,除了给予康复训练和心理治疗外,还需要治疗患儿的多动症。

第七节　孤独症儿童的睡眠障碍怎么解决？

很多家长都会反映孤独症儿童的睡眠问题,或是很晚入睡,或是睡觉时中间频繁醒来,醒来以后就玩一两个小时。研究者发现,80.9%的孤独症儿童存在睡眠障碍。而睡眠障碍与孤独症儿童的问题行为之间有很强的相关性。孤独症儿童的睡眠障碍主要表现为睡眠焦虑、嗜睡、昼夜节律混乱。比如,孤独症儿童入睡困难,睡前经常感到烦躁,必须要大人陪伴才能安静下来。睡眠不足的孤独症儿童存在更多的刻板行为、多动表现和焦虑。但这不是无法解决的问题,我们建议家长保持规律作息,营造舒适入睡环境,这些都可以帮助孩子入睡。要养成习惯,鼓励孤独症儿童5岁以后能独自睡觉。家长每天可以在床前抓住孩子的小手讲故事或放一些童谣催眠曲,用这样的方式帮助孩子尽快入睡。孩子会醒,家长要注意不要理睬他,不要给他喂东西吃,慢慢地孩子的这些行为会得到改善。当然有一些孤独症儿童的睡眠障碍比较严重,这就需要寻求医生的帮助。

第八节 孤独症儿童挑食怎么办?

除了上述睡眠障碍外,孤独症儿童也常伴随胃肠道疾病及进食问题。研究发现,42%的孤独症儿童会出现胃肠道症状,而在正常儿童中这一比例仅为12%。同时,孤独症儿童比正常儿童出现更多的拒食行为,他们愿意吃的食物种类也更加有限。孤独症儿童很容易出现刻板饮食,这可能导致他们纤维摄入不足,从而导致便秘等症状。对于许多严重挑食的孤独症儿童,家长可以通过强化物配对的方式改变孩子的饮食偏好。建立健康的生活习惯永远不会太晚。想改变孤独症儿童不良的饮食习惯,最佳方法是所有家庭成员共同参与改变计划。家长应树立榜样。我们将分享家长可以尝试的策略。

(1)吃什么?选择健康的食物,比如有机水果、蔬菜沙拉和各种含丰富蛋白质的食物。当然,家长也可以根据需要给孩子和其他家庭成员提供定期的餐点饮料和健康零食。比如,家长可以设置一个例行程序,规定所有家庭成员在每周五晚餐后享用甜点。意味着每个人都必须遵循这条规则,除了周五晚上以外,家长可以考虑将甜点从孩子的视线中移除。

(2)什么时候吃?当孩子说饿的时候,家长很自然地就会给他们食物。然而,一些食欲过旺的孤独症儿童往往会要求超出他们所需的食物。家长或许可以尝试直接用饥饿觉察量表来引导孩子把握自己真实的饥饿水平,并将这种饥饿体验与其他刺激或需求区分开来。家长还可以与孩子一起制作吃饭时间表,让孩子按时吃饭。如果孩子勉强接受或遵守制订的饮食规则,可以好好表扬并鼓励他们;如果发现他们还是不能接受、继续吵闹或者硬要,家长就需要适当地忽视他们或引导他们的注意转向其他地方。

(3)在什么地方吃?所有家庭成员都应该养成良好的健康的饮食习惯,比如只在自家餐桌上进食,而不在电视机或电脑屏幕前进食。常规的饮食地点和常规的饮食时间结合在一起,可以尽快帮助孩子建立起良好规律的饮食习惯。

(4)怎么吃?在患儿进餐时,家长可以使用特定的颜色、规格更合适的小勺或其他餐具来控制食物的分量。一旦孩子按时完成规定的用餐部分,家长可以继续始终如一地对孩子适当的饮食行为进行额外奖励,但要严格避免使用食物作为奖励,可以考虑选择孩子喜欢的玩具。此外,当用餐时间结束后,家长应该尽快让孩子将兴趣转移到食物以外的事物上。当然,除了合理饮食,也请家长务必将日常活动项目纳入孩子每天例行的活动时间表。家长可以选择和孩子在用餐后散步,也可以加入健身俱乐部,保证孩子每天有1小时左右的运动量。

同时,孤独症儿童若能建立健康的饮食习惯和活动习惯,也可预防他们成年后的肥胖问题。但这确实存在一定的难度,原因大体有如下三点:第一,很多孤独症儿童有一套固定的、要坚持执行的常规习惯,要打破他们这些不健康的饮食或行为活动可能比较困难。第二,孤独症儿童经常伴有感官问题和口腔咀嚼问题,两者似乎都会限制食物的选择,通常他们更偏爱一些高脂高糖的加工食品,而不是更健康和低热量的新鲜水果和蔬菜。长此以往,这样的饮食习惯通常会导致患儿体重增加。第三,许多孤独症儿童都经历过类似的"食欲过旺"的阶段。在这种超强食欲之下,若不能控制食物的大量摄入,他们几乎可以持续不停地吃东西。实践表明,随着孤独症儿童的成长,在没有监护人监督的情况下,他们还会选择花费更多时间在饮食上。因此,不加以控制的暴饮暴食也会继续增加。此外,孤独症儿童社会活动往往不活跃,到青年期,他们更偏爱电子游戏、线上社交和电视节目等。在学校里,他们参与的娱乐活动、体育运动和课间活动明显较少。可能因为他们中大部分人的运动协调能力较差。随着年龄的增长,新陈代谢速度也会减慢,这些都可能导致孤独症儿童体重增加。

第九节 孤独症能治好吗?

孤独症干预的核心任务是改善社交障碍,坚持科学循证干预、个体化干预和以家庭及社区作为基地的干预。孤独症儿童独特的感知觉和认知表现,以及在这些心理特征基础上展示出的与众不同的行为,造成他们缺乏生活自理和独立学习的能力,为了改善孤独症儿童的现状,从医务人员到家长、教师,从社会到政府都需不断努力。

现今社会普遍强调社交在人类社会生活中的重要性,具有基本的社交能力的人才能适应当代主流社会。孤独症儿童存在社交障碍,严重者若不给予帮助甚至不能独立生存。但并非所有的孤独症儿童都可以通过努力得到改善;即使一些孤独症儿童获得了改善,却依然保存着自身的一些特征。为了让所有孤独症儿童能够像其他正常儿童一样快乐成长,有多位相关领域的专家根据自身工作经验,提出了以下的孤独症教育三原则。

一、理解、宽容、接纳、尊重与赏识

孤独症儿童往往有明显的适应障碍、社交障碍、问题行为,同时也伴随着潜在的天赋,对于孤独症儿童的天赋以及由此带来的孤独症文化需要我们更加深入的研究,因为他们有自己特殊的感知、认知、学习和社交方式。我们需要理解、宽容和接纳这种独特心理特征和文化的存在。

从生物学角度出发,孤独症并不能完全治愈,但这并不表示孤独症儿童就永远不能在社会环境下学习、生活和工作。作为家长,要在一定程度上适应孤独症儿童不够恰当的社交方式;教师和同学应习惯和理解孤独症儿童一定程度的我行我素、以自我为中心的行为方式;社会组织更要提供这些独特人群与正常人群一样的学习、实践和工作的机会,因为在创造性方面,他们可能不差于甚至更优于正常人群。

不要试图去彻底改变孤独症儿童。我们必须尊重理解他们,应通过各种途径(书籍、互联网)获取有关孤独症的知识;经常参加相关的继续教育活动项目等;与专业医生、教师以

及其他家长建立密切联系,互相探讨和学习各自的经验及教训。孤独症儿童的各类问题行为和天赋行为是与生俱来的。我们应该接受和尊重每一位孤独症儿童,不应该单用某一个所谓"正常"的、统一的价值标尺或行为准则去衡量孤独症儿童的行为。否则,孤独症儿童多样的天赋、多彩的个性和丰富的创造力都将被埋没,长此以往,会直接损害他们无穷的创造力和发展动力。

二、快乐、适度和巧妙地改善问题行为,提升社交能力和情绪管理能力

孤独症儿童因为各种"障碍",会出现很多对其成长极其不利的问题行为,家长和教师应在充分坚持第一原则的基础上,尽可能创造条件帮助他们。教育学家和心理学家在实践中逐渐摸索建立了一些行之有效的方法。

(1)通过家长-教师-医务人员的多向沟通模式可以大大增进对孤独症儿童的理解。

(2)在理解的基础上,家长和教师在对待儿童教育态度和教育方法上的反思与改变有时可以起到意想不到的"化腐朽为神奇"的功效。

(3)通过对孤独症儿童问题行为的"角色扮演""问题行为(录像)分析"或"正确行为示范表演"等,可以在相当程度上教授孤独症儿童社交技能,减少孤独症儿童在学校的外向性破坏行为。

(4)对孤独症儿童的良好行为及时给予恰当的表扬和奖励,对其问题行为给予温和与恰当的惩罚教育(不包括打骂),可以起到明显的改变其在校表现的效果。

(5)家长和教师在发出指令时,给予孤独症儿童更多的"选择权",或用更多商量的语气可以明显改善其对立违抗状态,使孤独症儿童变得更加灵活而不过于刻板和固执。

(6)在日常生活和学习中尽可能程序化(每天按照比较固定的步骤进行生活和学习)可以显著减少孤独症儿童的情绪紊乱。

上述方法都具有非强制、非暴力、温和、引导性的特点。如果长期实施无效则回到第一原则,评价的标准只有一个——孤独症儿童快乐地成长。

三、特殊兴趣和能力的发现、培养和转化利用

很多家长会发现有些孤独症儿童存在特殊能力,而这些特殊能力的早期发现需要依靠家长敏感的洞察力、平静乐观的心态、积极主动的态度、充足的时间和精力。众多研究表明,部分孤独症儿童成年后从事的职业与儿时的特别兴趣和能力有关,并且可以做得非常好。因此家长及教师能对孤独症儿童的特殊兴趣和能力给予一定的关注和培养,将这些特殊能力转化及扩展到更加广泛的学科和领域中,这样就可能在一定程度上促进儿童的全面发展。日常生活中,家长可以在家里准备足够丰富的与教育相关的玩具、书籍,积极主动参与孤独症儿童的游戏活动,并在大量的阅读及游戏活动中发现孤独症儿童的兴趣所在,以此为基础加以引导和培养。如果转化不成功,重回第一原则。不能强迫他们学习,以免适得其反。诚然,人们对孤独症还是所知甚少,有些问题还存在一定的争议,专业人员能够提供的帮助仍然非常有限,但医生、教师、心理学家应该和家长共同努力,帮助这些特殊儿童实现其最优发展。

第十节 孤独症儿童是不是天才？

高功能孤独症是孤独症的一种表现形式，是指在满足孤独症诊断标准的情况下，智力水平相对较高，通常保持在70分或70分以上，部分孤独症儿童智力甚至达到正常水平或超常水平。他们具有一定的语言和学习能力，但在社交、兴趣范围和刻板重复行为等方面仍存在缺陷。很多人认为高功能孤独症儿童就是高智力水平儿童，但事实上高功能孤独症只是同普通孤独症比较而言智力水平相对较高。高功能孤独症儿童在某些方面确实强于正常儿童，如特殊记忆、识别结构、音乐辨析、痴迷某些物体等。

根据既往报道，有些高功能孤独症儿童在某些领域有着过人之处，比如对机械、结构、地图、符号、拼图等表现出浓厚的兴趣，且可无师自通，甚至被称为"自闭症天才"。对高功能孤独症儿童进行标准化智力测试，从中可以看出端倪，如短时记忆、拼接结构图、图像辨别等测验上得分很高，而其他因子分则偏低。相关研究发现，高功能孤独症的遗传基因变异与高智力水平的等位基因高度重叠，因而认为孤独症是一种高智力水平障碍。换言之，高功能孤独症和高智力水平在遗传上高度相关，只是某种极端发育倾向，使得其大脑中语言与图像认知失衡，最终导致了孤独症儿童认识世界的方式，助长了其极端的结构化认知，而语言功能代偿性弱化或丧失。

每个高功能孤独症儿童都有自己的特点和需求，高功能不代表跟正常儿童相差无几，他们甚至在某些方面更需要专业人士的支持和引导。日常教导方面，对于高功能孤独症儿童，重要的是"因材施教"，这需要家长在生活中对孩子细心观察，了解孩子专注于哪些特定的事情或事物或哪方面能力较为突出，在此基础上对孩子进行培养。若孩子喜欢涂鸦、画画，家长就可以发展孩子相关方面的能力，如平面设计、图形设计等。但家长也要注意，不要盲目相信网络上过度渲染的"自闭症孩子是天才"等言论，要循序渐进地改善孩子的症状，提升孩子的能力。同时也要重点关注孩子的心理健康、情绪管理与问题行为，这些都与孩子今后的健康成长有极大关系。家长应及时制订适合孤独症儿童的干预计划，才能帮助他们改善症状，提升能力，取得有效进步。

第十一节 孤独症是精神病吗？

孤独症曾被误认为是精神分裂症的一个特殊类型，且不少精神分裂症患者会出现社交障碍，符合人们认为的孤独症特征，所以经常会有非专业人士把精神分裂症称为孤独症。但其实这两种疾病在发病年龄和临床症状上都有所不同。

精神分裂症是精神类疾病中较为常见的一种疾病，起病于10岁以前者较少，一般以12～14岁青少年占多数。精神分裂症临床早期症状主要表现为异常情绪、行为改变、睡眠障碍、注意不集中、学习困难等，部分患者早期还可能出现强迫观念和强迫行为。精神分裂症患者也会有情感障碍，但其表现大多为孤僻、退缩、冷淡，与亲人及小伙伴疏远或无故滋长敌对情绪、无故恐惧、焦虑紧张、自发情绪波动等。绝大多数患者要到青春期才发病,以幻觉和妄想为其特征,并通常伴有机体功能持续下降。

然而,孤独症通常在儿童时期被确诊,其核心症状是以不同程度的社交障碍与交流障碍、刻板行为和兴趣狭隘为主要特征。病情发展随年龄增长趋于稳定。孤独症儿童情感障碍主要表现为喜欢独处,对周围的人、事漠不关心;难以与他人共情,不与他人建立联系等。

孤独症和精神分裂症之间最显著的症状重叠,是孤独症的社交障碍和精神分裂症中常见的"阴性症状"。在这种症状重叠的背景下,临床医生和研究人员可以通过关注它们各自的特定特征来进行区分。例如,包括妄想、幻觉和思维形式障碍在内的"阳性症状"是精神分裂症的典型症状。然而思维形式障碍的存在,通常是从"语言杂乱无章"症状所推断出来的,这点对于孤独症儿童而言,他们的语言也是难以理解或刻板重复的。因此,评估思维形式障碍应基于与患儿常态下的语言进行比较,在诊断精神分裂症时应特别强调妄想和幻觉的存在;在诊断孤独症时,则强调限制性或重复性行为的存在,这点可用于将其和精神分裂症区分开来。

越来越多的研究表明,孤独症和精神分裂症在某些层面是趋同的。了解两者的重叠交叉,有助于医学研究人员以及临床医生更进一步了解导致孤独症儿童易患精神分裂症的因素,从而能更好地帮助他们改善症状。

参考文献

[1] 邹小兵.孤独症谱系障碍干预原则与 BSR 模式[J].中国儿童保健杂志,2019,27(1):1-6.
[2] 张洁琼,陈翔.儿童孤独症谱系障碍基因研究及康复治疗进展[J].中国康复医学杂志,2021,36(8):1046-1051.
[3] 金明星,静进.发育与行为儿科学[M].北京:人民卫生出版社,2020.
[4] Shuang Q, Yingjia Q, Yan L, et al. Genetics of autism spectrum disorder: an umbrella review of systematic reviews and meta-analyses[J]. Transl Psychiatry, 2022,12(1):249.
[5] Nathan P, Andrew B, Denis A, et al. Association of sex with recurrence of autism spectrum disorder among siblings[J]. JAMA Pediatr,2017,171(11):1107-1112.